JN200748

新訂・老年精神医学講座；総論

公益社団法人 日本老年精神医学会　編

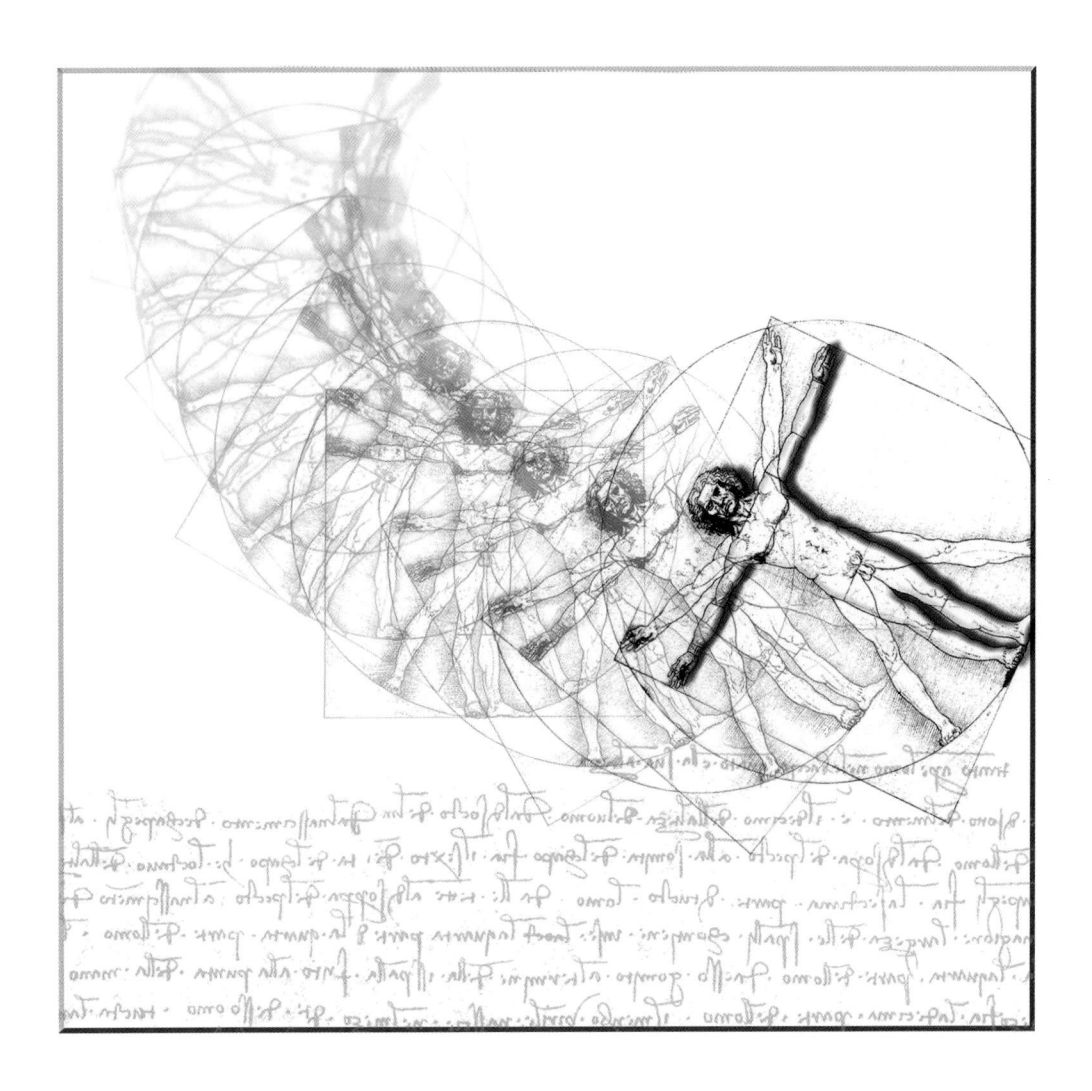

株式会社 ワールドプランニング

新訂版の刊行にあたって
—— 認知症疾患治療の新時代を迎えて ——

　本書『新訂・老年精神医学講座』は，日本老年精神医学会編集により 2004 年に刊行された『老年精神医学講座』，その後 2009 年に刊行された『改訂・老年精神医学講座』の新訂版である．本学会では，2000 年に学会専門医制度を開始し，5 年間の過渡的措置を経過したのちに，認定施設で研修を修了した医師を対象に専門医試験を実施して，2005 年から新たに専門医を認定している．現在までに認定された専門医の数は 1,051 人となり，全国の高齢者の医療現場等で活躍している．老年精神医学の専門医には，幅広い知識とバランスのとれた診療技術が求められ，常に知見をアップデートしていくことが求められている．そこで，本学会では専門医制度と連動して，研修カリキュラム作成委員会（2006 年に「専門医カリキュラム委員会」と改称）を組織し，専門医を目指す人が知っておくべき知見を集約したテキストを作成した．それが冒頭に述べた『老年精神医学講座』（総論＋各論の 2 分冊）である．その後も当該領域に関するミニマム・リクワイアメントはどんどん増大し，内容の大幅な追加・修正が必要となり，2009 年に改訂版が出版されるに至った．

　本書は，その改訂版を大幅に加筆・修正・再構成したものである．改訂版刊行からは実に 15 年の年月が経ってしまった．この間に，高齢者や認知症をめぐる状況は医学的にも社会的にも大きく様変わりし，専門医が習得すべき知識に限定しても飛躍的に増大している．本書はそのような時代の変遷とともに必要とされる新しい内容を盛り込むこと，専門医制度の研修・教育カリキュラムに準拠すること，さらに専門医試験問題にも対応していくことを要件として編纂された．新訂版では，第 4 章「高齢者でよくみられる認知障害」，第 8 章「高齢者のリエゾン・コンサルテーションと救急」，第 12 章「高齢者の介護」，第 13 章「高齢者の生活と地域社会」，第 14 章「認知症に関する国の施策」，第 15 章「高齢者の自動車運転」の 6 章を追加したほか，各章でも老年精神医学領域のみならず，社会経済や政策，多職種協働といった現状などを踏まえて内容の改訂がなされている．

　日本はいわずと知れた世界に冠たる超高齢社会である．日本の 65 歳以上の人口は，1970 年に 7％を超えて高齢社会の仲間入りをし（高齢化社会），1994 年に 14％を超えて高齢社会，さらに 2007 年には 21％を超えて超高齢社会に突入した．そして，本学会で専門医制度が始まった 2000 年には約 17％，改訂版刊行の 2009 年には約 22％を超えて上昇の一途を続け，そして現在では約 30％に至っている．やがて全国民の 1/3 が高齢者となるのも時間の問題である．その間，寿命も延伸を続け，2024 年の男性の平均寿命は 81.09 年，女性の平均寿命

は87.14年となっている（近年は微減傾向であったが，3年ぶりに前の年を上回った）．今や「人生100年時代」と謳われ，さらに今世紀なかばには「百寿者100万人時代」を迎えるという憶測すらある．当然，年齢を最大のリスクとする認知症およびその前段階とみなしうる軽度認知障害の有病（症）率も顕著に増加しており，この双方を合わせてどんなに少なく見積もっても1000万人を下回ることはない．「認知症1000万人時代」である．国の施策もこの15年で大きな制度の新設・変革が行われてきている．思えば2004年は「痴呆」から「認知症」へと呼称変更が行われた年であるが，2009年以降，2015年には新オレンジプランの開始，2019年には認知症施策推進大綱の制定などが行われた．そして，2023年は認知症施策にとって画期的な転換期となり，5月に開催されたG7長崎保健大臣会合での共同宣言を踏まえ，6月には長年の懸案であった認知症基本法が制定されて，まさに歴史的な年となった．

認知症と軽度認知障害をめぐる医学的状況もこの数年，革新が起きている．とくに，アルツハイマー病に対する抗アミロイド抗体薬が日本でも承認され，さらに今後登場が期待されるさまざまな疾患修飾薬を含め，その適正使用が認知症の診療現場を変えていくことが期待されている．その一方，認知症の疾患修飾薬のみで認知症と関連した問題をすべて解決できるわけではないことは自明である．薬物療法のみではなく，精神療法や他の治療法，対応・ケアを含めて，改めて「共生と予防」が両輪となって，社会全体で一丸となって認知症の問題を考えていく必要がある．2022年の第37回日本老年精神医学会と第41回日本認知症学会学術集会の合同開催に際して，本学会の未来構想委員会を中心に認知症関連6学会から「認知症疾患治療の新時代を迎えて」という提言を発出した．まさにこのようなタイミングで本書が刊行の運びとなったことは幸運である．さらに，認知症や老年期の精神障害に限定した問題ではなく，高齢者のメンタルヘルスとウェルビーイング，あるいは老年期の心理・社会的問題は広く人々の関心の高い領域である．老年精神医学領域にかかわる人の役割は今後もさらに重要性を増してくると思われる．認知症についてはもちろんのこと，認知症以外の老年精神医学領域，さらに高齢者の生物・心理・社会・経済的な問題についても，本学会の役員・評議員を中心に執筆を依頼し，最先端の知識をアップデートしていただいた．充実した内容の書となったと自負している．

本書が，専門医を目指す人のみならず，すでに学会専門医を有している人の生涯教育や，さらに他科の医師，公認心理師や看護師，介護担当者等，高齢者の臨床に従事するさまざまな立場の人にとっても有益な書となることを心から願っている．

2024年6月

公益社団法人日本老年精神医学会
専門医制度委員会カリキュラム部会
委員長　　　三　村　　將

はじめに

　日本老年精神医学会は，平成 12 年度から専門医制度を開始した．

　ただちに過渡的措置により専門医の認定を開始し，老年精神医学専門医は高齢者精神神経疾患に対する診療，介護福祉の中心的役割を担っている．専門医制度のスタートから 5 年を経過した，平成 17 年度から専門医認定のための試験が始められる．周知のように，わが国は予想以上の速度で高齢化社会から高齢社会を経て超高齢社会へと遷移している．世界一の最長寿命，最多の高齢者人口比率，最多の後期高齢者率比率と最速の高齢化スピードはわが国社会の大きな特徴であり，世界に先駆けてその社会的対応が進められている理由である．すでに高齢化率は 19％を超え，2035 年には 30％を超えることが予想されており，単純な計算では精神科医全体の 30％程度が老年精神医学の専門医となったとしてもおかしくない．老年精神医学領域への関心を高め，医療の現場において貢献できる専門家を育成することは日本老年精神医学会の活動の大きな目標のひとつであり，この専門医制度のますますの拡充が望まれている．

　認定当初から日本老年精神医学会専門医と認定施設は，日本老年精神医学会のホームページに公表されている（http://www.rounen.org/）．利用者の便をはかり地域ごとの検索が可能であり，実際の受診の際にも，活用されている．まだ必要とされる専門医数は十分ではなく，今後専門医数の増加が期待される．専門医になろうとする人は，指定されたカリキュラムに沿った研修を終了し，かつ試験に合格することが求められる．

　本学会専門医の要件として，研修医期間を含め 7 年以上の臨床経験を有する医師であり，継続して 5 年以上（編集部注：現在では 2 年以上）本学会の会員であること，精神科・神経科・老人科・神経内科・心療内科・内科・リハビリテーション科・脳神経外科などの指定医ないし専門医あるいはこれらに準ずる資格を有していることが定められている．基本的には，日本医学会分科会を構成している内科学会，外科学会，精神神経学会などの基幹学会が認定する認定医資格のうえにさらに積み上げた専門領域の資格として位置づけられている．したがって，内科，外科，精神科などの知識に加えて，老年精神医学独自の専門知識と技能が要求されることになる．

　日本老年精神医学会では専門医制度研修カリキュラム委員会が組織され，この委員会において必要な研修カリキュラムの内容が議論されてきた．本書は研修カリキュラム委員会での議論を踏まえて企画されており，老年精神医学の専門医に必要な項目について概説しようと

日本老年精神医学会専門医研修カリキュラム大綱

1. 高齢者のこころとからだに関する知識と理解
2. 老年期における疾病に関する知識と理解
3. 老年期精神疾患における病態と対応に関する知識と理解
4. 老年期精神疾患に対する総合評価と治療法の習得
5. 老年期精神疾患における薬物療法に関する知識と理解
6. 高齢者のリハビリテーション・介護に関する知識と理解
7. チーム医療に関する知識と理解
8. 高齢者の保健・福祉に関する知識と理解
9. 高齢者の QOL 向上につながる医療
10. 高齢者のコンサルテーション・リエゾン精神医学
11. 施設・在宅の高齢者に対する医療
12. 高齢者の看護・介護

するものである．日本老年精神医学会専門医の資格を取得しようとされている諸氏にとって，学習，研修の目安となるような章立てになっている．

日本老年精神医学会の研修カリキュラム委員会で定められた研修カリキュラム大綱を表に示す．この大綱を一覧してみると，あらためて老年精神医学が担当すべき範囲の広大さを再認識させられる．高齢者の生理的特徴を踏まえたうえで，精神症状を呈する高齢者の診療において必要にして十分な知識と技能を修得してもらいたいとの趣旨が反映されているからである．日本老年精神医学会専門医の特徴として特筆すべきは，生物学的な知識・技能に偏することなく，高齢者医療にかかわる心理学的側面や社会学的側面をも重要視している点であろう．

これまで医学は自然科学的理解を中心に据えて，疾患を科学的に把握することに邁進してきた．臓器別に専門化することにより，疾患の理解が進展し新たな治療法の開発につながってきたことはそのとおりであるが，一方ではこのような専門別の医療の欠陥も浮き彫りになってきた。今叫ばれているプライマリー医療の充実と全人的医療の必要性はこのような反省にのっとったものである．

老年精神医学は，きわめて全人的医療を必要とする領域である．脳疾患の生物学的理解と，脳の老化に伴う脳機能・精神機能の変化，そして，高齢者のライフスタイルの変化，高齢者の位置する社会の変化などのすべてが同じくらいの比重をもっている．このような複雑な総合的な観点から老年精神医学の専門性が形成されていることを認識していただきたい．

わが国の社会は世界のトップを走る高齢社会であり，ほどなく高齢者人口が 20% を超えて WHO が定義する超高齢社会に突入しようとしている．人類がいまだかつて経験したことのない超高齢社会を迎えるにあたって，老年精神医学という専門性を武器として立ち向かっていただきたい．

2004 年 3 月

日本老年精神医学会

研修カリキュラム作成委員会

委員長　武　田　雅　俊

日本老年精神医学会

専門医制度委員会 (五十音順)

新井哲明 (委員長)
筑波大学医学医療系臨床医学域精神医学

笠貫浩史
聖マリアンナ医科大学神経精神科学教室

工藤 喬
大阪大学キャンパスライフ健康支援・相談センター

布村明彦 (副委員長)
東京慈恵会医科大学附属第三病院精神神経科

馬場 元
順天堂大学医学部附属順天堂越谷病院メンタルクリニック

水上勝義
筑波大学大学院人間総合科学学術院

専門医制度委員会カリキュラム部会 (五十音順)

新井哲明
筑波大学医学医療系臨床医学域精神医学

笠貫浩史
聖マリアンナ医科大学神経精神科学教室

數井裕光
高知大学医学部神経精神科学講座

品川俊一郎 (委員長)
東京慈恵会医科大学精神医学講座

田中稔久
大阪けいさつ病院認知症センター

永田智行
医療法人永光会あいらの森ホスピタル認知症疾患医療センター

成本 迅 (副委員長)
京都府立医科大学大学院医学研究科精神機能病態学

布村明彦
東京慈恵会医科大学附属第三病院精神神経科

馬場 元
順天堂大学医学部附属順天堂越谷病院メンタルクリニック

三村 將 (委員長：改訂企画当時)
慶應義塾大学予防医療センター

執筆者一覧 （五十音順）

所属下欄は執筆箇所

朝田　　隆
あさだ　たかし
筑波大学名誉教授，メモリークリニックお茶の水
　　　各論第1章

新井　哲明
あらい　てつあき
筑波大学医学医療系臨床医学域精神医学
　　　各論第6章（はじめに）

粟田　主一
あわた　しゅいち
東京都健康長寿医療センター認知症未来社会創造センター，認知症介護研究・研修東京センター
　　　総論第13章

飯島　　節
いいじま　せつ
筑波大学名誉教授，介護老人保健施設 ミレニアム桜台
　　　総論第11章

池田　　学
いけだ　まなぶ
大阪大学大学院医学系研究科精神医学教室
　　　各論第5章

稲村　圭亮
いなむら　けいすけ
こころの診療所 築地・新富町
　　　各論第13章

入谷　修司
いりたに　しゅうじ
藤田医科大学客員教授，桶狭間病院藤田こころケアセンター附属脳研究所
　　　各論第11章

宇高不可思
うだか　ふかし
一般財団法人住友病院脳神経内科
　　　各論第7章

浦上　克哉
うらかみ　かつや
鳥取大学医学部保健学科認知症予防学講座
　　　総論第7章I，各論第4章

遠藤　英俊
えんどう　ひでとし
いのくちファミリークリニック
　　　総論第16章

小田原俊成
おだわら　としなり
横浜市立大学保健管理センター
　　　総論第8章I

數井　裕光
かずい　ひろあき
高知大学医学部神経精神科学講座
　　　各論第8章

加藤　伸司
かとう　しんじ
東北福祉大学総合福祉学部，認知症介護研究・研修仙台センター
　　　総論第2章III

上村　直人
かみむら　なおと
高知大学保健管理センター医学部分室
　　　総論第15章，各論第14章

河上　　緒
かわかみ　いと
東京都医学総合研究所分子病理・ヒストロジー解析室
　　　各論第6章（5）

北村　　伸
きたむら　しん
医療法人社団仁寿会中村病院神経内科・認知症疾患医療センター
　　　総論第6章

齋藤　正彦　東京都立松沢病院名誉院長
さいとう　まさひこ　　総論第17章，総論第18章

繁田　雅弘　東京慈恵会医科大学名誉教授
しげた　まさひろ　　各論第13章

篠崎　和弘　公益財団法人浅香山病院臨床研究研修センター，和歌山県立医科大学名誉教授
しのさき　かずひろ　　総論第7章Ⅲ

清水　徹男　介護老人保健施設 悠久荘
しみず　てつお　　各論第15章

杉山　直也　公益財団法人復康会沼津中央病院
すぎやま　なおや　　総論第8章Ⅱ

関根　　彩　筑波大学医学医療系臨床医学域精神医学
せきね　あや　　各論第6章（2-4））

田中　稔久　大阪けいさつ病院認知症センター，三重大学医学部神経・筋病態学講座
たなか　としひさ　　総論第14章，各論第2章

千葉　　茂　社会医療法人元生会森山病院心療内科／睡眠外来，旭川医科大学名誉教授
ちば　しげる　　各論第16章

角　　徳文　香川大学医学部精神神経医学講座
つの　のりふみ　　総論第5章

寺田　整司　岡山大学学術研究院医歯薬学域精神神経病態学
てらだ　せいし　　各論第9章

中村　　祐　香川大学医学部精神神経医学講座
なかむら　ゆう　　総論第9章

成本　　迅　京都府立医科大学大学院医学研究科精神機能病態学
なるもと　じん　　総論第8章Ⅲ

新田　千枝　独立行政法人国立病院機構久里浜医療センター，筑波大学医学医療系地域総合診療医学
にった　ちえ　　各論第10章

忽滑谷和孝　東京慈恵会医科大学附属柏病院精神神経科
ぬかりや　かずたか　　総論第10章

布村　明彦　東京慈恵会医科大学附属第三病院精神神経科
ぬのむら　あきひこ　　各論第17章

橋本　　衛　近畿大学医学部精神神経科学教室
はしもと　まもる　　総論第4章

長谷川　花　静岡赤十字病院精神神経科
はせがわ　はな　　総論第8章Ⅱ

馬場　　元　順天堂大学医学部附属順天堂越谷病院メンタルクリニック，順天堂大学大学院医学研究科精神・行動科学
ばば　はじめ　　各論第12章

東　晋二
ひがし　しんじ
東京医科大学茨城医療センターメンタルヘルス科
各論第6章（3, 4）

藤戸　良子
ふじと　りょうこ
高知大学医学部神経精神科学講座
総論第15章，各論第14章

古川はるこ
ふるかわ　はるこ
東京慈恵会医科大学附属柏病院精神神経科
総論第10章

松下　幸生
まつした　さちお
独立行政法人国立病院機構久里浜医療センター
各論第10章

松下　正明
まつした　まさあき
東京大学名誉教授
総論第1章，総論第3章

松田　修
まつだ　おさむ
上智大学総合人間科学部心理学科
総論第7章Ⅳ

水上　勝義
みずかみ　かつよし
筑波大学大学院人間総合科学学術院
各論第3章

水野　裕
みずの　ゆたか
医療法人生生会まつかげシニアホスピタル・認知症疾患医療センター
総論第12章

三村　將
みむら　まさる
慶應義塾大学予防医療センター
総論第2章Ⅰ

安野　史彦
やすの　ふみひこ
国立長寿医療研究センター精神科
総論第7章Ⅱ

横田　修
よこた　おさむ
きのこエスポアール病院
総論第2章Ⅱ

渡辺　亮平
わたなべ　りょうへい
ペンシルベニア大学医学部
各論第6章（2-1〜3），5））

日本老年精神医学会
専門医研修カリキュラム一覧

●カリキュラム大綱

1. 高齢者のこころとからだに関する知識と理解
2. 老年期における疾病に関する知識と理解
3. 老年期精神疾患における病態と対応に関する知識と理解
4. 老年期精神疾患に対する総合評価と治療法の習得
5. 老年期精神疾患における薬物療法に関する知識と理解
6. 高齢者のリハビリテーション・介護に関する知識と理解
7. チーム医療に関する知識と理解
8. 高齢者の保健・福祉に関する知識と理解
9. 高齢者の QOL 向上につながる医療
10. 高齢者のコンサルテーション・リエゾン精神医学
11. 施設・在宅の高齢者に対する医療
12. 高齢者の看護・介護

●教育カリキュラム

（A はおもに知識が求められるものであり，B はおもに経験が求められるものである）

【総　　論】
1. 高齢社会と老年精神医学
    1）老年学と老年精神医学の概念　　　　　　　　　　　　　　A，B
    2）高齢者人口の動態　　　　　　　　　　　　　　　　　　　A，B
    3）老年精神医学の意義と専門医の役割　　　　　　　　　　　A，B
2. 脳と精神の老化
    1）老化の定義　　　　　　　　　　　　　　　　　　　　　　A
    2）生理的老化と病的老化　　　　　　　　　　　　　　　　　A
    3）老化の機序　　　　　　　　　　　　　　　　　　　　　　A
    4）老化脳の神経病理学　　　　　　　　　　　　　　　　　　A
    5）老化脳の神経化学　　　　　　　　　　　　　　　　　　　A
    6）老化脳の神経生理学　　　　　　　　　　　　　　　　　　A
    7）精神機能の老化　　　　　　　　　　　　　　　　　　　　A
    8）精神機能老化の評価法　　　　　　　　　　　　　　　　　A，B

目　　次

第4章　高齢者でよくみられる認知機能障害　　　　　77

第5章　高齢者でよくみられる精神症状・行動障害
　　　── 周辺症状／BPSD を中心に ──　　　　　85

第6章　高齢者の身体所見　　　　93

1．一般的な所見・・・93

1）身長，体重，バイタルサイン・・・・・・・・・・・・・・・・・・・・・・・・・・・・・・・・・・・・・・・93

2）内科学的診察・・・93

2．神経学的所見・・・94

1）神経所見とそのとり方・・94

第7章　高齢者の検査　　　　103

Ⅰ．生化学的検査・・・103

1．高齢者の生化学的検査・・103

2．血液生化学的検査等・・・103

3．髄液生化学的検査等・・・104

4．まとめ・・・106

Ⅱ．画像検査・・107

1．形態画像（CT，MRI）・・107

1）T_1 強調画像・・・108

2）T_2 強調画像 / FLAIR 画像・・・・・・・・・・・・・・・・・・・・・・・・・・・・・・・・・・・・108

3）T_2^* 強調画像 / 磁化率強調画像・・・・・・・・・・・・・・・・・・・・・・・・・・・・109

4）拡散強調画像・・・109

5）その他・・110

2．機能画像（PET，SPECT）・・110

1）脳血流 SPECT 検査・・・110

2）ドパミントランスポーター-SPECT・・・・・・・・・・・・・・・・・・・・・・・・111

3）Meta-iodobenzylguanidine（MIBG）心臓交感神経シンチグラフィー・・・・・111

4）PET 検査・・・112

3．統計学的解析法・・・115

1）VSRAD・・115

2）e-ZIS / 3D-SSP・・116

Ⅲ．電気生理学的検査・・・117

1．高齢者の診察における脳波の役割・・・・・・・・・・・・・・・・・・・・・・・・・・・・・・117

2．認知症・・・117

1）アルツハイマー型認知症・・・・・・・・・・・・・・・・・・・・・・・・・・・・・・・・・・・・118

2）前頭側頭葉変性症・・118

3）レビー小体型認知症・・118

4）クロイツフェルト・ヤコブ病・・・・・・・・・・・・・・・・・・・・・・・・・・・・・・119

第8章　高齢者のリエゾン・コンサルテーションと救急　165

第9章　高齢者の薬物療法 183

第10章　高齢者の精神療法 203

1

高齢社会と老年精神医学

1. はじめに

　ここで述べることは目新しいことではなく，日本老年精神医学会認定専門医を志す人にとってはすでによく知られていることであるが，まず，2つのことを強調しておきたい．1つは，老年精神医学の対象となる高齢期における精神疾患は，脳・身体・心理・素因（素質，体質，器質，パーソナリティ）・社会（家族を含めて）の5つの要因が複雑に絡み合って発症するので，これらの要因を含めた総合的な視野をもって精神疾患に病む高齢者を理解し，共感して，彼らの言動や行動に対して感情移入しなければならないこと，2つは，老年精神医学に携わる者は自らのおかれた立場をもとに，常に社会・環境の状況を的確に把握しておかねばならないことである．たとえば，高齢者の社会的状況に関する統計的データを知るためには，日々のマスメディアによる報道や毎年刊行されている厚生労働省刊行の『厚生労働白書』や内閣府刊行の『高齢社会白書』などの活用は欠かせない[1~3, 12]．

2. 高齢期とは

　何歳をもって高齢期にはいったとするのかという問いは常につきまとっている．20世紀前半の時期は，60歳以上を高齢期としていたが，現在は，65歳以上として定義するのが一般的である．将来的には，70歳以上，あるいは75歳以上を高齢期とする考えもないわけではないが，本テキストでは，65歳を区切りとする従来の考えに従っている．ただ，高齢期の定義は，医学的，社会学的，あるいは行政的に，種々の見方，考え方があり，今後は必ずしも統一された年齢上の定義がなされないだろうと思われる．

　なお，筆者は，現時点では，65歳以上を高齢期とし，それ以前の50代から64歳までのかつては初老期，あるいは退行期とされていた年代を前高齢期と称したいと考えている．前高齢期は，老年精神医学での対象年代でもあるから，この年代の呼称は必要である．

　ちなみに，後述するように，高齢社会の進展とともに，65 歳以上の高齢者の数が激増してくる．2023 年の現在でもそうであるが，高齢者人口は 3600 万人を超え，その後減少の傾向がみられるものの，2050 年までは，3600〜3900 万人の間で定着すると予測されている．また，加齢とともに，メンタルヘルス，精神疾患のあり方，精神症状の特徴，精神疾患の治療・対処法，身体的状況などが変化しており，この年代を単一な年代層ととらえて高齢期と一括するには精神医学的にみてかなり問題があると考えられる．

　このような背景があり，これまでに，高齢期を前期高齢・後期高齢，高齢期・超高齢期，young old・old old といった 2 期に分ける見方，あるいは前期・中期・後期，young old・old old・oldest old など 3 期に分ける考え方があるが，筆者は，65〜74 歳を高齢前期，75〜84 歳を高齢後期，85 歳以上を超高齢期として，高齢期を 3 区分することを主張している．あるいは，筆者自身の臨床経験から，90 歳以上の高齢者の診断や治療，対応に特異性があり，75〜89 歳を高齢後期とし，90 歳以上を超高齢期とする区分も視野のなかにいれている [11]．

3．高齢者人口の動態

　現代日本が高齢社会であることは論じるまでもない．

　65 歳以上の高齢者人口が総人口の 7% を超えると高齢化社会といい，14% を超えると高齢社会，21% を超えると超高齢社会と称するのはあくまでも社会学上の定義であり，その名称にこだわることはないが，わが国では 1970 年に高齢化社会を迎え，1994 年に高齢社会，2007 年に超高齢社会に突入し，しかもその突入のあり方が等比級数的に増えてきたという歴史的事実は，この 50 年，本邦では高齢者が激増し，それに伴って種々の問題が生じてきたことの一つの象徴であった．

　本邦における高齢者人口にかかわる 2，3 のことについて，さらに詳しくふれてみたい．

　65 歳以上の高齢者の総数や総人口に対する比率の変遷を表 1 に示すが [3]，ここにみるように，最大の特徴は，高齢者人口比率の急激な増加であろう．

　単に，比率だけの問題ではなく，高齢者人口数が激増していることも特記すべきである．現在からおよそ 70 年前の 1950 年，高齢者人口は 410 万人ちょっとであったのが，2021 年には 3600 万人強となり，およそ 9 倍に近い数となっている．

　なお，この表には，国立社会保障・人口問題研究所による将来推計人口を示していないが，予測では，2010 年ごろより総人口数は減少傾向となり，2060 年まで漸減していくが，高齢者人口は 3400〜3900 万人の間にとどまっているという．したがって，高齢者人口の総人口に占める比率は増加の一途をたどるのみで，2050 年には，38% に上ると推計されている．日本は，総人口の 1/3 は高齢者であるという社会になってくるのである [2,3]．

　表 2 で，日本の高齢者人口を 3 期に分け，その数を男女別に示す [3]．この表によって，日本の社会における高齢者層の特徴をより明確にしておきたいからである．なかでも最も重要なことは，超高齢者，あるいは後期高齢者，oldest old の年齢層がきわめて多くなってきた

表1　日本における総人口と65歳以上高齢者の総数と比率

年	総人口	65歳以上人口	総人口に対する比率
1950	83,200	4,109	4.9%
1955	89,276	4,747	5.3
1960	93,419	5,350	5.7
1965	98,275	6,180	6.3
1970	103,720	7,331	7.1
1975	111,940	8,865	7.9
1980	117,060	10,647	9.1
1985	121,049	12,468	10.3
1990	123,611	14,895	12.0
1995	125,570	18,261	14.5
2000	126,926	22,005	17.4
2005	127,768	25,672	20.1
2010	128,057	29,484	23.0
2015	127,095	33,868	26.6
2020	126,146	36,027	28.6
2021	125,502	36,214	28.9

単位は千人．
（厚生労働統計協会：国民衛生の動向．厚生の指標，69（臨時増刊），2022/2023 より筆者が作成）

表2　年代別，男女別高齢者人口の推移と各年齢層の男女比

年	65〜74歳		75〜84歳		85歳以上	
	男性	女性	男性	女性	男性	女性
1950	134（44）	172（56）	36（38）	60（62）	3（30）	7（70）
1970	236（46）	276（54）	77（40）	114（60）	9（30）	21（70）
1985	328（42）	447（58）	156（40）	237（60）	26（33）	53（67）
2000	603（46）	698（54）	254（38）	422（62）	65（29）	158（71）
2005	658（47）	749（53）	348（40）	520（60）	81（28）	212（72）
2010	720（47）	809（53）	431（42）	606（58）	106（28）	277（72）
2015	835（48）	920（52）	483（42）	655（58）	148（30）	347（70）
2020	834（48）	909（52）	538（43）	709（57）	193（31）	421（69）

人口の単位は万人．（　）内は％を示す．
（厚生労働統計協会：国民衛生の動向．厚生の指標，69（臨時増刊），2022/2023 より筆者が作成）

ことである[4,5]．1950年，85歳以上の高齢者人口は男女合わせて10万人であったのが，2020年には600万人強とおよそ61倍に激増している．一方，総人口は1950年で8320万人であったのが，2020年には1億2600万人となり，その増加率は約1.5倍にすぎない．また，高齢化社会となった1970年と2020年とを比較しても，総人口の増加は1.2倍であるが，85歳以上の高齢者人口は20.5倍に増加している．まさにこの超高齢者層の激増という事実こそが高齢社会の本態であるといってよいであろう．老年精神医学を専攻するにあたって，高齢化社会⇒高齢社会⇒超高齢社会という日本社会の実態を正確に把握しておかねばならない．

表 3　平均寿命と 65 歳時の平均余命

年	平均寿命			65 歳時の平均余命		
	男性	女性	男女差	男性	女性	男女差
1950	59.6 年	63.0 年	3.4 年	11.4 年	13.4 年	2.0 年
1970	69.3	74.7	5.4	12.5	15.3	2.8
1980	73.4	78.8	5.4	14.6	17.7	3.1
1990	75.9	81.9	6.0	16.2	20.0	3.8
2000	77.7	84.6	6.9	17.5	22.4	4.9
2010	79.6	86.3	6.7	18.7	23.8	5.1
2020	81.6	87.7	6.1	20.0	24.9	4.9

（厚生労働統計協会：国民衛生の動向. 厚生の指標, 69（臨時増刊）, 2022/2023 より筆者が作成）

表 4　健康寿命と平均寿命の推移

年	男性		女性	
	平均寿命	健康寿命	平均寿命	健康寿命
2001	78.07 歳	69.40 歳	84.93 歳	72.65 歳
2004	78.64	69.47	85.59	72.69
2007	79.19	70.33	85.99	73.36
2010	79.55	70.42	86.30	73.62
2013	80.21	71.19	86.61	74.21
2016	80.98	72.14	87.14	74.79
2019	81.41	72.68	87.45	75.38

（内閣府：令和 4 年版高齢社会白書（全体版）（PDF 版）. 2022）

　また，超高齢社会である実態は平均寿命，平均余命の数字からもうかがえる（表3）[3]．平均余命をみると，1950 年，65 歳の男性での残りの人生は平均でおよそ 11 年，女性で 13 年であったのが，2020 年，平均で，男性で 20 年，女性で 25 年，なお生き続けることになる．つまり，前期高齢まで健康で生活をしてきた人の多くは，超高齢期まで生き続けることになるが，生活面でも超高齢期までの残りの人生をどのように生きていかなければならないのかといった先々の不安もあり，また，その過程で生じる心身の障害や苦悩も老年精神医学の大きな課題となっていくはずである．

　平均余命のなかで，実際に自立して生活できる期間はどのくらいあるのかという問題はかなり深刻である．すべての人が死の直前まで心身ともに健やかであれば理想的あるが，実際にはそうはいかない．要介護状態にならないまでの期間を平均自立期間と称して，要介護 1 になった年齢をもって健康寿命の終末ととらえ，その年数や年齢が算定されている．また，平均自立期間の，平均余命に占める割合が記される．

　表 4 に，平均寿命と健康長寿の推移を示す[12]．一般的な傾向として，平均寿命が延びるにつれて，健康長寿の年齢も増えてくる．ただし，男性と女性を比較すると，女性の平均寿命

表5　平均余命と平均自立期間

	65歳		75歳		85歳	
	男性	女性	男性	女性	男性	女性
平均余命	16.5年	20.9年	9.8年	12.9年	5.1年	6.7年
平均自立期間	14.9	18.3	8.2	10.2	3.6	4.3
	(90%)	(88%)	(84%)	(79%)	(71%)	(64%)

（　）内は，平均余命に占める平均自立期間の割合を示す.
（厚生省監：保健医療福祉に関する地域指標の総合的開覧と応用に関する研究．平成12年版厚生白書　新しい高齢者像を求めて：21世紀の高齢化社会を迎えるにあたって，ぎょうせい，東京，2000）

が男性よりも6～7歳増えているが，健康長寿という観点からみると，男女差は2～3歳でしかない．つまり，女性は長生きするが，生活での自立の低下になる年齢は男性よりやや高いということで，自立しなくなってから死に至るまでの期間が男性よりは長いということが示されている．1998年のデータ[2]だが，この事実は，表5で示すように，65歳，75歳，85歳において，女性では男性よりも平均自立期間の平均余命に占める割合が低いことに合致している．

　しかし，単なる年齢構成だけの問題ではない．超高齢化に伴って，さまざまな病理的な現象が生じていることを知っておかねばならない．たとえば，一人暮らしの高齢者の増加，家族や友人たちとの離別・死別，社会的孤立，貧困化，労働力低下，やりがいのある仕事の喪失，自殺率の高さなどであり，また，難聴・視力の低下，起居動作の不自由さなど身体機能の低下，精神疾患や身体疾患の増加，日常生活動作能力（activities of daily living；ADL）の減退，介護必要性の増加など，さまざまな状況が出現しやすくなってきている．

4．超高齢期にみられる精神科的病態をめぐって

　周知のように，高齢期の認知症疾患，とりわけアルツハイマー型認知症は加齢とともに発症率は急激に増加する．アルツハイマー型認知症の危険因子について多くのことが語られているが，世界のどこの地域や国にあっても絶対に確実で唯一の危険因子が加齢であることについては論じるまでもない．超高齢社会である現代日本で，認知症といえばアルツハイマー型認知症と称されるように，その数や比率は他の疾患をはるかに超えているのも超高齢者が激増しているからにほかならない．

　また，認知症疾患だけではない．高齢者にうつ病が多いことはよく知られているが，とりわけ超高齢者に多いことは注目されてよい．すべてうつ病と関連しているとは言い切れないが，超高齢者層で自殺率が他の年代層に比べて高いことはよく知られている．「国民衛生の動向」[3]によれば，自殺死亡率（人口10万対）は，1998～2003年ごろは，高い水準（25前後）を保っていたが，2010年以降は低下を続け，2020年には16.4となってきた．『高齢社

会白書』[12]によれば，2020 年，60 歳以上の自殺者は 8,126 人で，年齢階級別にみると，60〜69 歳：2,795 人，70〜79 歳：3,026 人，80 歳以上：2,305 人となっている．年齢階級における人口からそれぞれの自殺死亡率を求めると，人口 10 万対で，17.8，18.6，20.0 となる．現代において，80 歳以上の超高齢者に自殺が多いことが示されている．

　また，身体的機能の低下，あるいは身体疾患，とくに慢性閉塞性肺疾患や虚血性心疾患などで抑うつ状態になる頻度が高いことがしばしば報告されているが，このような身体疾患は超高齢者に多くみられるものである．身体疾患にうつ病が伴いやすいこととともに，うつ病になると身体機能が低下して，身体疾患への罹病性が高まることも報告されている．これは，超高齢者層に目立つ現象であるといってもよい．

　高齢者において，知覚機能障害が種々の精神障害の引き金になることもよく知られている．遅発パラフレニーという高齢期にみられる幻覚妄想状態は古くから記載され，とくに，1912 年，Kleist K によって孤独な初老期の女性に発症しやすい妄想性障害の症例が報告されたが[10]，その特徴的な症状群を一つの概念にまとめたのは，1955 年の Roth M による，「遅発性パラフレニー」，1973 年の Janzarik W による，「接触不良性妄想症」という疾患概念であった[7,8]．Roth によると，45 歳以降の女性，とくに未婚の女性，あるいは配偶者との離別後の単身女性で，難聴者に多くみられ，被害・迫害妄想，性的妄想，体感幻覚，幻聴などの精神症状が特徴とされた．また，Janzarik によれば，社会から離れて独居している女性に多く，他者との社会的接触が乏しくなったことが原因となったとされている．なお，これらの病態は，現代の DSM-5 分類によれば，妄想性障害（妄想症）とされるが，この病態にとって本質的なことは，Roth や Janzarik が指摘したように，女性に多いことに加え，難聴という感覚異常，社会的な孤独が加齢とともに出現してきたということである．これからの超高齢社会にあって，難聴者や孤独な女性の増加に伴って遅発性パラフレニーや接触不良性妄想症が頻発してくるのではないかと思われる[5,6]．

　聴力低下だけではない．視力障害もまた超高齢者にしばしばみられるが，この視力障害に伴う現象としてシャルル・ボネ症候群がよく知られている[9]．この状態を疾患とするのかどうかは意見の分かれるところであるが，一般には，「精神的に健康な高齢者に出現する幻視」状態と定義され，現実の体験と区別のつかないような生々しい幻視やありありと見える物体が奇妙に歪曲したり，拡大・縮小したりする幻視が特徴だとされる．

　この章で述べたことは，別の章で専門の執筆者によって詳細に論じられる予定であるが，それとの重複を恐れずにここで略述したのは，高齢者，超高齢者の精神状態は，身体，感覚機能，心理状態，社会・環境によって強く影響されること，したがって，高齢者や超高齢者にみられるこころの病も，単に，脳の異常だけに還元するのではなく，彼らの身体・心理・社会的などの要因を考慮する必要があることを強調したかったからである．

5．老年精神医学は人間学的医学である

すでに指摘したように，高齢者，とくに超高齢者にみられる精神疾患は，脳・身体・心理・素因（素質，体質，器質，パーソナリティ）・社会（家族を含めて）の5つの要因にかかわって発症してくる．そのような意味では，老年精神医学は，前高齢期・高齢期・超高齢期の人たちのこころの健康とこころの病気に対処することを使命とした人間学的医学である．

人間学的医学とは，前高齢期・高齢期・超高齢期の人たちを，一人の人間として，総合的・全人的（holistic）アプローチをもってとらえる医学である．

さらに，さまざまな喜怒哀楽や苦悩を伴った長い人生体験を経て前高齢期・高齢期・超高齢期を迎えた人たちに対する態度として，患者というよりは一人の人間として敬意をもって応じなければならないことが含意される．

これから専門医になろうとする人にとって，受診される人たちはすべて，自らよりもはるかに豊かな人生経験をもっている固有の人であることを常に念頭においておかなければならない．

老年精神医学は，精神医学のなかの一つの分野であり，また，老年医学のなかの一つの分野でもある．このことは，老年精神医学に従事する者の共通基盤として精神医学と老年医学が存在していることを意味している．したがって，精神医学的ものの見方と老年医学的ものの見方をもった複眼的な見方・考え方を身につけておく必要がある．

この2つの専門分野にとどまらない．精神医学とは，表裏一体をなす神経学はいうまでもないとして，臨床科でいえば，心療内科や脳神経外科，リバビリテーション科，基礎医学でいえば，精神や神経にかかわるすべての学問，そして医学の枠を超えれば，心理学，社会学，哲学，法学，経済学などの多くの学問領域との関連が深い．

老年精神医学は広範な広がりをもった学際的医学であるといってよいであろう．

文　献

1) 厚生労働省（監）：平成13年版厚生労働白書　生涯にわたり個人の自立を支援する厚生労働行政．ぎょうせい，東京（2001）．
2) 厚生省（監）：平成12年版厚生白書　新しい高齢者像を求めて；21世紀の高齢化社会を迎えるにあたって．ぎょうせい，東京（2000）．
3) 厚生労働統計協会：国民衛生の動向．厚生の指標，**69**（臨時増刊）（2022/2023）．
4) 松下正明：不老不死より健康長寿へ；さまざまな不幸のさなかにあって長寿をどう生きぬいていくのか．老年精神医学雑誌，**12**（3）：221-228（2001）．
5) 松下正明：老いることから学ぶ：心の病と老い．日老医誌，**39**（2）：157-159（2002）．
6) 松下正明：高齢者をめぐる社会と環境．（松下正明編）新世紀の精神科治療・第3巻；老年期の幻覚・妄想 ― 老年期精神科疾患の治療論，3-16，中山書店，東京（2005）．
7) 松下正明：老年期の幻覚妄想をめぐって．（松下正明編）新世紀の精神科治療・第3巻；老年期の幻覚・妄想 ― 老年期精神科疾患の治療論，59-75，中山書店，東京（2005）．
8) 松下正明：遅発性パラフレニー．（松下正明編）新世紀の精神科治療・第3巻；老年期の幻覚・

妄想 ― 老年期精神科疾患の治療論，143-161，中山書店，東京（2005）.

9）松下正明：Charles Bonnet 症候群.（松下正明編）新世紀の精神科治療・第 3 巻；老年期の幻覚・妄想 ― 老年期精神科疾患の治療論，201-217，中山書店，東京（2005）.

10）松下正明：1912 年 5 月 30 日，キールにて；Hoche の症状群学説提唱の経緯. 精神医学史研究，**21**（2）：78-84（2017）.

11）松下正明：超高齢期の認知症の人との出会い. 老年精神医学雑誌，**30**（3）：231-237（2019）.

12）内閣府：令和 4 年版高齢社会白書（全体版）（PDF 版）.（2022）.

2

脳と精神の加齢性変化

Ⅰ. 加齢性変化の一般的特徴

1. はじめに
── 加齢と老化 ──

　本論の目的は，加齢によって生じる精神・心理・身体機能の変化に関する一般的特徴について述べることである．「加齢（aging）」と「老化（senescence, aging）」という用語は同義に用いられることも多いが，ここではこの両者は区別する立場をとる．すなわち，加齢とは文字どおり「年齢を重ねる」「歳をとる」という，実年齢に即した概念であるのに対して，老化は今堀[8]の考えに従って「加齢に伴う生理的機能の低下」とする．したがって，老化は実年齢と深くかかわっている現象ではあるが，必ずしも加齢と比例するわけではなく，年齢だけからその機能低下の程度を正しく判断できるわけではない．本稿のなかでは，加齢と老化の用語を一応区別して使っているが，その区別は必ずしも明確ではない．

　一般に，人の精神・心理機能やその基盤となる脳の働きの老化に関しては，これをいかなる人も避けて通ることのできない生理的老化と，特定の人のみに生じる病的老化とに分けて考えることが多い．しかし，両者を明確に区別することは困難である．病的老化の代表的な状態がアルツハイマー型認知症を代表とする脳の神経変性疾患であるが，このような病的老化は生理的老化が加速した現象であるという見解もある．「病的老化」と述べたが，近年では老化それ自体が病気であるという考えも登場しており，世界保健機関（WHO）の国際疾病分類の第 11 回改訂版（11th revision of the International Classification of Diseases and Related Health Problems；ICD-11）には General symptoms のなかに初めて Old age が MG2A としてコードされた．*Lancet Diabetes and Endocrinology* 誌は Editorial のなかで，今後，老化を疾患として治療していく扉を開いたと述べている[4]．

　加齢ないし老化に関する医学的知見はこの半世紀で飛躍的に増大している．とくにサーチュイン（Sirtuin）遺伝子やニコチンアミドアデニンジヌクレオチド（nicotinamide adenine dinucleotide；NAD）の発見は大きいであろう[29]．今日，サーチュイン遺伝子には 1 から 7

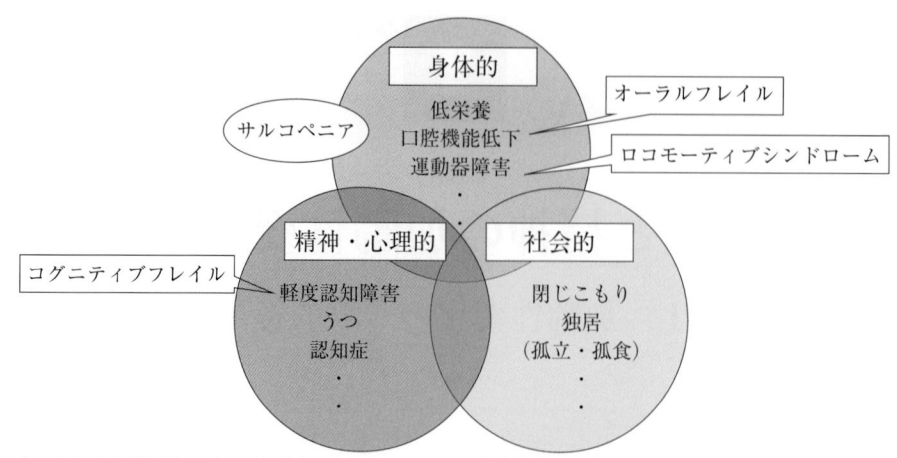

（西原恵司，荒井秀典：健康長寿社会におけるフレイルの考え方とその意義．予防医学，60 号：9-13，2019）

図1　フレイルの3つの側面

の7つのタイプがあることが知られている．NAD は，生体内で酸化還元反応を媒介する補酵素として重要であるとともに，脱アセチル化やアデノシン二リン酸（adenosine diphosphate；ADP)-リボシル化といったタンパク質の翻訳後修飾にもかかわっており，エネルギー代謝にとどまらず，分化・増殖といったさまざまな細胞内機能の調節を行っている．とくに老化関連分子として重要な Sirtuin は NAD 依存性の脱アセチル化酵素であり，NAD 代謝-Sirtuin 経路を介した老化制御機構が注目を浴びている．また，加齢とともにさまざまな組織において NAD 量は減少することが知られており，Sirtuin だけでなく，生体内のさまざまな代謝機構を介した加齢性変化や疾患への関与が報告されている．暦年齢を変えることはできない，あるいは意味のないことではあるが，老化のプロセスを制御したり減速させたりすることは不可能ではなくなってきている．

2．加齢とフレイル

　西原と荒井[23]によれば，フレイル（frailty）とは，高齢期に生理的予備能が低下することでストレスに対する脆弱性が亢進し，生活機能障害，要介護状態，死亡などの転帰に陥りやすい状態を指すと定義されている．一般にフレイルという語で想起されるのは，筋力の低下により動作の俊敏性が失われて転倒しやすくなるような身体的問題であるが，フレイルはそのような身体面のみではなく，認知機能障害やうつなどの精神・心理的問題，独居や経済的困窮などの社会的問題をも含む概念である[20]．

　フレイルには，①加齢による脆弱性，②介入による健常状態への可逆性，③要因の多面性という3つの特徴がある．③のフレイルの要因の多面性とは，前述の身体的問題，精神・心理的問題，および社会的問題の3つの側面である（図1)[23]．以下，本稿では，この3つのフ

表 1　日本版 Cardiovascular Health Study 基準（J-CHS 基準）

項目	評価基準
体重減少	6 か月で，2～3 kg 以上の体重減少
筋力低下	握力：男性＜ 26 kg，女性＜ 18 kg
疲労感	（ここ 2 週間）わけもなく疲れたような感じがする
歩行速度	通常歩行速度＜ 1.0 m/秒
身体活動	①軽い運動・体操をしていますか？
	②定期的な運動・スポーツをしていますか？
	上記の 2 つのいずれも「週に 1 回もしていない」と回答

・3 項目以上該当　　⇒　フレイル
・1～2 項目該当　　⇒　プレフレイル
・いずれも該当なし　⇒　健常

(Satake S, Shimada H, Yamada M, et al.: Prevalence of frailty among community-dwellers and outpatients in Japan as defined by the Japanese version of the Cardiovascular Health Study criteria. *Geriatr Gerontol Int*, 17 (12)：2629-2634, 2017)

レイルの側面について述べることとする．

1）身体的フレイル

　フレイルにおいては，加齢に伴い，さまざまな機能変化や予備能力の低下が生じ，健康障害に対する脆弱性が増加している．身体的フレイルに含まれるものとして，筋肉の加齢変化によるサルコペニア，運動器全体の機能低下であるロコモーティブシンドローム，あるいは口腔機能の低下に着目したオーラルフレイルなどが挙げられる．サルコペニアは身体的フレイルの主要な要因である．

　身体的フレイルの臨床的評価法にはさまざまな尺度が考案されている．Fried らの Phenotype model（表現型モデル）に基づく Cardiovascular Health Study 基準（CHS 基準）[6]に，基本チェックリストの質問を取り入れた日本版 CHS 基準（J-CHS 基準）を表 1 に示す[25]．体重減少，筋力低下，疲労感，歩行速度，身体活動の 5 項目のうち評価基準を満たすものが 3 項目以上に該当するとフレイル，1～2 項目に該当するとプレフレイル，いずれも該当なしだと健常とされる．

2）認知的フレイル

　老年症候群に関する大規模コホート研究（National Center for Geriatrics and Gerontology-Study of Geriatric Syndromes；NCGG-SGS）において身体的フレイルと客観的認知機能低下を組み合わせた認知的フレイルの関連因子を検討した報告では，認知的フレイルが instrumental activities of daily living（IADL）の障害と関係していた．NCGG-SGS では 4,570 人の高齢者を対象に，約 3 年間の追跡を行い認知的フレイルと認知症の発症との関連性を検討している[3,28]．認知的フレイルは，客観的認知機能低下と身体機能低下（歩行速度低下も

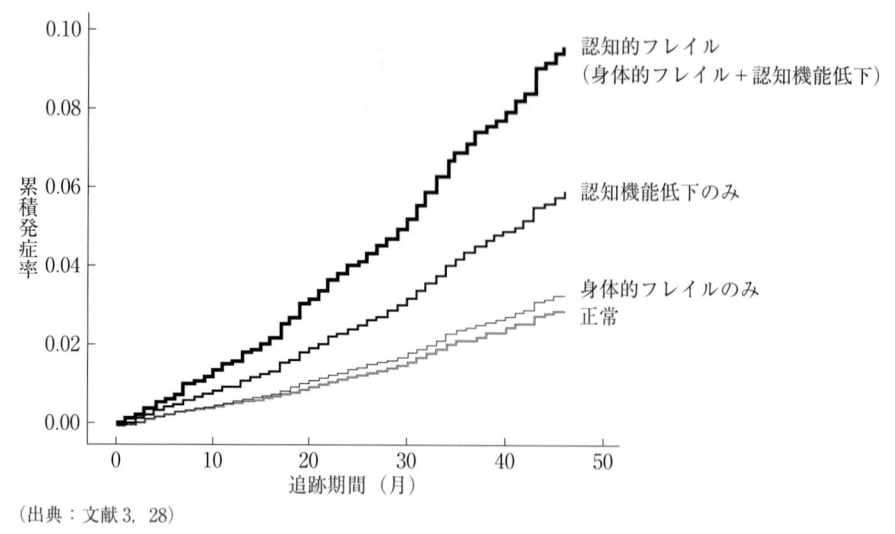

（出典：文献3，28）

図2　認知的フレイルと認知症発症との関連性

しくは握力低下）の組合せとし，正常な者，認知機能低下のみを有する者，身体機能低下の
みを有する者，認知的フレイルの者における認知症の発症リスクを比較した．その結果，認
知機能低下のみを有する者（ハザード比［HR］：2.06，95％信頼区間［95％CI］：1.41-3.02），
認知的フレイルを有する者（HR：3.43，95％CI：2.37-4.97）はそれぞれ有意に認知症の発症
リスクが高かった．一方で，身体機能低下のみを有する者（HR：1.13，95％CI：0.76-1.69）
においては認知症との有意な関連性が認められなかった（図2）[3,28]．上述のフレイルの観点
からは，最近ではコグニティブ・フレイルという表現もよく用いられる[14]．認知的フレイル
については International Academy on Nutrition and Aging（IANA）と International Associa-
tion of Gerontology and Geriatrics（IAGG）が2013年の国際コンセンサスカンファレンスで
操作的に定義しており，①身体的フレイルと軽度の認知機能障害（Clinical Dementia Rating
〈CDR〉＝ 0.5）が共存すること，②アルツハイマー型もしくはその他の認知症ではないこと
が要件とされている[10]．すなわち，認知的フレイルには多様な状態が内包されてはいるもの
の，中核は身体的フレイルの状態にある人が示す軽度認知障害である．身体的フレイルには
軽度認知障害が合併しやすいことは多くの疫学研究で示されており，生活習慣病，栄養障害，
ホルモン異常，うつ病などが共通要因となっている可能性がある．認知的フレイルは身体的
フレイルより，あるいは認知機能低下のみより認知症発症のリスクが高く[3]，さらに要介護
になりやすい状態なため，早期発見と適切な予防介入を行っていくことが肝要である[28]．

3）社会的フレイル

　フレイルの社会的側面を表す社会的フレイルについては，その定義や判定指標は十分定
まっていない．阿部ら[1,2]は社会的フレイルに関する先行研究から22の要素を抽出し，その

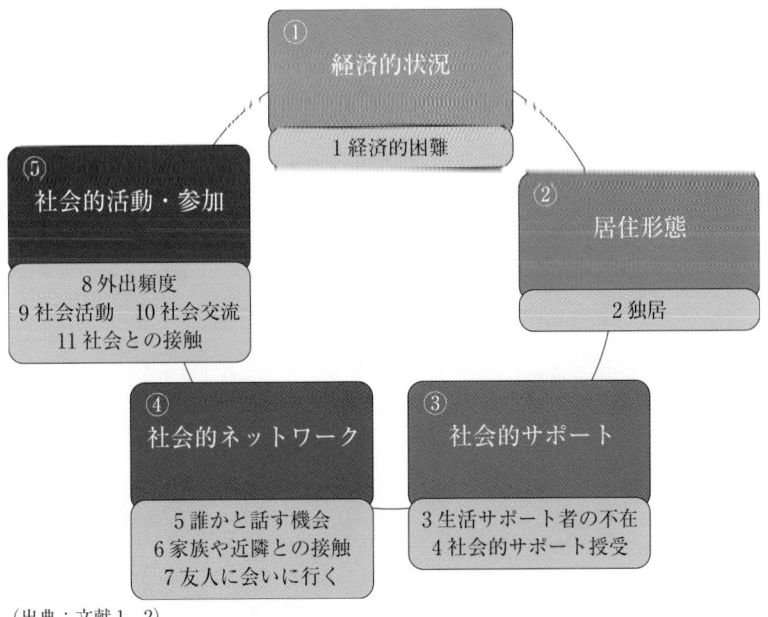

（出典：文献1, 2）

図3　社会的フレイルを表す5分類・11要素

うち妥当性が高い要素は，①経済的状況（1経済的困難），②居住形態（2独居），③社会的サポート（3生活サポート者の不在，4社会的サポート授受），④社会的ネットワーク（5誰かと話す機会，6家族や近隣との接触，7友人に会いに行く），⑤社会的活動・参加（8外出頻度，9社会活動，10社会交流，11社会との接触）の5分類，11要素であるとしている（図3）．

　これらの要素は互いに関連しているともいえるが，②居住形態の2独居については，65歳以上の一人暮らしの者は男女ともに年々増加傾向にある．『令和元年版高齢社会白書』[18]によれば，高齢者の独居の割合は1980年には男性で4.3%，女性で11.2%であったが，2015年には男性で13.3%，女性で21.1%と上昇している（図4）．また，普段近所の人との接触（④社会的ネットワークの6家族や近隣との接触）については，「親しくつきあっている」が30.0%，「あいさつ以外にも多少のつきあいがある」が29.1%と，合計で約6割が挨拶以外の付き合いをしているものの，大都市であるほど，また女性より男性のほうが，挨拶以外の付き合いをしている割合が低い．年齢別では，年齢が高いほど，挨拶以外の付き合いをする割合が高くなる傾向がみられる一方で，付き合いがほとんどない人の割合も，年齢とともに徐々に増え，80歳以上では9.5%と約1割に上る（図5）[18]．独居や近所付き合い・友人付き合いが少ないことに加え，社会的活動・参加が少ない人でも，他者との会話の頻度が少ない傾向にある．近年では，このような高齢者の社会的孤立（social isolation）あるいは社会資源（social capital）の減少が大きな社会問題になっている．

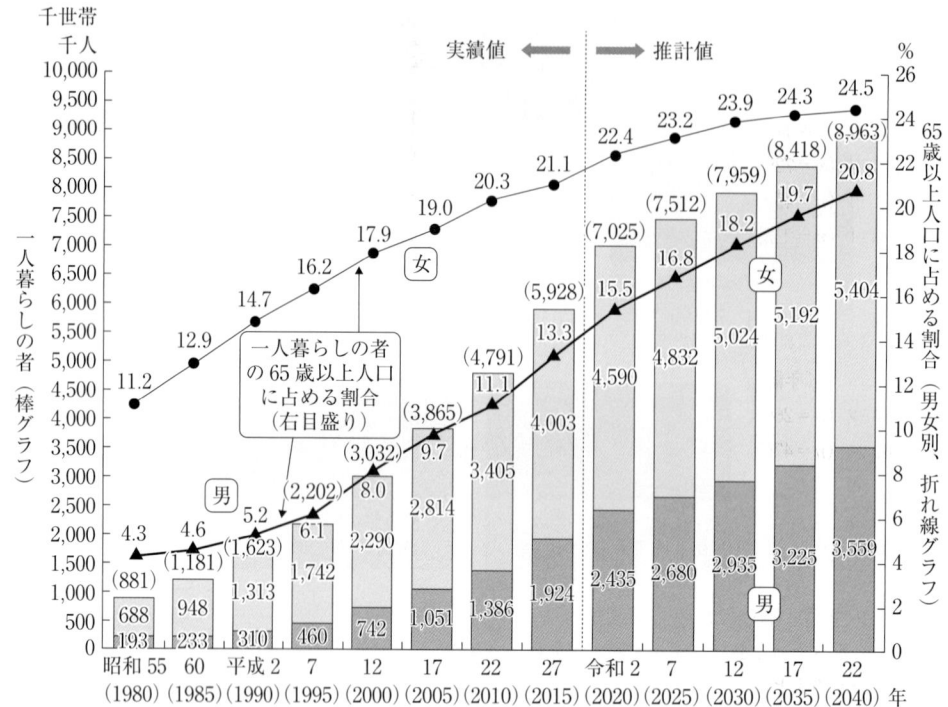

資料：平成27年までは総務省「国勢調査」による人数，令和2年以降は国立社会保障・人口問題研究所「日本の
　　　世帯数の将来推計（全国推計）2018（平成30）年推計」による世帯数
（注1）「一人暮らし」とは，上記の調査・推計における「単独世帯」又は「一般世帯（1人）」のことを指す．
（注2）棒グラフ上の（　）内は65歳以上の一人暮らしの者の男女計
（注3）四捨五入のため合計は必ずしも一致しない．
（内閣府：令和元年版高齢社会白書（全体版）（PDF版）．2019）

図4　65歳以上の一人暮らしの者の動向

3．加齢に伴う認知機能低下

　正常加齢ないし生理的老化に伴って認知機能はどのように変化するのであろうか．一般に，歳をとれば，知能や記憶は悪くなると思われている．しかし，一口に知能や記憶といっても，加齢に伴って減衰しやすい機能とそうでない機能とがある．近年ではむしろ加齢によっても低下しない認知機能が注目されてきており，高齢においてもこの種の能力を発達させていこうとする生涯発達の心理学の立場が研究されてきている[30]．

　高齢者の認知機能に対する加齢の影響を検討する際には横断的に評価することが多いが，横断研究の場合には各世代の社会や文化が能力に影響を及ぼす可能性や出生コホート効果に注意を要する必要がある．その点を考慮して，出生コホート効果を調整して横断的なデータを解析したSalthouse[24]の研究では，65〜85歳を対象として加齢の影響がみられたのは記憶，推論，処理速度の領域で，語彙については影響はみられなかった．また，高齢者では若年者に比べて，認知機能全般について個人差が大きいということも大きな特徴である[27]．

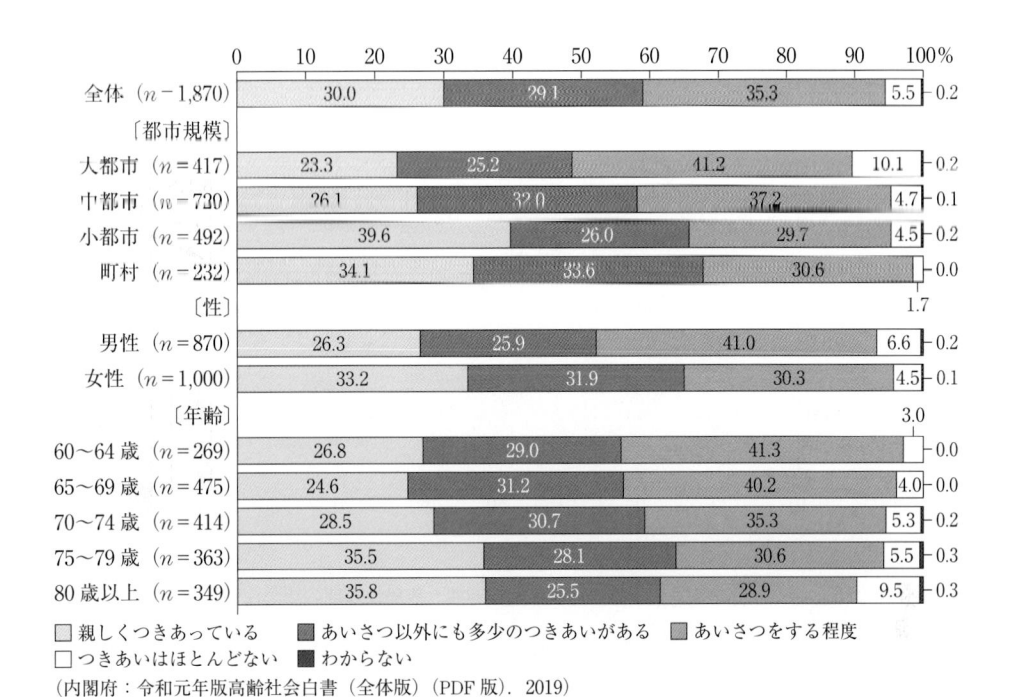

（内閣府：令和元年版高齢社会白書（全体版）（PDF版）. 2019）

図5　近所の人との付き合いの程度（択一回答，都市規模別，性別，年齢別）

以下，認知機能領域ごとに加齢性変化についての概略を述べる．なお，本稿の多くは，以前，筆者がまとめた内容をもとにしている[12, 16, 17]．詳細については，それらの文献を参照していただきたい．

1）知的機能

知能（intelligence）とは，新しい課題や状況に対して，目的に合わせて，自発的かつ能動的に，より速く，より正しい解決や対応をする力であり，新奇場面への順応力や学習する能力，抽象的思考能力，判断力，情報処理能力を含む総合的な能力と考えられる[13]．知能を評価する検査としてはウェクスラー成人知能検査（Wechsler Adult Intelligence Scale；WAIS）が代表的であるが，知能それ自体はむしろ後述の記憶や注意の領域も包含した複合的な概念であるといえる．

HornとCattell[7]は，知的機能を大きく流動性能力（fluid intelligence）と結晶性能力（crystalized intelligence）とに分けた．流動性能力とは新しい環境に適応するために，新しい情報を獲得したり処理したりする能力，新しいことを創造する能力などを指し，結晶性能力とは従来から蓄積されてきた知識や，これに基礎をおく判断や思考，あるいは技術的能力などである．HornとCattellは，流動性知能は加齢とともに低下し，10代後半〜20代前半にピークを迎えたあとは低下するが，結晶性知能は高齢になっても安定しており，あまり変わらないと考えた．

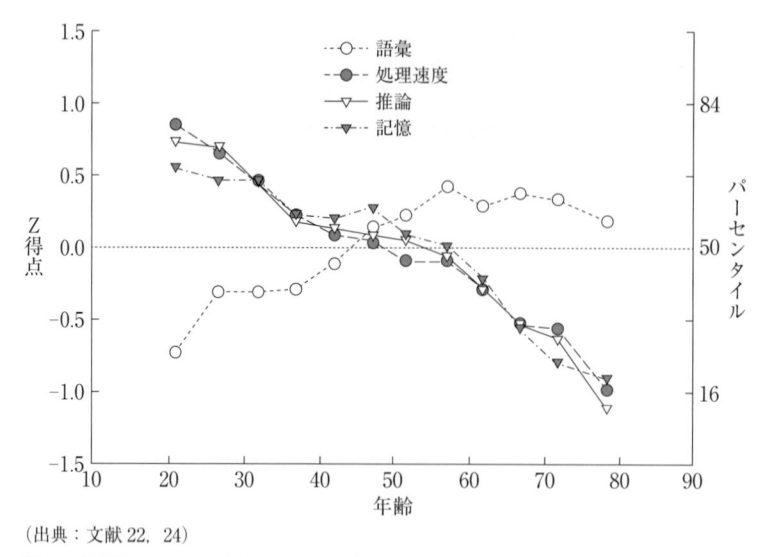

（出典：文献 22, 24）

図6　横断研究による各年代による結晶性知能，流動性知能の加齢性変化

　前述のごとく，Salthouse の横断研究では，結晶性知能に当たる「語彙」は60歳ごろまで上昇し，その後もほとんど低下しないこと，一方，流動性知能に当たる「処理速度」「推論」や「記憶」は，加齢に伴って低下することを示している（図6）[22,24]．一方，Schaie[26]は，「シアトル縦断研究」を報告し，知能の加齢性変化に関して，よりポジティブな結果を示している．すなわち，結晶性知能である「言語能力」は60代にピークを迎えるが，その後の低下は80代の前半まで非常に緩やかである．さらに重要なことは，流動性知能を含むその他のほとんどの知能も，55〜60歳ごろまでは高く維持される．その後，緩やかに低下するが，明確な低下を示すのは80歳以降である（図7）[22,26]．最近の日本の国立長寿医療研究センター・老化に関する長期縦断疫学研究（National Institute for Longevity Sciences Longitudinal Study of Aging；NILS-LSA）においても，結晶性知能は高齢になっても維持され，流動性知能も50代の後半まで保たれ，その後の低下も直線的ではないことが報告されている [11]．

2）記憶

　記憶は，その貯蔵形態から短期記憶と長期記憶の2つに分類される．数列の順唱や単語リストの直後再生などで示される短期記憶は加齢によってわずかしか影響を受けないことが知られている．短期記憶と長期記憶とをつなぐ役割を果たす作動記憶については，顕著な加齢性の低下を認めている．

　加齢に伴う長期記憶の成績低下の程度は，記憶を評価する方法と，記憶する内容によって異なる．記憶を評価する方法に関しては，再認（いくつかの選択肢のなかから実際にあったものを選ぶ）に比べると，再生（あったものを自分で思い出す）のほうが加齢の影響を受け

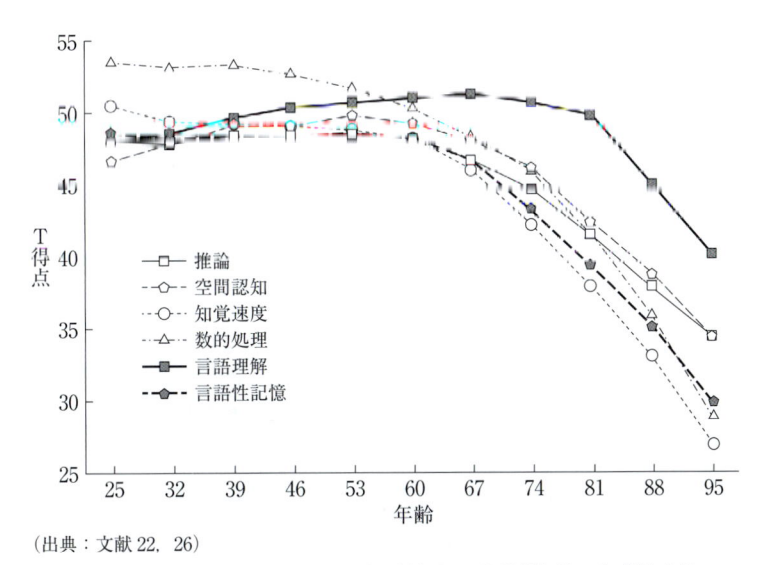

（出典：文献 22, 26）

図7　縦断研究による各年代による結晶性知能，流動性知能の加齢性変化

やすい．さらに，想起に際して何らかのヒントを与えた手がかり再生に比べると，手がかりなしで思い出す自由再生のほうがさらに加齢による差は大きくなる．ウェクスラー記憶検査法（WMS）の下位検査である論理性記憶（物語文の自由再生）は軽度認知障害の判別にもよく用いられているが，このように多くの情報を長時間にわたって保持し，それを自由再生するような場合には，50代以降の比較的若い年代から記憶の減衰がみられる．

　記憶する内容に関しては，なじみのない新奇なものよりも多少とも親近性のある材料のほうが加齢による記憶減衰は軽微である．たとえば対連語学習のような，連想を生じる課題は加齢の影響を受けにくく，ことに連想しやすい有関係単語対のほうが無関係単語対と比較してみると，高齢者では連想が困難な後者の学習のみが障害される．

　潜在記憶への加齢性の影響は，少なくとも顕在記憶よりは少ないと考えられるが，まったく影響がないとする研究と，小さいながら明らかな加齢による成績低下を認めるとする研究もある．

3）注意

　注意の問題は，相互に関連したいくつかの側面に分けて考えることができる．すなわち，一般的には，注意を持続，選択，分配，転換の4つの要因に区分する．あらゆる注意課題で若年者に比べると高齢者では成績が低下する傾向にあるが，抹消課題やContinuous Performance Testを比較的長い時間にわたって続けていく持続性注意や，不必要な妨害因子を無視しながら，ターゲットに反応するように求める選択性注意の課題は，加齢による低下は比較的少ない．

18

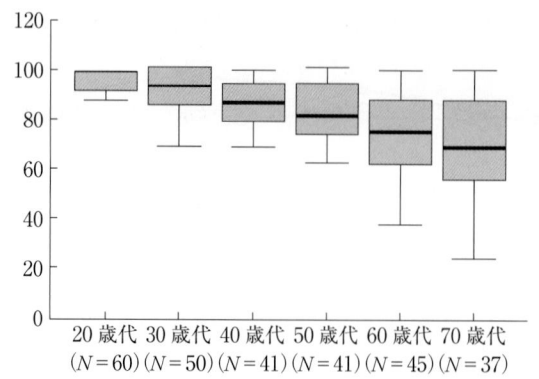

図8 Memory Updating Test 3 スパン正答率の変化

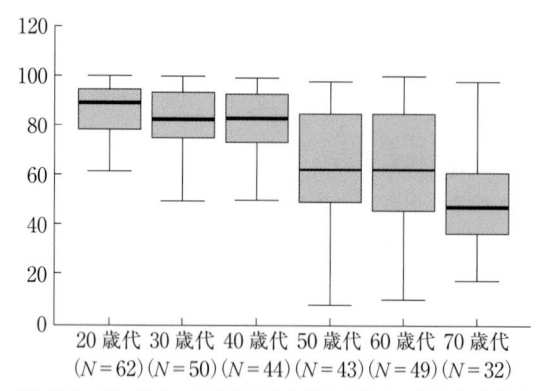

図9 Paced Auditory Serial Addition Test（PASAT）2秒条件正答率の変化

それに比べると，注意の分配や転換については，加齢による成績低下が顕著である．図8と図9に，日本高次脳機能障害学会が作成した標準注意検査法[19]の下位検査のうち，注意の分配や転換を要する代表的な2つの課題（聴覚呈示された数列の末尾の3桁ないし4桁を答える Memory Updating Test と今聞いた数に1つ前に聞いた数を順に加算していく Paced Auditory Serial Addition Test〈PASAT〉）の加齢性の変化を示す[9]．

4）概念操作と遂行機能

ことわざの解釈（例：「猿も木から落ちる」とはどういう意味か？）やウェクスラー成人知能検査（WAIS）の類似問題（例：ネコとライオンの似ているところはなにか？）といっ

た課題で評価される抽象的思考や概念の操作は年齢とともに成績が低下する．類似問題は，WAIS の言語性尺度のなかで最も加齢に伴う成績低下が大きい下位項目である．

ウィスコンシンカード分類テスト（Wisconsin Card Sorting Test；WCST）などで評価される概念の形成能力に関しては加齢の影響は少ない．一方，同じく WCST で評価される概念の転換能力（一度形成された概念〈たとえば，色〉を別の概念〈たとえば，形や数〉へと転換する能力）は低下していることが報告されている．高齢者では心的セットの転換障害ないし認知的柔軟性の低下を示すと考えられる．WCST の成績は前頭葉損傷で鋭敏に低下し，その主体は概念・セットの転換困難であるので，前頭葉機能ないし遂行機能は加齢とともに低下するという言い方もできる．

5）言語

言語機能は少なくとも 4 つの領域に区分できる．すなわち，音韻，語彙，統辞，そして意味である．いずれの領域でも言語能力は加齢の影響が少ないと考えられているが，しかしながら，今日では言語能力のある部分は加齢とともに低下することが示されている．

言葉の音韻的側面や音の結びつきの規則に関する知識は高齢でもよく保たれている．また，語彙や語彙の意味的関連や統辞的理解も障害がないと考えられている．むしろウェクスラー成人知能検査（WAIS）の単語問題や語彙判断課題，意味プライミング課題などの成績が高齢者と若年者で大きな違いがないことから，加齢による影響はあまりみられないと考えられる．

意味記憶については，高齢者では語の想起が困難であり，呼称課題の成績は 70 代以降で低下する．カテゴリによる言葉の流暢性，たとえば動物や野菜などに属する語をできる限りたくさん言ってもらう課題でも加齢とともに成績が低下する．高齢者はターゲットとなる言葉そのものの意味記憶に障害があるわけではなく，語の想起に意味情報を用いることができないことを示している．

6）視空間能力

視空間能力はウェクスラー成人知能検査（WAIS）の積木課題やパズルの組み立てによる構成課題，模写や自発描画課題などで評価される．あるいはいくつかの絵のなかからターゲットと同じ絵を選ぶ課題などで評価されるが，視空間能力は加齢とともに成績が低下することがわかっている．積木問題や組合せ問題では時間制限があるため，これらの課題の一部の成績低下は全般的な反応時間の遅さに起因するとも考えられるが，それだけでは説明がつかず，やはり視空間構成能力そのものにも若年者と高齢者で差があると考えられる．

4．おわりに
―― 超高齢者の加齢性認知機能低下 ――

以上，高齢者の脳と精神の加齢性変化について，その一般的特徴について概説した．本稿ではまず，加齢と老化の用語について述べ，正常老化と病的老化の関係から，近年では老化そのものを疾患とみなし，それを予防・治療する立場についてもふれた．次に，加齢に伴う鍵概念であるフレイルの立場から，身体的フレイル，認知的フレイル，社会的フレイルについて最近の知見を述べた．続いて，知的機能（結晶性知能と流動性知能）を中心に，記憶，注意，概念操作と遂行機能，言語，視空間認知といった各認知機能領域の加齢性変化について概説した．

日本では，社会の高齢化が急速に進展しており，85 歳以上の超高齢者（oldest old），100 歳以上の百寿者（centenarian），110 歳以上の超百寿者（super-centenarian）の数や総人口に対する割合も増えてきている．したがって，加齢性変化についても，より長いスパンで検討していく必要がある．一般に，超高齢者（以上）では年齢とともに認知機能が低下するが，加齢そのものによるのか，あるいは認知症発症や身体疾病に伴う症状なのかの見極めがむずかしい時がある[5]．というよりも，その線引きはますますむずかしくなっていくであろう．ここでも，横断研究と縦断研究とを理解しておく必要がある．スウェーデンコホートにおける健常超高齢者の各神経心理学的検査の長期にわたる研究[15]では，脳に重大な疾患を有さない者の 85 歳，86 歳，90 歳，93 歳時の Mini-Mental State Examination（MMSE）合計得点の平均値はそれぞれ27.8 ± 2.4 点，28.1 ± 2.5 点，27.6 ± 2.4 点，28.0 ± 1.8 点と各年齢群の平均得点に有意な差はなかった．認知症等の重大な脳疾患がなく長寿で生存している者は認知機能もむしろ保たれているといえる．一方，93 歳まで縦断的に追跡できた者 50 人の MMSE 得点は経時的に有意に低下しており，認知機能に関する加齢の影響が報告されている[15]．

超高齢者の認知機能は感覚器官の老化の影響を受けやすいので，超高齢者に対して認知機能検査を行う際には，視力や聴力など感覚機能の低下も十分考慮しておく必要がある．これまでの知見をまとめれば，超高齢者の認知機能は視覚・聴覚の感覚器官の老化の影響を排除できるとすれば，比較的若年高齢者と同等に認知機能が保たれている．しかし，100 歳以上かそれに近い年齢になると認知機能は 85 歳以上の超高齢期よりも加齢の影響を大きく受けるようになってくる．

最後に，本稿では主に加齢に伴う認知機能面での変化に焦点をあてて概説したが，近年では高齢者の主観的幸福感やウェルビーイングといった側面に注目が集まっている．超高齢者あるいは百寿者のサクセスフルエイジング，ポジティブバイアス，老年的超越（gerotranscendence）といった心理社会的要因は今後さらに研究が進んでいくことが期待される[21]．

文　献

1) 阿部紀之：社会的フレイルをどう評価する？；26 編の英語論文から導き出された 5 分類・11 要素．千葉人材育成課表 Press Release No. 249 20 40，2020 年 10 月発行．

2) 阿部紀之，井手一茂，渡邉良太ほか：社会的フレイルの指標に関する文献レビューと内容的妥当性の検証．日老医誌，**58**（1）：24 35（2021）．

3) 土井剛彦：第 1 章 認知症の予防　7．MCI，認知的フレイルの視点から　平成 30 年度　叢書集「認知症の予防とケア」，公益財団法人日本長寿科学振興財団，愛知県（2021）．

4) Editorial : Opening the door to treating ageing as a disease. *Lancet Diabetes Endocrinol*, **6**（8）: 587（2018）.

5) 江口洋子，三村　將：超高齢期の加齢性認知機能低下と認知症．老年精神医学雑誌，**30**（3）：245-248（2019）．

6) Fried LP, Tangen CM, Walston J, et al.; Cardiovascular Health Study Collaborative Research Group : Frailty in older adults ; Evidence for a phenotype. *J Gerontol A Biol Sci Med Sci*, **56**（3）: M146-M156（2001）.

7) Horn JL, Cattell RB : Age differences in fluid and crystallized intelligence. *Acta Psychol*（*Amst*）, **26**（2）: 107-129（1967）.

8) 今堀和友：老化とは何か．岩波新書，岩波書店，東京（1993）．

9) 加藤元一郎，注意・意欲評価法作製小委員会：標準注意検査法（CAT）と標準意欲評価法（CAS）の開発とその経過．高次脳機能研究，**26**（3）：310-319（2006）．

10) Kelaiditi E, Cesari M, Canevelli M, et al.; IANA/IAGG : Cognitive frailty ; Rational and definition from an（I.A.N.A./I.A.G.G.）international consensus group. *J Nutr Health Aging*, **17**（9）: 726-734（2013）.

11) 国立長寿医療研究センター・NILS-LSA 活用研究室：トピックス 4「加齢にともなって成熟していく，知的な能力とは」．すこやかな高齢期をめざして～ワンポイントアドバイス，2015 年 5 月 26 日．

12) 小西海香，三村　將：神経心理学からみた記憶の加齢変化．*Cognition and Dementia*，**11**（4）：290-295（2012）．

13) 小西海香，堀田章悟，三村　將：知能（intelligence）の評価法．精神科，**23**（2）：139-146（2013）．

14) 神﨑恒一：コグニティブ・フレイル．日本サルコペニア・フレイル学会雑誌，**2**（1）：21-24（2018）．

15) Kvitting AS, Fällman K, Wressle E, et al.: Age-normative MMSE data for older persons aged 85 to 93 in a Longitudinal Swedish Cohort. *J Am Geriatr Soc*, **67**（3）: 534-538（2019）.

16) 三村　將：老化と精神・心理機能．総合リハビリテーション，**26**（10）：943-950（1998）．

17) 三村　將，若松直樹：知的機能の老化．（大橋正洋，木村彰男，蜂須賀研二編）リハビリテーション MOOK　13；高齢者のリハビリテーション，24-32，金原出版，東京（2005）．

18) 内閣府：令和元年版高齢社会白書（全体版）（PDF 版）．（2019）．

19) 日本高次脳機能障害学会（編），日本高次脳機能障害学会 Brain Function Test 委員会（著）：標準注意検査法・標準意欲評価法．新興医学出版社，東京（2006）．

20) 日本老年医学会：フレイルに関する日本老年医学会からのステートメント．平成 26 年 5 月吉日．

21) Niimura H, Eguchi Y, Kida H, et al.: Sociopsychological characteristics of late nonagenarians in Japan ; The protocol of the Arakawa 95+ study. *PSYCHOGERIATRICS*, **20**（1）: 50-58（2020）.

22) 西田裕紀子：高齢期における知能の加齢変化．公益社団法人長寿科学振興財団 健康長寿ネット，公開日：2016 年 11 月 4 日 18 時 01 分，更新日：2019 年 2 月 1 日 22 時 18 分．

23) 西原恵司，荒井秀典：健康長寿社会におけるフレイルの考え方とその意義．予防医学，60 号：9-13（2019）．

24) Salthouse TA : What and when of cognitive aging. *Curr Dir Psychol Sci*, **13**（4）: 140-144（2004）.

25) Satake S, Shimada H, Yamada M, et al.: Prevalence of frailty among community-dwellers and out-

patients in Japan as defined by the Japanese version of the Cardiovascular Health Study criteria. *Geriatr Gerontol Int*, **17** (12) : 2629-2634 (2017).

26) Schaie KW : Developmental Influences on Adult Intelligence ; The Seattle Longitudinal Study. 2nd ed., Oxford University Press, New York (2013).

27) 積山　薫, 鈴木麻希：加齢による認知脳機能の個人差拡大とその背景要因；研究方法への省察. 基礎心理学研究, **38** (1)：77-89 (2019).

28) Shimada H, Makizako H, Tsutsumimoto K, et al.: Cognitive Frailty and Incidence of Dementia in Older Persons. *J Prev Alzheimers Dis*, **5** (1) : 42-48 (2018).

29) デビッド・A・シンクレア, マシュー・D・ラプラント (梶山あゆみ訳)：LIFESPAN (ライフスパン)；老いなき世界. 東洋経済新報社, 東京 (2020).

30) 鈴木　忠, 飯牟礼悦子, 滝口のぞみ：生涯発達心理学；認知・対人関係・自己から読み解く. 有斐閣アルマ, 有斐閣, 東京 (2016).

2

脳と精神の加齢性変化

Ⅱ．脳の加齢性変化

　歴史的に病理所見に関する「生理的」という用語は，無症候の症例が有する軽度病変の病的意義を否定し，「病的」概念と対比する文脈でしばしば用いられてきた．ところが，とくに高齢者で頻度の高い認知症疾患については，比較的若年で無症候の者にもその軽度の病変がしばしば認められることや，その病変分布は有症候者のそれと連続性のあることがしだいに明らかとなった．その結果，いくつかの頻度の高い病変については，発症前から非常に緩徐に進行する変性過程の存在が想定されるようになった．また，変性疾患の病変を構成する重要な蛋白であるタウ，α-シヌクレイン（α-synuclein），TAR DNA-binding protein of 43kDa（TDP-43）の異常分子は神経細胞から神経細胞に伝播することも明らかにされ，これが疾患が進行する重要なメカニズムと考えられるようになった．このように，神経変性と加齢についての考え方は近年著しく変化している．

1．神経病理学的所見

1）神経原線維変化
A）神経原線維変化の形態的特徴
　神経原線維変化（neurofibrillary tangle；NFT）は，異常リン酸化したタウ蛋白が線維化して神経細胞の胞体や突起の中に蓄積したものである[20]．ガリアス（Gallyas）銀染色で嗜銀性を呈し（図 1a），免疫染色でリン酸化タウ陽性である．
　NFT は，アルツハイマー病（Alzheimer's disease；AD），レビー小体型認知症（dementia with Lewy bodies；DLB），神経原線維変化型老年期認知症（senile dementia of the neurofibrillary tangle type；SD-NFT），primary age-related tauopathy（PART），進行性核上性麻痺（progressive supranuclear palsy；PSP），大脳皮質基底核変性症（corticobasal degeneration；CBD），嗜銀顆粒病（argyrophilic grain disease；AGD）などさまざまな病態で認められる．AD の NFT には 3 リピート（3R）タウと 4 リピート（4R）タウが蓄積する．

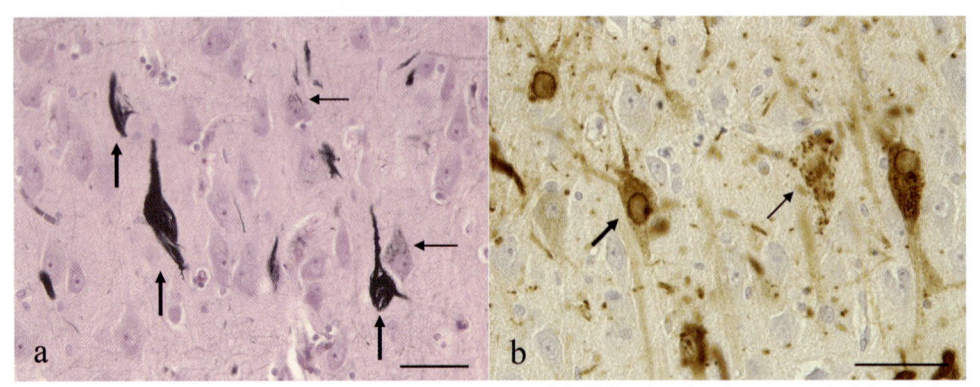

a：NFT．海馬 CA1．Definite PART 症例（アミロイド β 蛋白を脳内に認めない）．Gallyas 銀染色．矢印；NFT，細矢印；淡い嗜銀性を呈し形成されつつある NFT．
b：Pretangle．a と同一例の海馬 CA1．リン酸化タウ（AT8）免疫染色．矢印；Pretangle．線維構造はまだ認めない．核周囲がしばしば濃染する．細矢印；胞体にタウ陽性のドット状構造を認める．a の嗜銀性構造に比べてタウ陽性構造のほうが多いことに注目．
Scale bars：a，b；50 μm

図1　神経原線維変化（NFT）と pretangle

B）Pretangle と ghost tangle

AD 脳ではタウ免疫染色で線維形成が進行した NFT のほかに，線維化の乏しいリン酸化タウの神経細胞胞体内の蓄積をしばしば認める．これを pretangle と呼ぶ（図 1b）．AGD，PSP，CBD 脳でより多く認められる．Gallyas 銀染色では線維形成は明らかでなく，嗜銀性は明瞭なものから弱いか欠如するものまである．Pretangle は NFT の前駆病変と考えられている．

NFT を包含した神経細胞が変性して消失し NFT が露出したものを ghost tangle と呼ぶ．

C）Braak pretangle stage

AD における NFT の脳内での広がり方には規則性がある．かつては若年者の青斑核における pretangle や NFT に病的意義はないといわれていたが，現在は青斑核における pretangle 形成が中枢神経系における最も早期の異常リン酸化タウ凝集病変であり，大脳新皮質での NFT 形成の前段階と考えられている[9]．

嗜銀性を欠く pretangle だけが存在する状態は Pretangle stage で評価する[9]．リン酸化タウ蓄積は最初の stage a で青斑核の神経細胞の突起，stage b でその胞体，stage c で縫線核，マイネルト基底核，黒質等の大脳に広く投射する脳幹諸核の順に出現する．次いで stage 1a ではリン酸化タウが大脳皮質の移行内嗅野の神経突起に出現し，stage 1b で同部位の神経細胞胞体にも現れる．この段階までは嗜銀性の NFT は脳内に認められない．

D）Braak neurofibrillary stage（Braak stage）

Pretangle stage 1b 以降の嗜銀性を有する NFT の進展は，Braak neurofibrillary stage（Braak stage）で分類される（図 2a）[6,8]．NFT は Braak stage Ⅰ とⅡでは海馬領域，stage Ⅲ

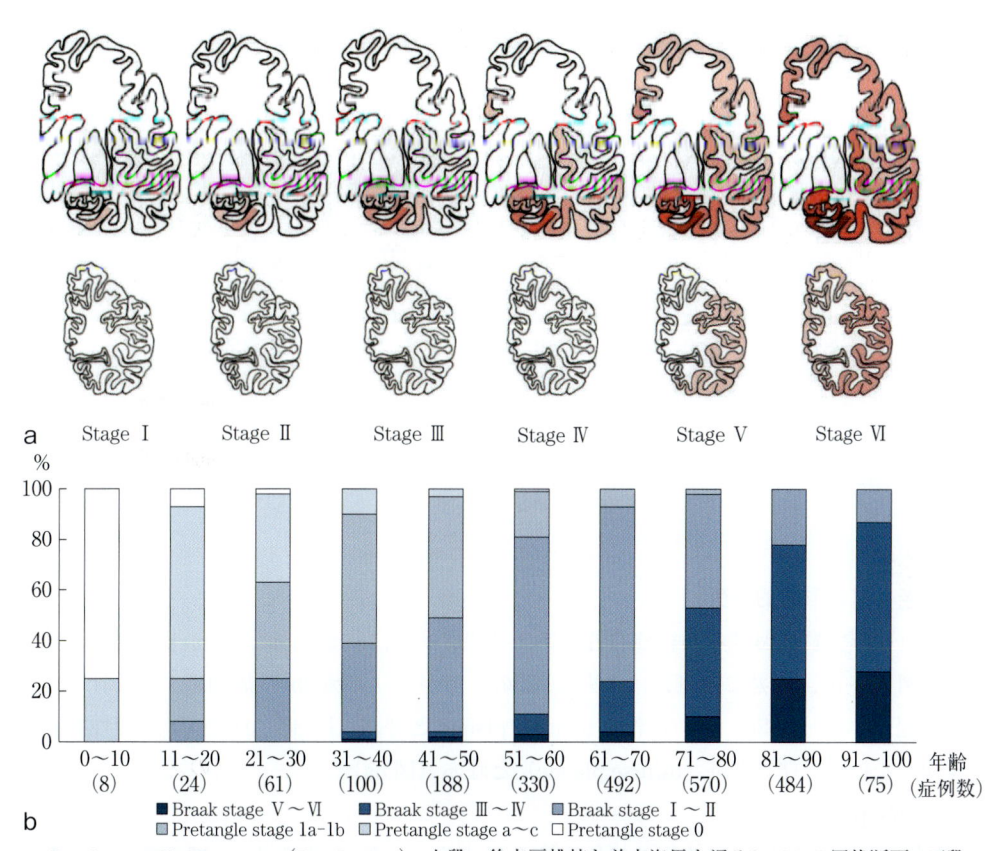

a：Braak neurofibrillary stage（Braak stage）. 上段；後方扁桃核と前方海馬を通るレベルの冠状断面. 下段；
一次視覚野レベルの後頭葉の冠状断面. 色が濃いほど NFT が多いことを示す. 大脳においては移行内嗅野
から新皮質全体に進展していくことがわかる. 文献[8]より筆者が作成.
b：アルツハイマー病（AD）病理以外の特別な変性疾患を有しない 1〜100 歳の 2,332 例の Braak pretangle
stage と Braak stage. 文献[9]より筆者が作成. 10 歳前から pretangle が青斑核や海馬に出現し始め, しだい
に大脳病変が高度化していく. 40 代で pretangle を含めると保有率は 100％となり, 約 40％はすでに海馬に
嗜銀性の NFT が出現していることがわかる. Pretangle stage と Braak stage の定義は本文を参照. 対象症例
は図 4b のデータと同じであり, グラフを比較できる.
（出典：文献 8, 9）

図 2　神経原線維変化（NFT）の進展と年齢の関係

とⅣでは隣接する側頭葉皮質や島回, stage Ⅴ とⅥでは連合野や一次運動野に及ぶ. Stage
Ⅰ 〜Ⅱで認知症を呈する例は 0％, stage Ⅲ 〜Ⅳでは 50％, stage Ⅴ 〜Ⅵでは 100％である[6].

E）NFT 形成と加齢の関係

　リン酸化タウ蓄積は小児期から数十年かけて青斑核から大脳全体に広がる[9]. 10 歳以下の
例でも約 25％は青斑核に pretangle を有し, 11〜20 歳の 25％は海馬にも有する（図 2b)[9].
40 歳で pretangle を有する頻度は 100％に達し, 以後は大脳の病変が高度化する.

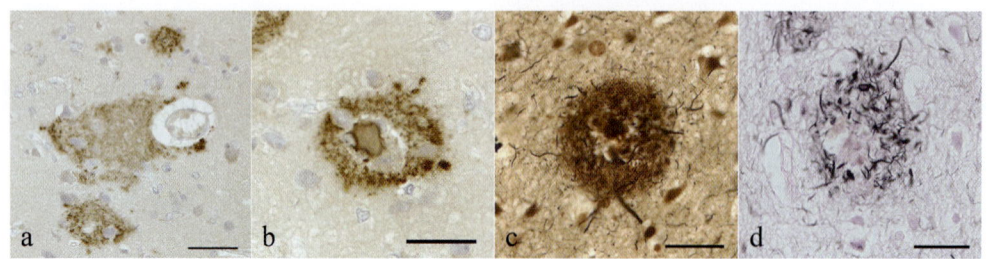

a：びまん斑（diffuse plaque）．中前頭回．AD 症例．Aβ（12B2）免疫染色．
b：アミロイドコアのある成熟した斑．中前頭回．AD 症例．Aβ（12B2）免疫染色．
c：変性神経突起を伴う斑（neuritic plaque）．中前頭回．AD 症例．Bielschowsky 銀染色．
d：変性神経突起を伴う斑（neuritic plaque）．中前頭回．AD 症例．Gallyas 銀染色．
Scale bars：a；50μm，b〜d；30μm

図3 老人斑

２）老人斑

A）老人斑の形態的特徴

老人斑は脳実質における神経細胞外のアミロイドβ蛋白（amyloid β-protein；Aβ）沈着である（図 3a〜d）．成熟した斑には中央に Aβ のコアがあり（図 3b），周囲にタウ陽性の変性神経突起を伴う（図 3c, d）．これを neuritic plaque と呼ぶ（図 3c, d）．コアや変性神経突起を伴わない斑をびまん斑（diffuse plaque）と呼ぶ（図 3a）．

B）Thal phase

Aβ 沈着も NFT と同様に規則的に脳内を進展する．分布は Thal phase で 5 段階に分類され[80]，新皮質から海馬 CA1，基底核，脳幹，小脳の順に広がる（図 4a）．

C）Aβ 沈着と加齢の関係

Aβ 沈着はほぼ 40 歳以降に出現する（図 4b）[9]．全年齢層で Aβ を欠く例がある点が NFT（図 2b）とは対照的である．

D）AD，PART，SD-NFT の関係

現在，AD の病理診断は Braak stage[6,8]，Thal phase[80]，neuritic plaque の量（CERAD score）[49]の 3 要素を評価して，すべてが一定以上の水準に達している場合に高度 AD 病理とする[50]．

一方，PART とは pretangle か NFT が皮質下核（とくに青斑核），海馬，隣接する新皮質に限局的に存在し（Braak stage Ⅳ 以下），Aβ 沈着は欠如するか軽度と定義される状態である[11]．Aβ 欠如例は definite PART，Aβ 沈着が Thal phase 1-2 なら possible PART と呼ぶ．NFT は 3R タウ 4R タウ陽性で超微形態的には paired helical filament（PHF）で構成され，AD と区別がつかない[11]．40 歳以下の多くの症例が definite PART と考えられる（図 2b，図 4b）．

SD-NFT は海馬 CA1 に大量の ghost tangle を含む NFT が出現し，しかし広がりは下側頭回までにとどまり，Aβ 沈着は欠如するかごく軽度の状態である[91]．Braak stage は Ⅳ 以下に

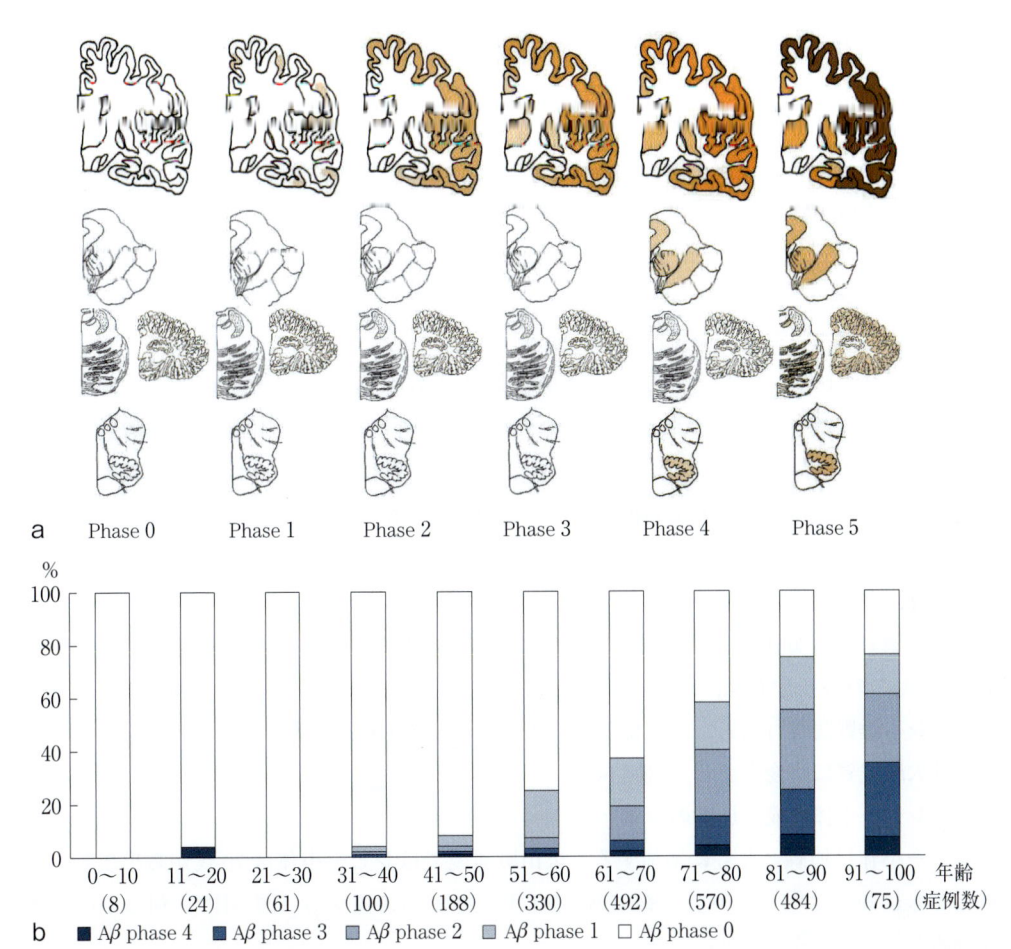

a：Thal phase．文献[80]より筆者が作成．
b：年齢群ごとの Aβ 沈着の頻度と広がり．文献[9]より筆者が作成．a で示した現在汎用される Thal phase のプロトタイプである 4 段階分類[79]が使用されている．対象症例は図 2b と同じであり，グラフを比較できる．Aβ 沈着はほぼ 40 代から始まる．高齢でも Aβ 沈着を欠く例があることに注目．
（出典：文献 80，9）

図4　アミロイド β 蛋白（Aβ）沈着の進展と年齢の関係

とどまる点が PART と同じであり[11]，AD とは異なる[31]．NFT は AD や PART と同様に 3R タウ 4R タウ陽性である[31]．報告された発症年齢は 89.4 歳（81～95 歳）と非常に高い[90]．臨床的には記銘力障害は認めるが新皮質の巣症状がまれで，病変分布と矛盾しない．

　E）NFT 形成，Aβ 沈着，および加齢の関係

　図 2b と図 4b から NFT を有するが Aβ 沈着を欠く症例の存在は明らかで，これは AD では Aβ 沈着が NFT 形成より先行するというアミロイド仮説と一致しない．PART は 10 代から健常者に出現して非常に緩徐に進行すること，Aβ 沈着は 40 代から起こること，Aβ 沈着により NFT が形成されうるという過去の知見，Aβ を欠く SD-NFT の存在から，次のような

仮説が考えられている[76,92]：① PART だけで Aβ 沈着が欠如する例は海馬から下側頭回まで
で非常に緩徐に NFT が増加し，高齢になると ghost tangle が多い SD-NFT となる．②新皮
質に Aβ 沈着が起こると，新皮質に NFT 形成・進展が急速に起こり AD が完成する．なお，
タウ病理が新皮質の広範囲に進展するには新皮質の Aβ 沈着が必要であるという仮説は画像
研究で支持されている[70]．

3）レビー小体

A）形態的特徴，分布，および臨床的事項

レビー小体はパーキンソン病と DLB の診断的病変である．ヘマトキシリンエオジン
（HE）染色で好酸性の赤色を呈し，α-シヌクレイン陽性の球状あるいは桿状の構造である
（図 5a，b）．迷走神経背側核，青斑核，黒質，嗅球，扁桃核，海馬，マイネルト基底核，心
臓交感神経，汗腺や血管壁の交感神経線維，腸管の壁内神経叢に好発し，新皮質にも出現す
る．

分布は，脳幹諸核に病変がほぼとどまる脳幹型，扁桃核や海馬にも病変が十分ある辺縁系
型，新皮質にも十分出現したびまん性新皮質型，扁桃核に限局する扁桃核優位型に分類す
る[47,50,84]．この病変分布は，L-ドパ（L-dopa）反応性のパーキンソニズム，抑うつ，不安，
妄想，レム睡眠関連行動異常，便秘等の症状とよく対応する．一方，認知症のない例でもし
ばしば大脳皮質に病変を認める（図 5c）[95]．

B）レビー小体形成と加齢の関係

レビー小体は加齢とともに増加する．久山町研究ではレビー小体は 70 代から出現し，加
齢とともに頻度は増し，70 代で約 15％，80 代で約 30％に達する（図 5d）[87]．何らかの症状
を認めたのはこのうち約半数である[83]．

4）嗜銀顆粒

A）嗜銀顆粒の形態的特徴

嗜銀顆粒は Gallyas 銀染色で嗜銀性を呈し，4R タウが選択的に蓄積する紡錘状や顆粒状
の構造である（図 6a，b）[4,82]．

B）嗜銀顆粒形成と加齢の関係

嗜銀顆粒は 50 代から出現して以後頻度は増す．80〜90 代では 5〜10％に達する（図 6c）[7]．

C）分布と臨床的事項

嗜銀顆粒は，迂回回や扁桃核から出現し，側頭・前頭皮質に広がる．これを Stage Ⅰ〜Ⅲ
に分類する（図 7）[69]．嗜銀顆粒の脳内への広がりとともに，基底核，脳幹諸核，前頭葉皮質
には pretangle や後述するタウ陽性の granular fuzzy astrocyte が形成される[27,48]．嗜銀顆粒
を有する症例では扁桃核に granular fuzzy astrocyte が必発する[96]．共存する NFT は Braak
stage Ⅲ，Ⅳの中等度のものが多く，Braak stage Ⅰ，Ⅱといった軽度ものや Braak stage Ⅴ，
Ⅵといった高度のものは少ない[67]．

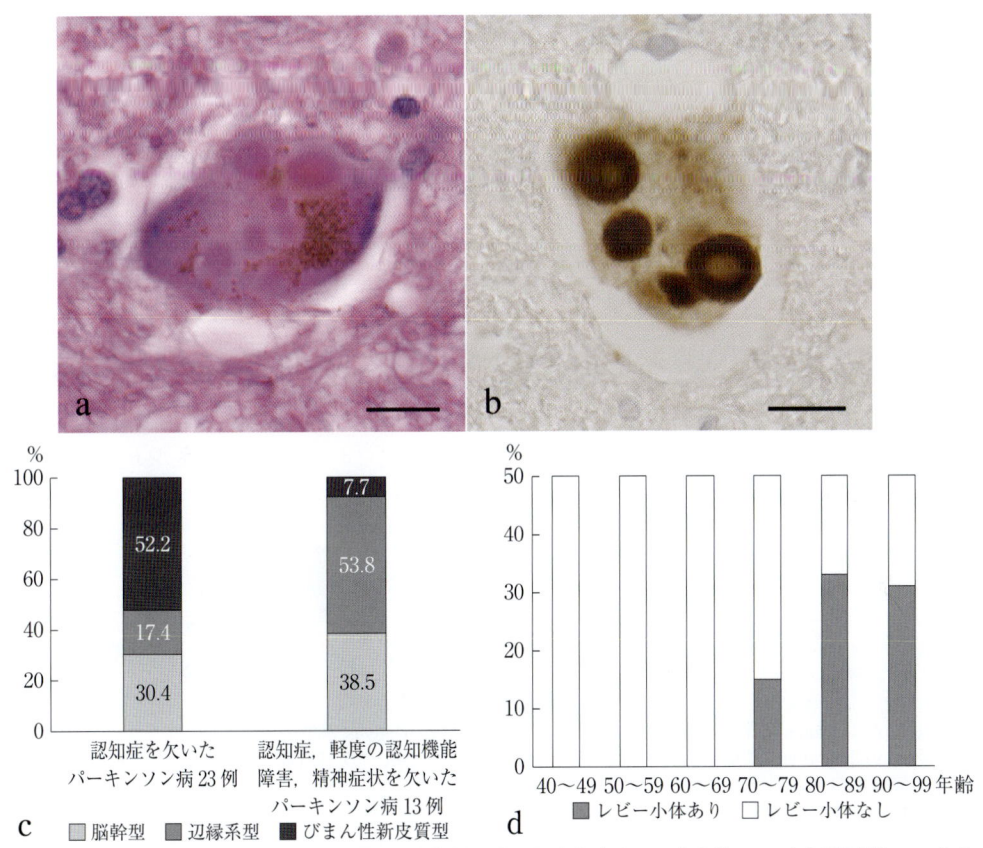

a：レビー小体．好酸性のコアとその周囲に染色性の弱い部分を有する．青斑核．AD と辺縁系型 DLB を有する症例．ヘマトキシリンエオジン染色．
b：レビー小体．青斑核．AD とびまん性新皮質型 DLB を有する症例．リン酸化 α-シヌクレイン（psyn#64）免疫染色．
c：認知症を欠いていたパーキンソン病 23 剖検例（左）と，認知症，軽度の認知機能障害，精神症状のいずれも欠いていたパーキンソン病 13 剖検例（右）におけるレビー小体の広がり．明らかな認知症を欠いていても新皮質に病変を有する例は多い（左）．しかし，精神症状も軽度の認知機能障害も欠いていた例に限ると辺縁系型と脳幹型がほとんどになる（右）．文献 95) の元データから筆者が作成．
d：久山町研究における年齢群ごとのレビー小体頻度．文献 87) より筆者が作成．
Scale bars：a，b：30 μm
（c，d の出典：文献 95，87）

図 5　レビー小体と年齢の関係

　臨床特徴はいまだ不明な点を残す．認知機能障害については，初期の検討で Stage III の高度病変が関係すると報告された [69]．しかし，認知機能障害との関係を示せなかった検討も複数ある [25, 56, 65, 67]．嗜銀顆粒を有する症例では易怒性 [5, 28] や食行動異常 [65] をしばしば認めると報告されてきたが，これは嗜銀顆粒の形成が扁桃核周辺から始まることと関係している可能性がある．嗜銀顆粒と関係する可能性のある精神科臨床像として，双極性障害 [73]，高齢発症の精神病性障害 [53]，自殺リスクの上昇 [98] が報告されているが，これらも他の剖検シリーズを用いた検証が待たれる．

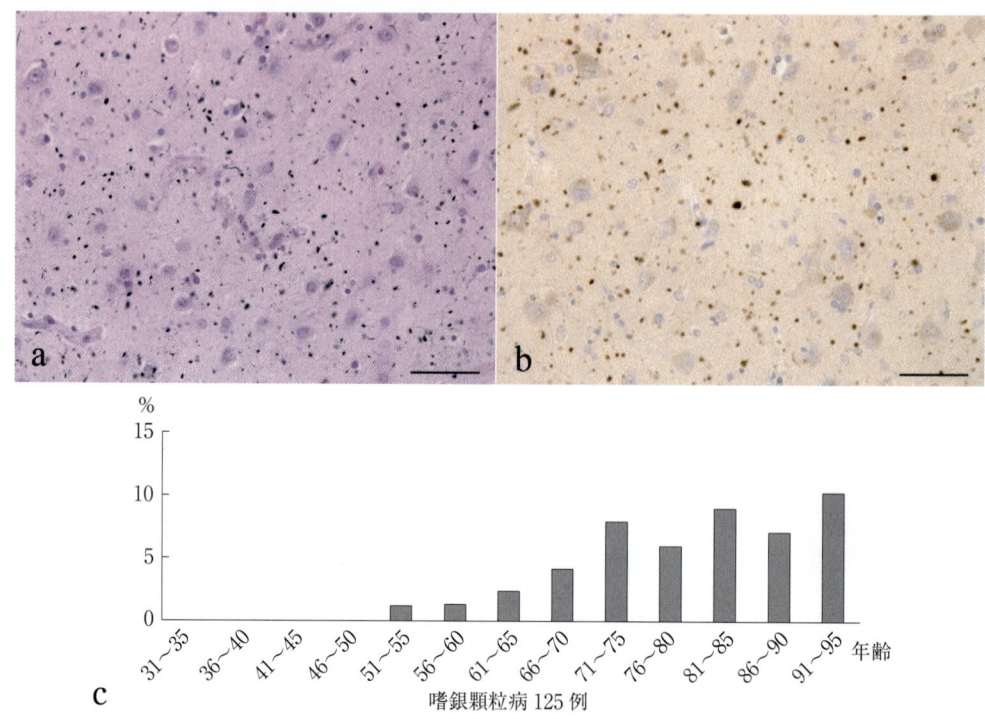

a：Argyrophilic grains. 嗜銀顆粒病（Stage Ⅲ）症例. 扁桃核. Gallyas 銀染色.
b：Argyrophilic grains. 嗜銀顆粒病（Stage Ⅲ）症例. 扁桃核. 4R タウ（RD4）免疫染色.
c：年齢層ごとの嗜銀顆粒の頻度. 文献[7]より筆者が作成.
Scale bars：a，b；50 μm
（c の出典：文献 7）

図 6　嗜銀顆粒と年齢の関係

5）進行性核上性麻痺と大脳皮質基底核変性症の病変

A）形態的特徴

PSP と CBD ではともに 4R タウが選択的に蓄積した NFT，pretangle，thread を認める. 好発部位は両疾患で共通しており，前頭葉皮質，尾状核，被殻，淡蒼球，視床下核，黒質，動眼神経核，橋核，下オリーブ核，小脳歯状核である[14,97]. 両疾患ともに新皮質のタウ陽性病変は側頭葉より前頭葉で多い傾向があり，PSP と CBD 患者の一部が行動異常型前頭側頭型認知症（behavioral variant frontotemporal dementia；bvFTD）を呈することと関連していると考えられる[14,97].

PSP の診断的病変は tufted astrocyte（図 8a），CBD の診断的病変は astrocytic plaque である（図 8b）. これらは前頭頭頂皮質，被殻，尾状核に好発する.

両疾患には高頻度に AGD が合併する[78].

B）発症と加齢の関係

病理学的 PSP 100 例の検討では，発症年齢は平均 65.2 ± 0.9 歳（41〜91 歳）であった[64].

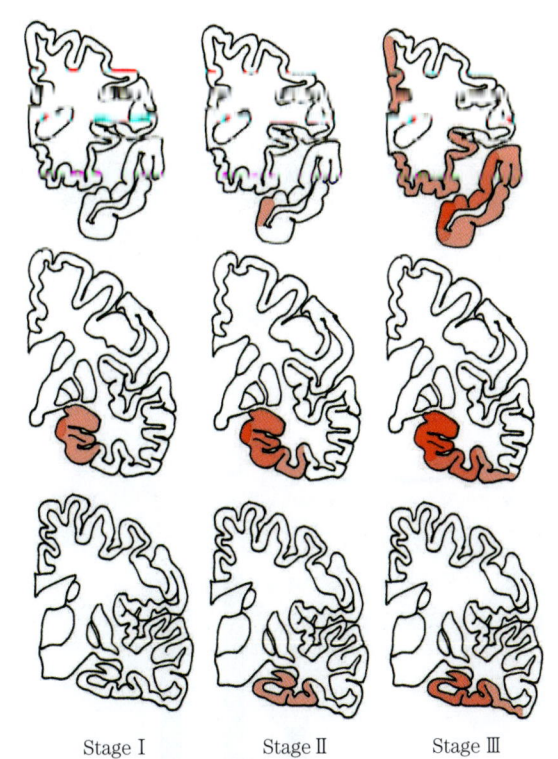

Stage Ⅰ　　　　　Stage Ⅱ　　　　　Stage Ⅲ

嗜銀顆粒の進展形式．扁桃核周辺から病変が形成される
点が NFT（図2）とは異なることに注目．文献[69]から筆
者が作成．
（出典：文献 69）

図7　嗜銀顆粒病の脳内進展形式

これは，PSP の約 50％が 65 歳以上で発症することを意味する．

　病理学的 CBD 例については，主な報告の 73 剖検例の情報を集計すると，発症年齢は平均 62.6 ± 7.7 歳で 40〜81 歳に分布していた（図 8c）[3, 23, 26, 32, 51, 71, 83]．CBD は中年期〜初老期にかけて増加し，その後減少するが，65 歳以上発症例も約 40％あり，まれではない．

6）ピック小体

A）形態学的特徴

　ピック（Pick）小体は 3R タウ陽性 4R タウ陰性の球形，楕円形，馬蹄形の神経細胞胞体内の封入体である（図 9a）．同じ染色性の ramified astrocyte も出現する（図 9b）．

B）発症と加齢の関係

　本邦のピック病剖検シリーズ 16 例[93]と米国の剖検シリーズ 21 例[29]を合わせた 37 例では，平均発症年齢は 56.5 ± 10.7 歳（24〜75 歳）であった（図 9g）[29, 93]．中年期〜初老期にかけて発症例が増加し，以後減少する．66 歳以降の発症例は 16％であった．初老期以降に頻度が

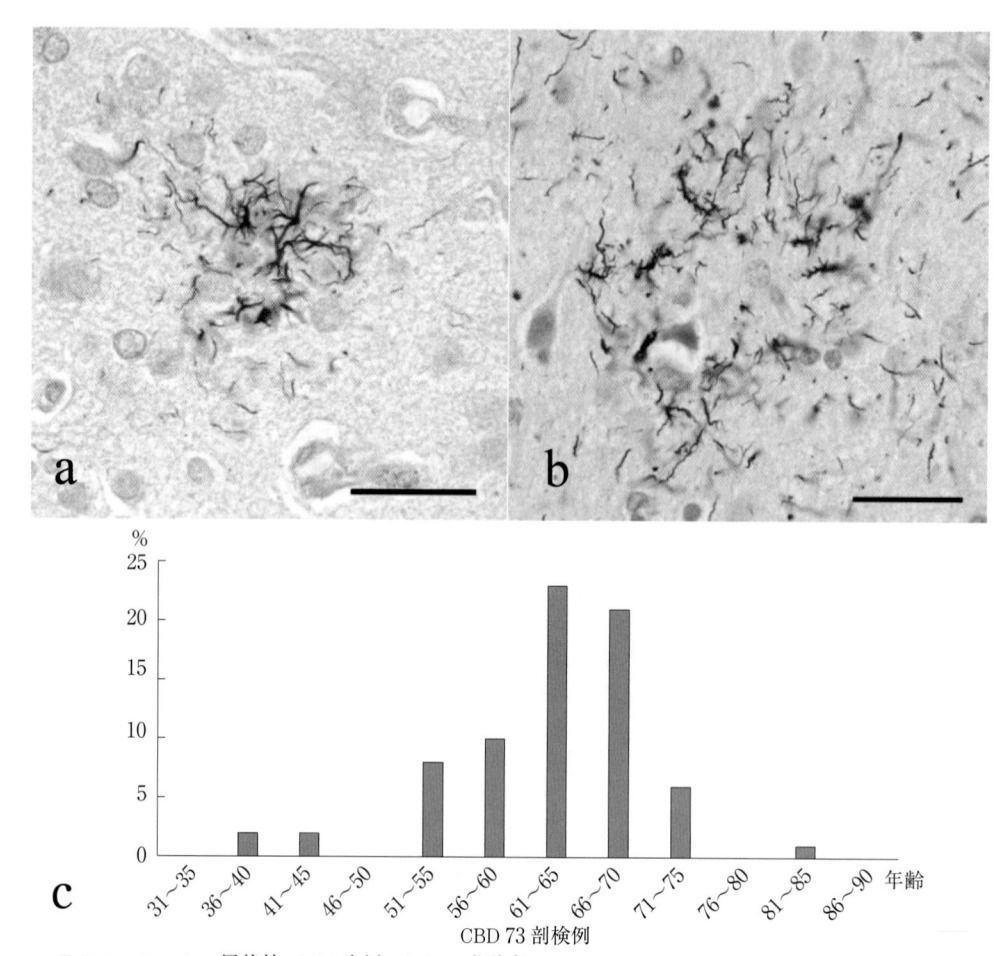

a：Tufted astrocyte．尾状核．PSP 症例．Gallyas 銀染色．
b：Astrocytic plaque．前頭葉皮質．CBD 症例．Gallyas 銀染色．
c：CBD 73 剖検例の発症年齢分布．まとまった数の剖検例を扱った論文 [3, 23, 26, 32, 51, 71, 83] のデータを集計して
筆者が作成．臨床症状は皮質基底核変性症候群，リチャードソン（Richardson）症候群（古典的 PSP 症候
群），進行性失語，前頭側頭型認知症等，さまざまな症例を含む．
Scale bars：a，b；30 μm
（c の出典：文献3，23，26，32，51，71，83）

図8　進行性核上性麻痺（PSP）と大脳皮質基底核変性症（CBD）の病変と発症年齢

減少することは，加齢以外の因子がピック小体形成に関係する可能性を示唆している．

7）前頭側頭葉変性症と筋萎縮性側索硬化症における TDP-43 陽性病変

　A）病変の形態的特徴

　TDP-43 は核蛋白の一種である．前頭側頭葉変性症（frontotemporal lobar degeneration；
FTLD）と筋萎縮性側索硬化症（amyotrophic lateral sclerosis；ALS）の一部ではリン酸化
TDP-43 が一次性に異常蓄積する [1, 21]．TDP-43 病理は，封入体の形態から type A〜E に分類

される[10, 40, 43]．bvFTD 患者は type A（図 9c），B，C を有しうる[75, 93]．孤発性 ALS（図 9d）では認知症の有無を問わず皮質病変は type B である（図 9c）[75, 00]．意味性認知症（semantic dementia；SD）では type C が多い[75, 93]．

B）FTLD-TDP の発症と加齢の関係

本邦の剖検シリーズでは，bvFTD や SD を呈した FTLD-TDP の平均発症年齢は 54.5 ± 8.2 歳（40～71 歳）であった．中年期～初老期前にかけて増加し，以後減少する（図 9g）[29, 93]．65 歳以上の発症は約 12％にすぎない．

認知症を伴う ALS（amyotrophic lateral sclerosis with dementia；ALS-D）臨床例（130 例）における発症年齢は 55～59 歳にピークがあるが，65 歳以上発症例も約 25％あり，まれではない（図 9h）[77]．

これらのデータから，65 歳以上発症の bvFTD 患者においては，経過中に PSP，CBD，ALS の症状が出現する可能性を十分踏まえておく必要があると考えられる．

8）Limbic-predominant age-related TDP-43 encephalopathy（LATE）

TDP-43 陽性病変は FTLD や ALS だけでなく AD[33]，PSP[94]，AGD[18]，CBD[86, 94]，DLB[54, 95]，パーキンソン病[95]の症例の主に辺縁系に出現する．このさまざまな変性疾患の辺縁系を中心に認められる TDP-43 陽性病変は，2019 年に新たな加齢関連の病変として LATE neuro-pathologic change（LATE-NC）と呼ぶことが提唱された[57]．この TDP-43 陽性病変の分布は疾患が異なってもほぼ均一であり，扁桃核から出現し，内嗅野皮質，海馬支脚，海馬歯状回，外側後頭側頭回，島回，側坐核，下側頭回，黒質，下オリーブ核，中脳被蓋部，基底核，中前頭回と進展する．LATE-NC には年齢，AD 病理，レビー小体，アポリポ蛋白 E（apolipo-protein E；APOE）ε4 アレル，細動脈硬化が関係する[2, 88]．LATE-NC は海馬 CA1 や海馬支脚の高度の神経細胞脱落（海馬硬化）と関係する（図 9f）[52, 94]．LATE-NC が AD に合併すると認知機能の低下速度が速まり，海馬萎縮は高度化する[34, 35]．

9）年齢関連タウアストログリオパチー（ARTAG）

2016 年に，さまざまな変性疾患に出現するタウ陽性アストロサイト病変をタウアストログリオパチー（tau astrogliopathy）と総称することと，タウアストログリオパチーのなかの thorn-shaped astrocyte（TSA，図 10a）と granular/fuzzy astrocyte（GFA，図 10b，c）は疾患特異性の低い加齢に関連した病変として年齢関連タウアストログリオパチー（aging-related tau astrogliopathy；ARTAG）と呼ぶことが提唱された[38]．TSA は AD 病理と関係なく加齢に伴って増加する（図 10d）[85]．一方，GFA は加齢との関係や疾患特異性についていまだに不明な点が多い．

10）神経変性疾患脳で凝集する異常蛋白の伝播仮説

病変の進展に神経細胞間の連絡が必要であろうことは，すでに 1997 年に 85 歳の AD 剖検

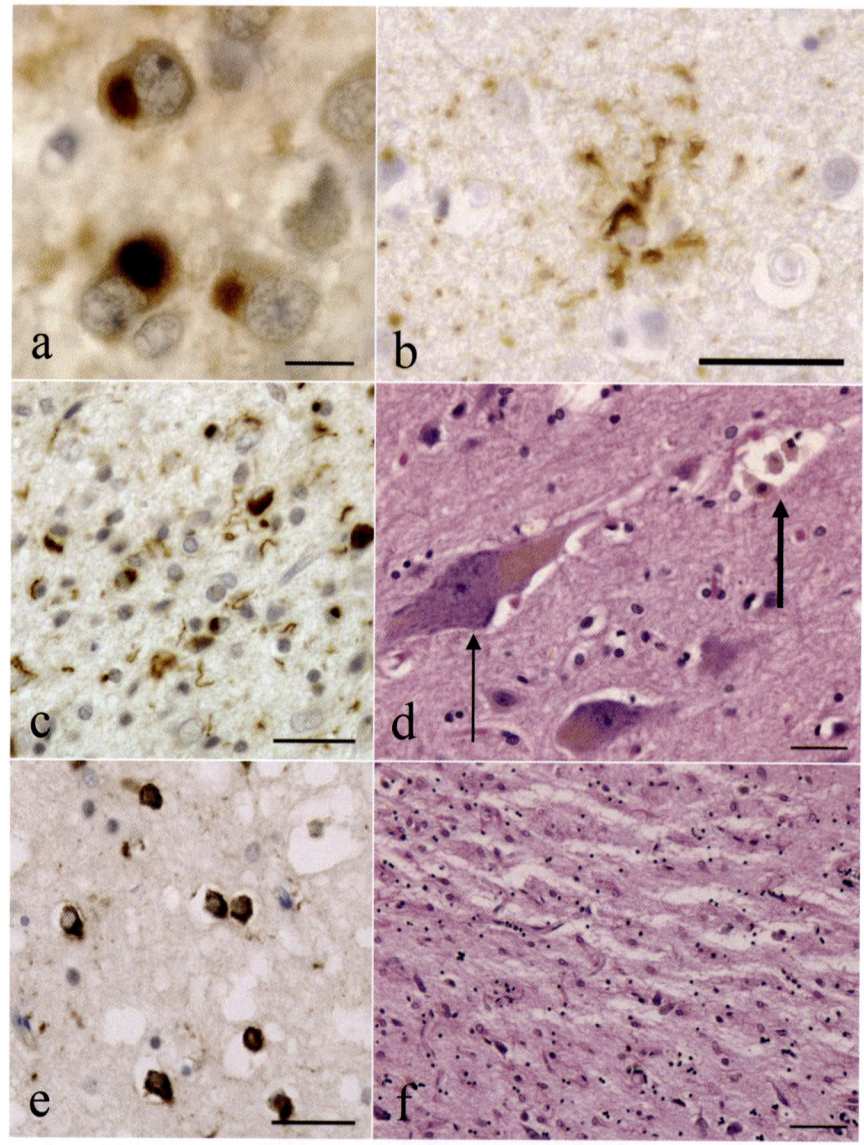

a：ピック小体．海馬 CA1．ピック病症例．3R タウ（RD3）免疫染色．

b：Ramified astrocyte．下側頭回．ピック病症例．3R タウ（RD3）免疫染色．

c：TDP-43 type A 病理．小型神経細胞の胞体内の封入体とニューロピルに短い変性神経突起を認める．下側頭回の浅層．AD 症例．リン酸化 TDP-43（pS409/410-2）免疫染色．

d：ALS における Betz 細胞脱落所見．矢印；Betz 細胞．太矢印；Betz 細胞が変性し脱落してできた空隙にマクロファージを認める．一次運動野．認知症を伴う ALS-TDP 症例．ヘマトキシリンエオジン染色．

e：TDP-43 type B 病理．神経細胞胞体内封入体を認める．変性神経突起はほとんど欠く．外側後頭側頭回．認知症を伴う ALS-TDP 症例．リン酸化 TDP-43（pS409/410-2）免疫染色．

f：海馬硬化．CA1．高度の錐体細胞脱落とグリオーシスを伴う組織の粗鬆化を認める．TDP-43 病理を有する例で認めやすい所見．認知症を伴う ALS-TDP 症例．ヘマトキシリンエオジン染色．

Scale bars：a；10 μm，b〜e；30 μm，f；60 μm

図 9　ピック病，FTLD-TDP，ALS-D の病変と発症年齢

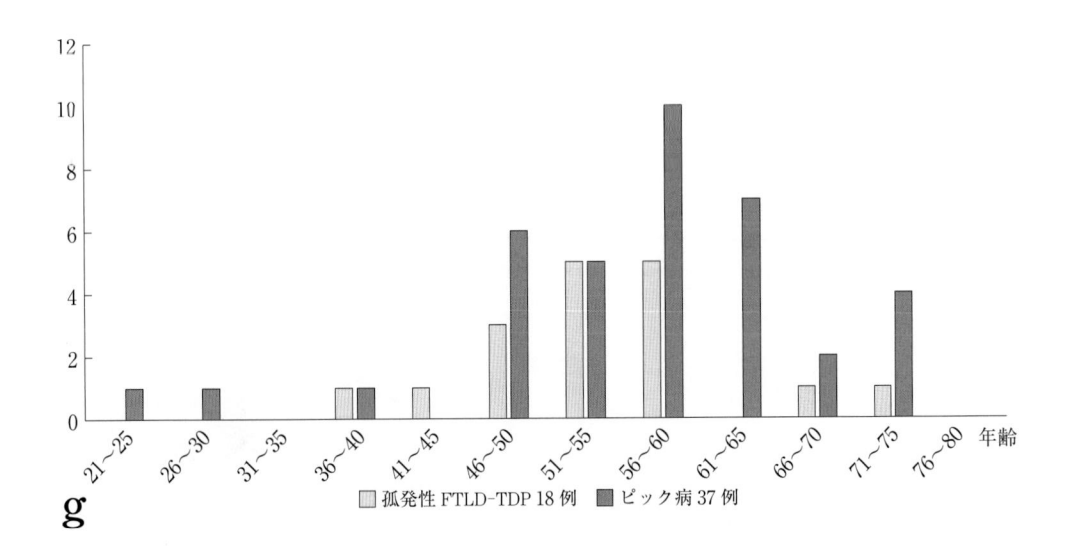

g

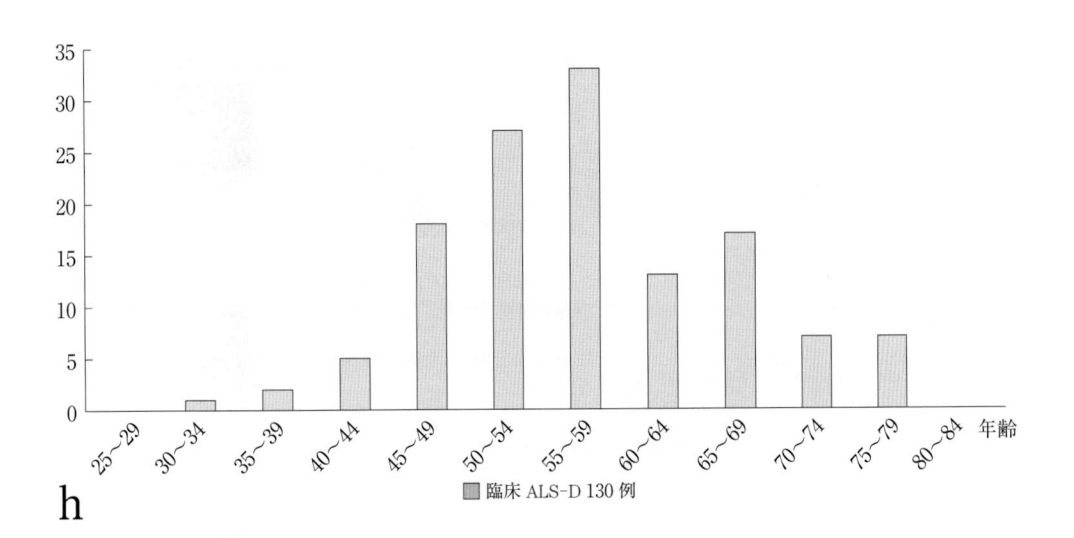

h

ALS-D：認知症を伴う筋萎縮性側索硬化症，FTLD-TDP：frontotemporal lobar degeneration with ubiquitin/TDP-43-positive inclusions
g：ピック病 37 剖検例と孤発性 FTLD-TDP 17 例の発症年齢．文献[29, 93]のデータより筆者が作成．ピック病の平均発症年齢は 56.5 歳で，65 歳以下の発症例が 84％であった．孤発性 FTLD-TDP の平均発症年齢は 54.5 歳で，65 歳以下が 88％であった．
h：臨床的 ALS-D 130 例の発症年齢．65 歳未満発症が 76.2％であった．文献[77]のグラフを一部改変して筆者が作成．
(g, h の出典：文献 29, 93, 77)

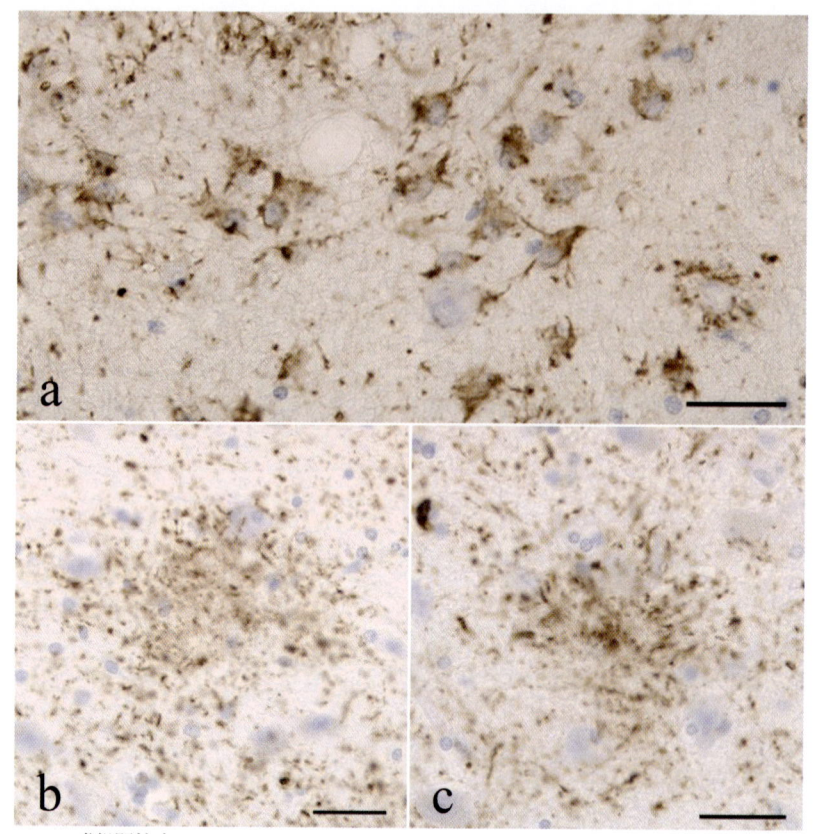

AGD；嗜銀顆粒病

a：TSA．迂回回．AGD（Stage Ⅲ）症例．この写真の病変は血管周囲にあったため年齢関連タウアストログリオパチー（ARTAG）の分類[38]では perivascular TSA と呼ぶ．リン酸化タウ（AT8）免疫染色．

b，c：GFA．扁桃核．AGD（Stage Ⅲ）症例．ARTAG の分類[38]では gray matter GFA と呼ぶ．リン酸化タウ（AT8）免疫染色．

Scale bars：a～c；30 μm

図10 Thorn-shaped astrocyte（TSA）と granular/fuzzy astrocyte（GFA）

例の所見から指摘されていた[16]．この例は58歳で受けた髄膜腫の手術のために周囲の皮質から離断され，高度に変性した白質だけでつながった前頭葉皮質を有していた．この離断された皮質では Aβ のびまん斑はあるものの NFT やタウ陽性変性神経突起を伴う neuritic plaque は欠如し，一方で周辺の皮質では Aβ のびまん斑に加えて NFT や neuritic plaque が多数形成されていた．このことから，皮質の離断は Aβ 病理の成熟化とタウ病理の形成に関係していると考えられた．

現在は，タウ蛋白，α-シヌクレイン，TDP-43 は，その品質管理が破綻して構造変化と重合が起こると，自身を鋳型として周囲の正常分子を異常分子に構造を変換する特性を獲得すること[19,22]，さらにこの異常分子は神経細胞から神経細胞にシナプスを介して伝播し，神経

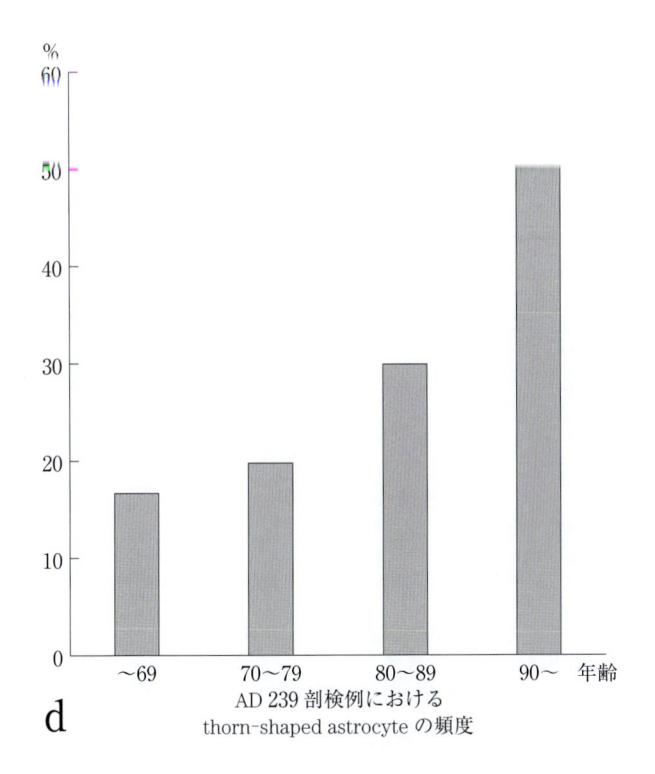

d：AD患者におけるTSAの頻度と年齢の関係．文献[85]のデータから筆者が作成．この検討ではTSAを有する例と欠く例とでAD病理の程度には差はなかった．
（dの出典：文献85）

ネットワークに沿って脳内に広がることが知られている[15, 46, 55, 63, 89]．

　正常個体の中枢神経に外部から異常蛋白が接触した場合も，異常分子は正常個体側に伝播しうる．たとえば，線条体に胎児中脳組織を移植する臨床試験を受けたパーキンソン病患者では，患者脳組織だけでなく胎児脳組織にもレビー小体が形成されている[37, 41, 42]．同様に，硬膜移植を受けた患者では若年でも高頻度に脳アミロイドアンギオパチー（cerebral amyloid angiopathy；CAA）が認められる場合がある[30, 39]．

　これらの異常分子の生化学的特徴はプリオン蛋白で認められるそれと同じであることから，プリオン様特性と呼ばれる．この特性はタウ，α-シヌクレイン，TDP-43がそれぞれ解剖学的規則性をもって脳内を進展することと関係すると考えられている．

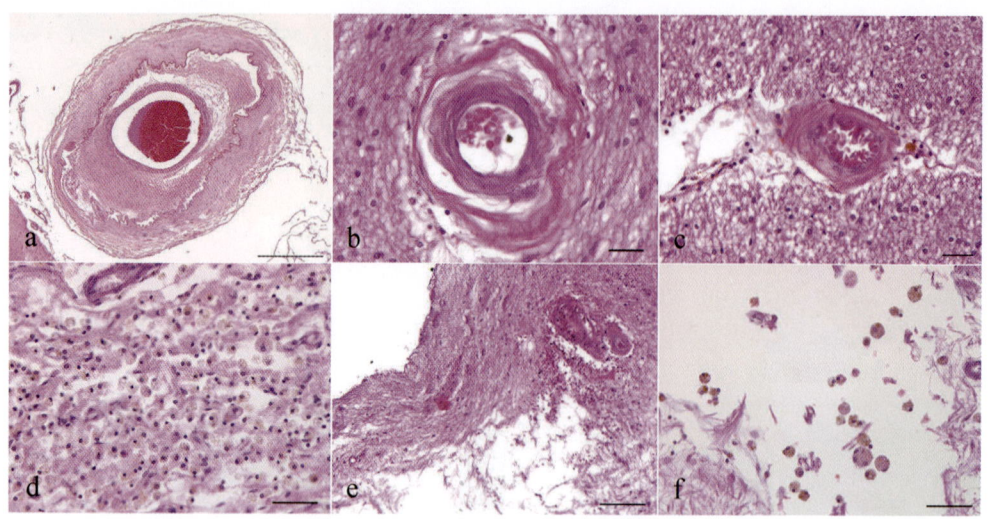

a：アテローム性動脈硬化．アテローム形成と内腔狭窄を認める．中大脳動脈．
b：細動脈硬化．血管壁が肥厚し二重に見える．尾状核．
c：細動脈硬化，血管壁肥厚と線維化を認める．壁が好酸性物質を含み細胞成分が減少している．下側頭回．
d：新鮮な梗塞巣．多数のマクロファージを認める．上前頭回．
e：梗塞巣．空洞形成しつつある段階．隣接する血管からの微小出血も認める．尾状核．
f：空洞化した梗塞巣の強拡大．マクロファージを少数認める．淡蒼球．
呈示した各部位に脳アミロイドアンギオパチー（CAA）を含む Aβ 沈着は認められなかった．ヘマトキシリンエオジン染色．
Scale bars：a；500 μm．b，c；30 μm，d；50 μm，e；100 μm，f；50 μm

図 11　血管病変

11）血管病変

　アテローム性動脈硬化症ではコレステロールを含むアテロームが血管壁に形成され，内腔は狭窄する（図 11a）．久山町研究では脳動脈のアテローム性硬化症は 40 代から 80 代にかけて加齢とともに高度化していた[68]．アテローム性硬化症の程度は，脳血管と大動脈とでは並行しない．

　細動脈硬化は内膜が硝子化してエオジン好性となり，中膜の平滑筋細胞は変性して消失し，内腔は狭窄する（図 11b，c）．脳底動脈のアテローム性硬化症の程度と並行しない．ラクナ梗塞や微小梗塞の原因となる．

　CAA は軟膜下の動脈，静脈，毛細血管の血管壁に Aβ が沈着した病変である（図 12a，b）．久山町研究では CAA は 50 代から出現し，90 代では約 45％ に達した（図 12c）[45]．APOE ε4 アレルを有すると CAA は高度化する[72]．AD ではほぼ全例がさまざまな程度の CAA を有する．CAA は高齢者の皮質下出血の重要な原因だが，非外傷性実質出血の原因の約 10％ にすぎないことには注意を要する[17]．

　脳梗塞（図 11d〜f）と脳出血は高齢者にしばしば認められる．久山町研究では 40〜90 代の剖検例で，梗塞巣を 36.8％，出血性病変を 8.4％ に認めた[44]．

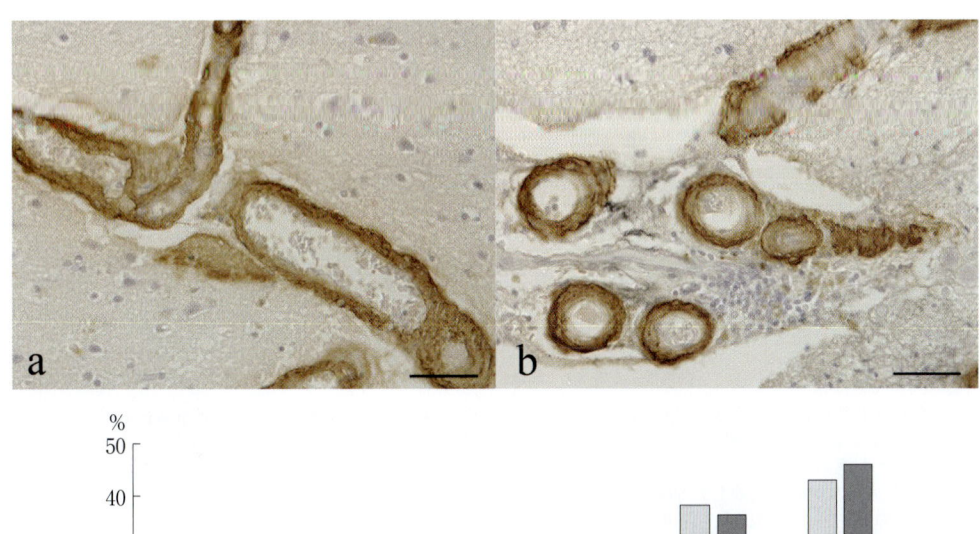

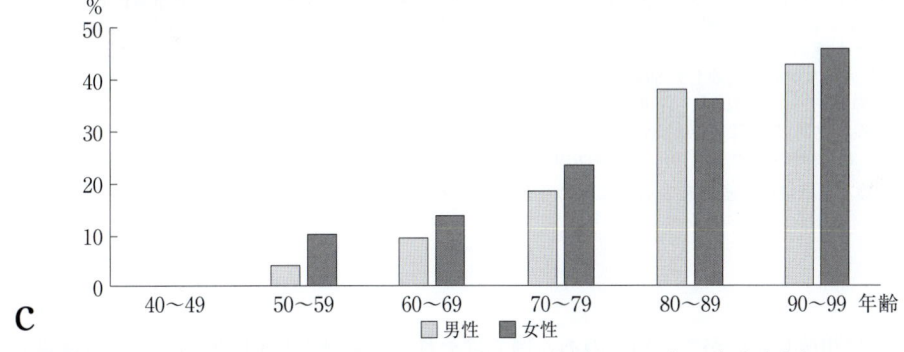

a：脳実質内の CAA．Braak stage Ⅲ，Thal phase 5 の症例．上前頭回．Aβ（12B2）免疫染色．
b：脳表血管の CAA．Braak stage Ⅲ，Thal phase 5 の症例．上前頭回．Aβ（12B2）免疫染色．
c：久山町研究における CAA の年齢層ごとの頻度．文献 45) のデータより筆者が作成．
Scale bars：a，b；50 μm
（c の出典：文献 45）

図 12　脳アミロイドアンギオパチー（CAA）

　中大脳動脈領域の大梗塞や基底核に血管障害が起こると，同側のマイネルト基底核に NFT が形成される（図 13a～c)[24,36]．

2．神経化学的所見

1）アセチルコリン

　コリンアセチルトランスフェラーゼ（choline acetyltransferase；ChAT）はマイネルト基底核で合成され，大脳皮質の広範囲に投射される線維で運ばれる．ChAT によりアセチルコリンが合成され，シナプスに放出される．よって，マイネルト基底核の変性により ChAT とアセチルコリンの減少をきたす．AD 脳ではアセチルコリンと合成酵素である ChAT が減少する[13,60]．これは，記銘力低下や他の認知機能障害や行動異常に関係する[12]．DLB でも大脳皮質の ChAT[81]やムスカリン性アセチルコリン受容体[74]は減少している．DLB では ChAT は

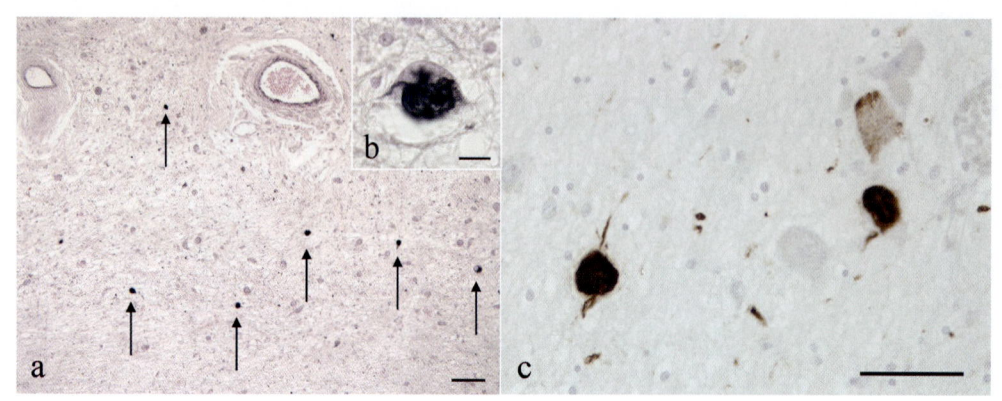

a：マイネルト基底核における多数の NFT．この症例は左大脳半球の尾状核，被殻，前頭葉白質を含む広い
領域に梗塞巣がある．この例では AD の大脳でリン酸化タウの異常蓄積が最初に起こる移行内嗅野にタウ病
理をまったく認めない．そのため，マイネルト基底核に多発する NFT は primary age-related tauopathy
（PART）や AD の病態を反映した病変ではないということがわかる．Gallyas 銀染色．
b：同部位の NFT．a の強拡大．Gallyas 銀染色．
c：同部位のタウ陽性 NFT と神経細胞胞体内のドット状構造．リン酸化タウ（AT8）免疫染色．
Scale bars：a；100 µm，b；10 µm，c；50 µm
図 13　被殻と尾状核の梗塞を有する例に認められたマイネルト基底核での神経原線維変化（NFT）形成

認知機能に相関しないが[66]，幻覚のある例ではそれを欠く例より ChAT 活性が大脳皮質で低
下していた[61]との報告がある．マイネルト基底核には Pretangle stage a の段階ですでにリン
酸化タウ蓄積が認められ，NFT は Braak stage Ⅱ ですでに出現する．この Pretangle stage a
から Braak stage Ⅱ までの段階の頻度は 20～30 代で急速に増加し，40 代で 100％となる（図
2b）．マイネルト基底核はレビー小体の好発部位でもある．

2）ドパミン

中脳黒質にはドパミン含有細胞が存在する．DLB では健常者[62]や AD[58, 62]より被殻のドパ
ミン濃度が有意に低い．Pretangle が黒質に出現するのは Pretangle stage c からで，NFT は
Braak stage Ⅴ から出現する．黒質はレビー小体の好発部位でもある．

3）ノルアドレナリン

ノルアドレナリンは青斑核の神経細胞が産生する．AD でうつを伴う例では伴わない例よ
り大脳新皮質，海馬のノルアドレナリンは有意に減少していたとの報告[99]がある．DLB では，
健常対照例や AD と比べて大脳新皮質や被殻のノルアドレナリン濃度は有意に低い[58]．青斑
核には 10 歳以下から異常リン酸化タウの蓄積が始まり，のちに NFT が形成される．レビー
小体の好発部位でもある．

4）セロトニン

　セロトニンは主に縫線核の神経細胞が含有する．セロトニンと主要な代謝産物は AD 脳の大脳新皮質と海馬で減少していたとの報告[59]がある．うつとの関連はなかったとの報告[60]や，妄想を伴う AD で，伴わない例よりセロトニンが海馬で有意に減少していたとの報告[100]がある．DLB では大脳新皮質や被殻でセロトニン濃度は健常対照群より有意に低かったとの報告[58]もある．縫線核は Pretangle stage c の段階でリン酸化タウの蓄積が始まる．レビー小体の好発部位でもある．

5）γ-アミノ酪酸

　AD 脳で γ-アミノ酪酸（γ-aminobutyric acid ; GABA）濃度は減少するという報告が多いが，結果は一定していない．

文　献

1）Arai T, Hasegawa M, Akiyama H, et al.: TDP-43 is a component of ubiquitin-positive tau-negative inclusions in frontotemporal lobar degeneration and amyotrophic lateral sclerosis. *Biochem Biophys Res Commun*, **351**（3）: 602-611（2006）.

2）Besser LM, Teylan MA, Nelson PT : Limbic Predominant Age-Related TDP-43 Encephalopathy（LATE）; Clinical and Neuropathological Associations. *J Neuropathol Exp Neurol*, **79**（3）: 305-313（2020）.

3）Boeve BF, Maraganore DM, Parisi JE, et al.: Pathologic heterogeneity in clinically diagnosed corticobasal degeneration. *Neurology*, **53**（4）: 795-800（1999）.

4）Braak H, Braak E : Argyrophilic grains ; Characteristic pathology of cerebral cortex in cases of adult onset dementia without Alzheimer changes. *Neurosci Lett*, **76**（1）: 124-127（1987）.

5）Braak H, Braak E : Cortical and subcortical argyrophilic grains characterize a disease associated with adult onset dementia. *Neuropathol Appl Neurobiol*, **15**（1）: 13-26（1989）.

6）Braak H, Braak E : Neuropathological stageing of Alzheimer-related changes. *Acta Neuropathol*, **82**（4）: 239-259（1991）.

7）Braak H, Braak E : Argyrophilic grain disease ; Frequency of occurrence in different age categories and neuropathological diagnostic criteria. *J Neural Transm*（*Vienna*）, **105**（8-9）: 801-819（1998）.

8）Braak H, Alafuzoff I, Arzberger T, et al.: Staging of Alzheimer disease-associated neurofibrillary pathology using paraffin sections and immunocytochemistry. *Acta Neuropathol*, **112**（4）: 389 404（2006）.

9）Braak H, Thal DR, Ghebremedhin E, et al.: Stages of the pathologic process in Alzheimer disease ; Age categories from 1 to 100 years. *J Neuropathol Exp Neurol*, **70**（11）: 960-969（2011）.

10）Cairns NJ, Bigio EH, Mackenzie IR, et al.: Neuropathologic diagnostic and nosologic criteria for frontotemporal lobar degeneration ; Consensus of the Consortium for Frontotemporal Lobar Degeneration. *Acta Neuropathol*, **114**（1）: 5-22（2007）.

11）Crary JF, Trojanowski JQ, Schneider JA, et al.: Primary age-related tauopathy（PART）; A common pathology associated with human aging. *Acta Neuropathol*, **128**（6）: 755-766（2014）.

12）Cummings JL, Back C : The cholinergic hypothesis of neuropsychiatric symptoms in Alzheimer's disease. *Am J Geriatr Psychiatry*, **6**〔2 Suppl 1〕: S64-78（1998）.

13）Davies P, Maloney AJ : Selective loss of central cholinergic neurons in Alzheimer's disease. *Lancet*, **2**（8000）: 1403（1976）.

42

14) Dickson DW, Hauw JJ, Agid Y, et al.: Progressive supranuclear palsy and corticobasal degeneration. *In* Neurodegeneration ; The Molecular Pathology of Dementia and Movement Disorders, 2nd ed., ed. by Dickson DW and Weller RO, 135-155, Wiley-Blackwell Press, Oxford (2011).

15) Dujardin S, Lécolle K, Caillierez R, et al.: Neuron-to-neuron wild-type Tau protein transfer through a trans-synaptic mechanism ; Relevance to sporadic tauopathies. *Acta Neuropathol Commun*, **2** : 14 (2014).

16) Duyckaerts C, Uchihara T, Seilhean D, et al.: Dissociation of Alzheimer type pathology in a disconnected piece of cortex. *Acta Neuropathol*, **93** (5) : 501-507 (1997).

17) Feldman E : Intracerebral hemorrhage. *In* Clinical Atlas of Cerebrovascular Disorders, ed. by Fisher M, 11-17, Mosby, Wolfe, Chicogo, IL (1994).

18) Fujishiro H, Uchikado H, Arai T, et al.: Accumulation of phosphorylated TDP-43 in brains of patients with argyrophilic grain disease. *Acta Neuropathol*, **117** (2) : 151-158 (2009).

19) Goedert M, Masuda-Suzukake M, Falcon B : Like prions ; The propagation of aggregated tau and α-synuclein in neurodegeneration. *Brain*, **140** (2) : 266-278 (2017).

20) Grundke-Iqbal I, Iqbal K, Quinlan M, et al.: Microtubule-associated protein tau ; A component of Alzheimer paired helical filaments. *J Biol Chem*, **261** (13) : 6084-6089 (1986).

21) Hasegawa M, Arai T, Nonaka T, et al.: Phosphorylated TDP-43 in frontotemporal lobar degeneration and amyotrophic lateral sclerosis. *Ann Neurol*, **64** (1) : 60-70 (2008).

22) Hasegawa M, Nonaka T, Tsuji H, et al.: Molecular dissection of TDP-43 proteinopathies. *J Mol Neurosci*, **45** (3) : 480-485 (2011).

23) Hassan A, Whitwell JL, Boeve BF, et al.: Symmetric corticobasal degeneration (S-CBD). *Parkinsonism Relat Disord*, **16** (3) : 208-214 (2010).

24) Hatsuta H, Takao M, Nogami A, et al.: Tau and TDP-43 accumulation of the basal nucleus of Meynert in individuals with cerebral lobar infarcts or hemorrhage. *Acta Neuropathol Commun*, **7** (1) : 49 (2019).

25) Iida MA, Farrell K, Walker JM, et al.: Predictors of cognitive impairment in primary age-related tauopathy ; An autopsy study. *Acta Neuropathol Commun*, **9** (1) : 134 (2021).

26) Ikeda C, Yokota O, Nagao S, et al.: Corticobasal degeneration initially developing motor versus non-motor symptoms ; A comparative clinicopathological study. *PSYCHOGERIATRICS*, **14** (3) : 152-164 (2014).

27) Ikeda C, Yokota O, Nagao S, et al.: The Relationship Between Development of Neuronal and Astrocytic Tau Pathologies in Subcortical Nuclei and Progression of Argyrophilic Grain Disease. *Brain Pathol*, **26** (4) : 488-505 (2016).

28) Ikeda K, Akiyama H, Arai T, et al.: Clinical aspects of argyrophilic grain disease. *Clin Neuropathol*, **19** (6) : 278-284 (2000).

29) Irwin DJ, Brettschneider J, McMillan CT, et al.: Deep clinical and neuropathological phenotyping of Pick disease. *Ann Neurol*, **79** (2) : 272-287 (2016).

30) Jaunmuktane Z, Mead S, Ellis M, et al.: Evidence for human transmission of amyloid-β pathology and cerebral amyloid angiopathy. *Nature*, **525** (7568) : 247-250 (2015).

31) Jellinger KA, Attems J : Neurofibrillary tangle-predominant dementia: comparison with classical Alzheimer disease. *Acta Neuropathol*, **113** (2) : 107-117 (2007).

32) Josephs KA, Duffy JR, Strand EA, et al.: Clinicopathological and imaging correlates of progressive aphasia and apraxia of speech. *Brain*, **129** (Pt 6) :1385-1398 (2006).

33) Josephs KA, Whitwell JL, Tosakulwong N, et al.: TAR DNA-binding protein 43 and pathological subtype of Alzheimer's disease impact clinical features. *Ann Neurol*, **78** (5) : 697-709 (2015).

34) Josephs KA, Dickson DW, Tosakulwong N, et al.: Rates of hippocampal atrophy and post-mortem TDP-43 in Alzheimer's disease ; A longitudinal retrospective study. *Lancet Neurol*, **16** (11) : 917-924 (2017).

35) Kapasi A, Yu L, Boyle PA, et al.: Limbic-predominant age-related TDP-43 encephalopathy, ADNC pathology, and cognitive decline in aging. *Neurology*, **95**（14）: e1951-e1962（2020）.

36) Kato T, Hirano A, Katagiri T, et al.: Neurofibrillary tangle formation in the nucleus basalis of Meynert ipsilateral to a massive cerebral infarct. *Ann Neurol*, **23**（6）: 620-623（1988）.

37) Kordower JH, Chu Y, Hauser RA, et al.: Lewy body-like pathology in long-term embryonic nigral transplants in Parkinson's disease. *Nat Med*, **14**（5）: 504-506（2008）.

38) Kovacs GG, Ferrer I, Grinberg LT, et al.: Aging-related tau astrogliopathy（ARTAG）; Harmonized evaluation strategy. *Acta Neuropathol*, **131**（1）: 87-102（2016）.

39) Kovacs GG, Lutz MI, Ricken G, et al.: Dura mater is a potential source of Aβ seeds. *Acta Neuropathol*, **131**（6）: 911-923（2016）.

40) Lee EB, Porta S, Michael Baer G, et al.: Expansion of the classification of FTLD-TDP; Distinct pathology associated with rapidly progressive frontotemporal degeneration. *Acta Neuropathol*, **134**（1）: 65-78（2017）.

41) Li JY, Englund E, Holton JL, et al.: Lewy bodies in grafted neurons in subjects with Parkinson's disease suggest host-to-graft disease propagation. *Nat Med*, **14**（5）: 501-503（2008）.

42) Li W, Englund E, Widner H, et al.: Extensive graft-derived dopaminergic innervation is maintained 24 years after transplantation in the degenerating parkinsonian brain. *Proc Natl Acad Sci U S A*, **113**（23）: 6544-6549（2016）.

43) Mackenzie IR, Neumann M, Baborie A, et al.: A harmonized classification system for FTLD-TDP pathology. *Acta Neuropathol*, **122**（1）: 111-113（2011）.

44) Masuda J, Tanaka K, Omae T, et al.: Cerebrovascular diseases and their underlying vascular lesions in Hisayama, Japan; A pathological study of autopsy cases. *Stroke*, **14**（6）: 934-940（1983）.

45) Masuda J, Tanaka K, Ueda K, et al.: Autopsy study of incidence and distribution of cerebral amyloid angiopathy in Hisayama, Japan. *Stroke*, **19**（2）: 205-210（1988）.

46) Masuda-Suzukake M, Nonaka T, Hosokawa M, et al.: Pathological alpha-synuclein propagates through neural networks. *Acta Neuropathol Commun*, **2**: 88（2014）.

47) McKeith IG, Dickson DW, Lowe J, et al.: Diagnosis and management of dementia with Lewy bodies; Third report of the DLB Consortium. *Neurology*, **65**（12）: 1863-1872（2005）.

48) Miki T, Yokota O, Haraguchi T, et al.: Factors associated with development and distribution of granular/fuzzy astrocytes in neurodegenerative diseases. *Brain Pathol*, **30**（4）: 811-830（2020）.

49) Mirra SS, Heyman A, McKeel D, et al.: The Consortium to Establish a Registry for Alzheimer's Disease（CERAD）; Part II. Standardization of the neuropathologic assessment of Alzheimer's disease. *Neurology*, **41**（4）: 479-486（1991）.

50) Montine TJ, Phelps CH, Beach TG, et al.; Alzheimer's Association: National Institute on Aging-Alzheimer's Association guidelines for the neuropathologic assessment of Alzheimer's disease; A practical approach. *Acta Neuropathol*, **123**（1）: 1-11（2012）.

51) Murray R, Neumann M, Forman MS, et al.: Cognitive and motor assessment in autopsy-proven corticobasal degeneration. *Neurology*, **68**（16）: 1274-1283（2007）.

52) Nag S, Yu L, Capuano AW, et al.: Hippocampal sclerosis and TDP-43 pathology in aging and Alzheimer disease. *Ann Neurol*, **77**（6）: 942-52（2015）.

53) Nagao S, Yokota O, Ikeda C, et al.: Argyrophilic grain disease as a neurodegenerative substrate in late-onset schizophrenia and delusional disorders. *Eur Arch Psychiatry Clin Neurosci*, **264**（4）: 317-331（2014）.

54) Nakashima-Yasuda H, Uryu K, Robinson J, et al.: Co-morbidity of TDP-43 proteinopathy in Lewy body related diseases. *Acta Neuropathol*, **114**（3）: 221-229（2007）.

55) Nath S, Agholme L, Kurudenkandy FR, et al.: Spreading of neurodegenerative pathology via neuron-to-neuron transmission of β-amyloid. *J Neurosci*, **32**（26）: 8767-8777（2012）.

56) Nelson PT, Abner EL, Schmitt FA, et al.: Modeling the association between 43 different clinical

and pathological variables and the severity of cognitive impairment in a large autopsy cohort of elderly persons. *Brain Pathol*, **20** (1) : 66-79 (2010).

57) Nelson PT, Dickson DW, Trojanowski JQ, et al.: Limbic-predominant age-related TDP-43 encephalopathy (LATE) ; Consensus working group report. *Brain*, **142** (6) : 1503-1527 (2019).

58) Ohara K, Kondo N, Ohara K : Changes of monoamines in post-mortem brains from patients with diffuse Lewy body disease. *Prog Neuropsychopharmacol Biol Psychiatry*, **22** (2) : 311-317 (1998).

59) Palmer AM, Stratmann GC, Procter AW, et al.: Possible neurotransmitter basis of behavioral changes in Alzheimer's disease. *Ann Neurol*, **23** (6) : 616-620 (1988).

60) Perry EK, Perry RH, Blessed G, et al.: Necropsy evidence of central cholinergic deficits in senile dementia. *Lancet*, **1** (8004) : 189 (1977).

61) Perry EK, Kerwin J, Perry RH, et al.: Visual hallucinations and the cholinergic system in dementia. *J Neurol Neurosurg Psychiatry*, **53** (1) : 88 (1990).

62) Piggott MA, Marshall EF, Thomas N, et al.: Striatal dopaminergic markers in dementia with Lewy bodies, Alzheimer's and Parkinson's diseases ; Rostrocaudal distribution. *Brain*, **122** (Pt 8) : 1449-1468 (1999).

63) Rábano A, Rodal I, Cuadros R, et al.: Argyrophilic grain pathology as a natural model of tau propagation. *J Alzheimers Dis*, **40** [Suppl 1] : S123-133 (2014).

64) Respondek G, Stamelou M, Kurz C, et al.: The phenotypic spectrum of progressive supranuclear palsy ; A retrospective multicenter study of 100 definite cases. *Mov Disord*, **29** (14) : 1758-1766 (2014).

65) Rodriguez RD, Suemoto CK, Molina M, et al.: Argyrophilic Grain Disease ; Demographics, Clinical, and Neuropathological Features From a Large Autopsy Study. *J Neuropathol Exp Neurol*, **75** (7) : 628-635 (2016).

66) Sabbagh MN, Corey-Bloom J, Tiraboschi P, et al.: Neurochemical markers do not correlate with cognitive decline in the Lewy body variant of Alzheimer disease. *Arch Neurol*, **56** (12) : 1458-1461 (1999).

67) Sabbagh MN, Sandhu SS, Farlow MR, et al.: Correlation of clinical features with argyrophilic grains at autopsy. *Alzheimer Dis Assoc Disord*, **23** (3) : 229-233 (2009).

68) Sadoshima S, Kurozumi T, Tanaka K, et al.: Cerebral and aortic atherosclerosis in Hisayama, Japan. *Atherosclerosis*, **36** (1) : 117-126 (1980).

69) Saito Y, Ruberu NN, Sawabe M, et al.: Staging of argyrophilic grains: an age-associated tauopathy. *J Neuropathol Exp Neurol*, **63** (9) : 911-918 (2004).

70) Schöll M, Lockhart SN, Schonhaut DR, et al.: PET Imaging of Tau Deposition in the Aging Human Brain. *Neuron*, **89** (5) : 971-982 (2016).

71) Shelley BP, Hodges JR, Kipps CM, et al.: Is the pathology of corticobasal syndrome predictable in life? *Mov Disord*, **24** (11) : 1593-1599 (2009).

72) Shinohara M, Murray ME, Frank RD, et al.: Impact of sex and APOE4 on cerebral amyloid angiopathy in Alzheimer's disease. *Acta Neuropathol*, **132** (2) : 225-234 (2016).

73) Shioya A, Saito Y, Arima K, et al.: Neurodegenerative changes in patients with clinical history of bipolar disorders. *Neuropathology*, **35** (3) : 245-253 (2015).

74) Shiozaki K, Iseki E, Uchiyama H, et al.: Alterations of muscarinic acetylcholine receptor subtypes in diffuse Lewy body disease ; Relation to Alzheimer's disease. *J Neurol Neurosurg Psychiatry*, **67** (2) : 209-213 (1999).

75) Snowden J, Neary D, Mann D : Frontotemporal lobar degeneration ; Clinical and pathological relationships. *Acta Neuropathol*, **114** (1) : 31-38 (2007).

76) Sperling R, Mormino E, Johnson K : The evolution of preclinical Alzheimer's disease ; Implications for prevention trials. *Neuron*, **84** (3) : 608-622 (2014).

77） Tanaka M, Okamoto K : The spectrum of cognitive dysfunction in ALS/MND in the Japanese popu-lation. *In* Dementia and Motor Neuron Disease, ed. by Strong MJ, 73-85, ICRC Press, Florida (2000).

78） Tatsumi S, Mimuro M, Iwasaki Y, et al.: Argyrophilic grains are reliable disease-specific features of corticobasal degeneration. *J Neuropathol Exp Neurol*, **73** (1) : 30-38 (2014).

79） Thal DR, Rüb U, Schultz C, et al.: Sequence of Aβ protein deposition in the human medial tempo-ral lobe. *J Neuropathol Exp Neurol*, **59** (8) : 733-748 (2000).

80） Thal DR, Rüb U, Orantes M, et al.: Phases of Aβ-deposition in the human brain and its relevance for the development of AD. *Neurology*, **58** (12) : 1791-1800 (2002).

81） Tiraboschi P, Hansen LA, Alford M, et al.: Cholinergic dysfunction in diseases with Lewy bodies. *Neurology*, **54** (2) : 407-411 (2000).

82） Togo T, Sahara N, Yen SH, et al.: Argyrophilic grain disease is a sporadic 4-repeat tauopathy. *J Neuropathol Exp Neurol*, **61** (6) : 547-556 (2002).

83） Tsuchiya K, Murayama S, Mitani K, et al.: Constant and severe involvement of Betz cells in cortico-basal degeneration is not consistent with pyramidal signs ; A clinicopathological study of ten au-topsy cases. *Acta Neuropathol*, **109** (4) : 353-366 (2005).

84） Uchikado H, Lin WL, DeLucia MW, et al.: Alzheimer disease with amygdala Lewy bodies ; A dis-tinct form of alpha-synucleinopathy. *J Neuropathol Exp Neurol*, **65** (7) : 685-697 (2006).

85） Uchikado H, Fujino Y, Lin W, et al.: Frequency and Relation of Argyrophilic Grain Disease and Thorn-Shaped Astrocytes in Alzheimer's Disease. *In* Advances in Alzheimer's and Parkinson's Dis-ease, ed. by Fisher A, Memo M, Stocchi F, et al., 375-379, Springer, Boston, MA (2008).

86） Uryu K, Nakashima-Yasuda H, Forman MS, et al.: Concomitant TAR-DNA-binding protein 43 pa-thology is present in Alzheimer disease and corticobasal degeneration but not in other tauopa-thies. *J Neuropathol Exp Neurol*, **67** (6) : 555-564 (2008).

87） Wakisaka Y, Furuta A, Tanizaki Y, et al.: Age-associated prevalence and risk factors of Lewy body pathology in a general population ; The Hisayama study. *Acta Neuropathol*, **106** (4) : 374-382 (2003).

88） Wennberg AM, Tosakulwong N, Lesnick TG, et al.: Association of Apolipoprotein E ε4 With Trans-active Response DNA-Binding Protein 43. *JAMA Neurol*, **75** (11) : 1347-1354 (2018).

89） Woerman AL, Aoyagi A, Patel S, et al.: Tau prions from Alzheimer's disease and chronic traumatic encephalopathy patients propagate in cultured cells. *Proc Natl Acad Sci U S A*, **113** (50) : E8187-E8196 (2016).

90） Yamada M, Itoh Y, Otomo E, et al.: Dementia of the Alzheimer type and related dementias in the aged ; DAT subgroups and senile dementia of the neurofibrillary tangle type. *Neuropathology*, **16** (2) : 89-98 (1996).

91） Yamada M : Senile dementia of the neurofibrillary tangle type (tangle-only dementia) ; Neuro-pathological criteria and clinical guidelines for diagnosis. *Neuropathology*, **23** (4) : 311-317 (2003).

92） 山田正仁：アルツハイマー病診断における SNAP とその背景疾患．*BRAIN and NERVE*—神経研究の進歩，**70** (1) : 59-71 (2018).

93） Yokota O, Tsuchiya K, Arai T, et al.: Clinicopathological characterization of Pick's disease versus frontotemporal lobar degeneration with ubiquitin/TDP-43-positive inclusions. *Acta Neuropathol*, **117** (4) : 429-444 (2009).

94） Yokota O, Davidson Y, Bigio EH, et al.: Phosphorylated TDP-43 pathology and hippocampal sclero-sis in progressive supranuclear palsy. *Acta Neuropathol*, **120** (1) : 55-66 (2010).

95） Yokota O, Davidson Y, Arai T, et al.: Effect of topographical distribution of α-synuclein pathology on TDP-43 accumulation in Lewy body disease. *Acta Neuropathol*, **120** (6) : 789-801 (2010).

96） Yokota O, Miki T, Ikeda C, et al.: Amygdala granular fuzzy astrocytes as lesions preceding development of argyrophilic grains ; Data from 239 autopsy cases. *Free Neuropathol*, **3** : 3-18 (2022).

97）横田　修：タウオパチー（1）；進行性核上性麻痺と大脳皮質基底核変性症 ― 精神科臨床に役立つ病理学的事項．（日本老年精神医学会監，入谷修司編）認知症専門医のための臨床神経病理学，73-89，ワールドプランニング，東京（2019）．

98）Yoshida K, Hata Y, Ichimata S, et al.: Argyrophilic grain disease is common in older adults and may be a risk factor for suicide ; A study of Japanese forensic autopsy cases. *Transl Neurodegener*, **12** (1) : 16 (2023).

99）Zubenko GS, Moossy J, Kopp U : Neurochemical correlates of major depression in primary dementia. *Arch Neurol*, **47** (2) : 209-214 (1990).

100）Zubenko GS, Moossy J, Martinez AJ, et al.: Neuropathologic and neurochemical correlates of psychosis in primary dementia. *Arch Neurol*, **48** (6) : 619-624 (1991).

2

脳と精神の加齢性変化

Ⅲ. 精神心理機能の加齢性変化

1. 加齢と認知機能の変化

1）感覚・知覚機能の変化

　人間の感覚には，五感と呼ばれる視覚，聴覚，嗅覚，味覚，皮膚感覚（触覚）がある．感覚とは，目や耳，舌，鼻孔，皮膚というような感覚受容器官を通して情報をとらえることであり，その刺激に対する感受性を「感覚」，その認識機能を「知覚」という．五感は加齢に伴って変化していくが，その変化が日常生活にさまざまな影響を与えていくことになる．

　A）視覚の変化

　視覚は，どのくらいものが見えるかという感覚だけではなく，視野や順応，色覚という幅広い要素を含んでいる．

　（1）視力の変化

　視力は一般に9歳くらいまで発達し，40歳を過ぎたあたりから低下が始まる．しかし，視力の低下を自覚するのは50〜60歳からといわれ，70歳までにはほとんどの人が自覚するようになる．しかし，80歳代であっても特別な疾患がなければ眼鏡などを用いて視力を確保することは可能である．高齢者にとって問題なのは，「老眼」と呼ばれる視力低下であり，本や新聞の文字などの近距離のものを見えにくくする．老眼は40〜60歳ぐらいで自覚するようになるが，通常眼鏡などによって矯正が可能であり，日常生活に大きな支障をきたすことはない．

　（2）視野の変化

　視野とは，ものがどのくらいの範囲で見えるかということであり，横断研究の結果では，高齢者は若い年代の人に比べて外側や内側，下側などの見える範囲が狭まっていることが明らかにされている[33]．また，高齢者はとくに上方の視野が狭くなり，前方上方視が困難になってくる．周辺視野の狭窄は壮年期あたりから始まるが，顕著に現れるのは75歳以後である．上方前方視野の狭窄が起こると，信号機や道路標識の見落としによる事故の可能性や，

上にある棚や出っ張りにぶつかる可能性がでてくるなど，事故の危険性を高めることになる．

（3）色彩とコントラストの変化

高齢者は字を見たり，なにかのものを見たりするときに十分な明るさがないと対象を知覚しにくくなる．顔写真を使って行った実験でも，写真を照らす光のコントラストを弱めると高齢者の識別力が著しく低下することもわかっている．また，光の強度に関する視覚能力も加齢とともに低下し，高齢者は暗いところでものが見えにくくなる．このため，高齢者が夜に自転車や車に乗って出かけたりすることに危険を伴うなど，日常生活に大きな影響を及ぼすことになる．

（4）順応の変化

視覚における順応の低下も深刻な問題である．順応には明るさに目が慣れる明順応と，暗さに目が慣れる暗順応があるが，加齢の影響は，暗順応に強く現れる．したがって，光刺激の変化が大きいトンネル内の事故の危険性が増すことになる．また，明るい部屋から急に暗い廊下に出たときに物につまづいて転倒したり，夜買い物などに出かけて，明るい店内から急に暗い外に出たときに段差に気がつかなかったりする危険性もあるなど，高齢者にとっては大きな問題といえるだろう．

B）聴覚の変化

一般に高齢者は聴覚が低下するといわれるが，これは自分で気づくよりもさきに周囲の人から指摘されて気づくことが多い．聴覚は40歳を過ぎたあたりから低下が始まり，初老期には，「老人性難聴」と呼ばれる高音域の難聴低下が起こる[2]．高音域の聴力低下が起こると，女性や子どもといった音の周波数の高い人の声が聞き取りにくくなる．とくに早口で話されたりすると，意味を聞き取るのが困難となる．また，調子の高い音声は苦痛に感じられるようにもなる．そのため高音域の聴力低下が起こっている高齢者とコミュニケーションをとるときには，大きな声で話すよりも近くによって低めの声で話すほうがよく聞こえる場合も多い．その後の聴力低下は，中音域から低音域に広がっていく[28]．一般に高齢者は，ほかに音のない状態で発した言葉に比べて，騒音や他の話し声がするなかで発せられる言葉を聞き取ることが苦手になる．また音声が不明瞭であったり，早口で話されると言葉の内容を聞き取ることが困難になってくる．しかし，高齢者であっても聞き慣れた言葉や，よく知っている概念を述べた言葉の聞き取り能力では，若い人との差はほとんどないこともわかっている．いずれにしても，聴覚の低下はコミュニケーションの際にさまざまな影響を及ぼすことになる．

C）嗅覚の変化

嗅覚は，人間の五感のなかで最も鋭敏といわれている．しかし，人間の鼻は特定のあるにおいだけをかいでいると，そのにおいに対して鈍感になり，さらに慣れによっても鈍感になる．このように嗅覚は最も敏感な感覚でありながら，すぐに鈍感になってしまう感覚ともいわれる．子どもから高齢者までの幅広い年代層を比較した嗅覚に関する横断的研究の結果では，女性は男性よりも全年齢層で成績がよいこと，喫煙者の成績が悪いこと，20〜40歳代

の成績は良好だが60歳代以後は成績が顕著に低下すること，65〜80歳の高齢者のうち6割以上が嗅覚に関する中等度以上の障害を有しており，80歳を超えるとその数は8割に達することなどが明らかにされている[8]．また，健康を害している高齢者の嗅覚はかなり衰えるが，健常者には加齢による嗅覚の低下はほとんど認められないこともわかっている．このことを考えると，嗅覚の衰えは加齢の影響よりもむしろ病気の影響を受けやすいということも考えられるだろう．嗅覚はにおいの種類や生理的条件によって検知力や分析力に差が出る感覚であり，個人差も非常に大きい．においによって異なるが，たとえば肉体疲労時の嗅覚は低下するし，夜は朝の1/10，満腹時は空腹時の1/2に低下するといわれる[9]．そのほかにも，風邪をひいて鼻汁が出る時や，花粉症などによって鼻閉になっている場合などでは，嗅覚は著しく低下する．

D）味覚の変化

味覚は大きく甘味，塩味，酸味，苦味に分けられ，近年になってからは「うま味」も加わった．味覚は感じる感覚が舌の場所によって異なり，しかも味覚に関する個人差も大きい．味覚のどの部分が低下するかについては，諸説があるが，高齢者は混ぜ合わせた食品の内容を特定することが苦手になるといわれている[22]．高齢になると，唾液量の減少や唾液の各成分の濃度の増加，義歯などの口腔内の変化に伴う咀嚼状況の変化，口腔内衛生の低下などが常に生じているといわれる[34]．さらに，病気が原因で起こる口腔乾燥や薬物の副作用，感冒，うつ病なども味覚認知の低下に影響を及ぼす．

E）皮膚感覚の変化

皮膚感覚（触覚）の加齢性変化は，二点触閾や皮膚の圧迫，振動，熱刺激などを用いて実験的な研究が行われてきた．横断的研究では，二点触閾実験の弁別閾が低くなることや，高齢者ほど強い刺激を与えないと感じにくくなること，物体の温度を感じる機能も鈍化してくることなど，加齢に伴って皮膚感覚が鈍化していくという結論は共通している．

高齢者の皮膚感覚が鈍化する原因は，加齢による皮膚の変化によるものと考えられている．高齢者の皮膚の変化は，加齢に伴って比較的一律な低下を示すが，皮膚感覚の変化は高齢者に一律に起こるものではなく，個人差がきわめて大きい．また痛みの感覚について，熱を用いて痛み刺激を与えて比較した横断的研究では，年齢による痛みの感覚に差がなかったことが報告されている[13]．痛みは主観的な感覚であり，しかも痛みの耐性には個人差の影響が強く現れる．高齢者は痛みの感覚が鈍いというのは，誤った俗説であり，痛みに鈍いのではなく，高齢者は我慢強いという可能性もある．

加齢と感覚・知覚機能の変化を表1に示す[16]．

2）反応と注意の変化

A）反応の変化

反応に関する測定は，反応時間や反応のエラーに注目したものが多い．反応時間には，1つの刺激に対して1つの反応をする「単純反応時間」と，複数の刺激に対してそれぞれ異な

表1　加齢と感覚・知覚機能の変化

「視覚の変化」
・視力：老眼は 40〜60 歳ぐらいで自覚するようになるが，眼鏡等で矯正可能である
・視野：周辺視野の狭窄は壮年期から起こるが，75 歳を過ぎると顕著となり，とくに上方前方視が困難になる
・色彩：十分な明るさがないと対象を知覚しにくくなる
・順応：明順応，暗順応ともに低下するが，とくに暗順応の低下が顕著となる

「聴覚の変化」
聴力低下の進行のピークは，高音域が 60〜70 歳代，中音域が 70 歳代後半，低音域が 80 歳代後半でそれぞれ起こる．選択的注意も困難になり，騒がしい場所で会話などを聞き取ることが苦手となる．

「嗅覚の変化」
60 歳代以後に低下が始まり，とくに男性や喫煙者に大きな変化がみられるが，健常者の変化は小さい．個人差が大きく，病気や体調不良によっても変化する．

「味覚の変化」
混ぜ合わせた食品の内容を特定する能力が劣る．味覚のどの部分が低下するかは諸説があり，一致していない．病気の影響を受けやすく，個人差も大きい．

「皮膚感覚（触覚）の変化」
皮膚感覚は鈍化するが，高齢者すべてに起こるものではない．痛みの感覚は年齢による差はなく，個人差も大きい．

（加藤伸司編：発達と老化の理解．介護福祉士養成テキストブック 10，井上千津子，澤田信子，白澤政和ほか監修，125，ミネルヴァ書房，東京，2010 より改変引用）

る反応をするという「選択反応時間」がある．これまでの研究では，高齢者ほど反応時間が長くなり，単純反応時間よりも選択反応時間のほうが長くなることが明らかになっており，反応の選択肢が多くなるほど反応時間は長くなるという報告が多い．しかし，実際にその課題を練習することができれば，高齢者であっても選択反応にも大きな遅れがみられないという研究結果もあり，反応時間の遅れは，練習によって克服できる可能性があるということになる．これは，練習によって反応様式が身につき，自然に出てくるようになるという意味で自動作用と呼ばれている．また，言葉による解答を必要としない課題に比べて，言葉による解答を必要とする課題のほうが反応時間の遅れが少ないという報告[18]もある．このように，加齢が反応時間の遅れに及ぼす影響は，反応時間の平均値だけを比較するのではなく，その内容や質についても考えていく必要があるだろう．

　反応に関する実験では，時々反応の失敗がみられることがある．その場合まちがった反応を示したときに被験者は，たいてい自分のまちがいに気づいていることが多く，その場合には，いったん反応速度を落として徐々に元のスピードに戻っていくというのが一般的である．エラーからの立ち直りに関して，若い年代の人はエラーが起きたときにいったん反応速度が遅くなり，その後徐々に元の速度に戻っていくが，高齢者の場合にはスピードダウンからの回復が若い人に比べると遅いことが明らかになっている．これはエラーに対する高齢者の処理速度が遅くなることを示すだけではなく，エラーが起こると慎重に反応するようになる高齢者の特徴を表している可能性がある．

表2　加齢と反応の変化

「単純反応」……1つの刺激に1つの反応を起こす能力
　若い年代と高齢者ではほとんど差がない.

「選択反応」……複数の刺激に対して複数の反応を起こす能力
　新しい課題の場合，若い年代より高齢者は反応が遅いが，反応の遅れは練習することによって克服できる可能性がある．反応に失敗したとき，若い人より高齢者の立ち直りが遅い.

（加藤伸司編：発達と老化の理解．介護福祉士養成テキストブック10，井上千津子，澤田信子，白澤政和ほか監修，131，ミネルヴァ書房，東京，2010より改変引用）

　加齢と反応の変化を表2に示す[16].

B）注意の変化

　注意は，「持続注意」「選択的注意」「分割的注意（分配的注意)」に分類される.

　「持続注意」とは，気が散らないような場面で単一刺激の状況で決められた課題に集中するような能力を指す．これは，流れ作業のなかでの不良品チェックのような能力であり，一般的に若い人と高齢者に大きな差がないことがわかっている．しかし，区別すべきターゲットと非ターゲットの区別がつきにくかったり，他の課題を与えられると，「見逃し」が増えることなども明らかになっており，持続注意以外の要因に加齢の影響が現れる可能性がある.

　「選択的注意」とは，気が散るような刺激があるなかで，所定の課題に集中するような能力を指す．これは，私語の多い教室の中で教員の話に耳を傾けたり，車を運転しているときに看板や風景に目を奪われず，信号機などを認識するような能力であり，高齢者の能力が若い年代の人の能力よりも劣ることがわかっている．ただし，選択的注意課題は慣れによって影響が少なくなることもわかっており，これまでの経験が加齢の影響を小さくできる可能性を示している[3].

　「分割（分配）的注意」とは，さまざまな情報に同時に注意をはらい，それを処理する能力を指す．これは，ラジオ番組を聞きながら試験勉強するような能力であり，高齢者の成績は，若い年代の被験者に比べて劣るという報告が多い．しかし分割的注意の加齢の影響は，課題の複雑性や，慣れなどの要因によって変化することもわかっており，練習や慣れによって加齢の影響を小さくできる可能性がある．また，注意に関する研究の多くは実験的な研究であり，日常生活場面での注意にどのような影響を与えるのかについては，今後の研究が期待される.

　加齢と注意の変化を表3に示す[16].

3）記憶の変化

A）記憶の保持時間の変化

　記憶の保持時間の長さに関して，認知心理学領域では「感覚記憶」「短期記憶」「長期記憶」と分類するのが一般的である．感覚記憶とは，外界の情報に注意を向け，必要な情報か

表3　加齢と注意の変化

「持続注意」……1つの刺激に集中する能力 　若い年代と高齢者ではほとんど差がない.
「選択的注意」……気が散るような刺激のなかで1つのものに注意を向ける能力 　若い年代に比べて高齢者の能力が劣る.
「分割（分配）的注意」……さまざまな刺激に同時に注意を向ける能力 　若い年代に比べて高齢者の能力が劣る.

（加藤伸司編：発達と老化の理解. 介護福祉士養成テキストブック10, 井上千津子, 澤田信子, 白澤政和ほか監修, 131, ミネルヴァ書房, 東京, 2010 より改変引用）

どうか判断する役割を担っている. 短期記憶とは, 数秒から数分前のごく近い過去に認知されたものを一時的に覚えておく役割であり, 長期記憶とは, 記憶の永久保存の役割を担っている. 感覚記憶が扱う情報量は2〜3個程度であり, 短期貯蔵庫（短期記憶）に送られた段階で消去される. 次の短期記憶が扱える情報量は, 7個程度のまとまり（チャンク）であり, 頭の中でそれを循環している間は忘却が起こらないが, それを長期貯蔵庫に送った段階で消去される. 最後の長期記憶は記憶の永久保存の場所であり, 蓄えられた記憶は長期間にわたって保管されることになる.

　一方, 臨床神経学領域では「即時記憶」「近時記憶」「遠隔記憶」という分類が一般的である. 即時記憶は短期記憶と同等の保持時間であるが, 記銘から想起までの間に干渉を挟まないものである. 認知機能検査では, 数字を復唱することなどで評価する. 近時記憶は, 記銘から想起までの間に干渉を挟むものであり, 記銘後はいったん意識から消えることを特徴としている. 保持時間の長さについては数分から数か月にわたるものであり, 長さについての明確な定義はない. 遠隔記憶は数か月から数年, あるいは数十年という近時記憶よりもさらに保持時間の長い記憶である. 近時記憶と遠隔記憶は認知心理学の長期記憶に相当する. 記憶の保持時間に関する認知心理学と医学（臨床神経学）の捉え方を図1に図示した.

　高齢者は一般に最近のことを忘れても, 昔のことをよく覚えているといわれるが, これまでの研究では, 短期記憶の容量だけを考えた場合には高齢者でも大きな問題はなく, 加齢の影響はほとんどないことがわかっている[4]. ただし, 記憶と同時に操作を要求されるような作業記憶（作動記憶）においては, 加齢の影響を受けやすい. 一方これまでの研究では, 加齢は長期記憶に影響を及ぼすという結果が多い[10]. 一般に, 高齢者は昔のことをよく覚えているが直前のことを忘れることが多いと思われているが, 高齢者の昔の記憶は怪しく, 直前のことを忘れるのは, 認知症のように病的な障害が起こった場合にみられるものであるということになる. 記憶の保持時間の分類と加齢の影響を表4に示す[16].

　B）記憶の内容の変化

　長期記憶には, 個人的な体験の記憶である「エピソード記憶」, 学習によって獲得された「意味記憶」, 水泳のように身体で覚える「手続き記憶」などいくつかの種類がある. このなかで, 最も加齢の影響を受けやすいのは, 個人の体験的記憶であるエピソード記憶といわれ

認知心理学	感覚記憶 1秒以内	短期記憶 （作業記憶） 数秒〜数十秒	長期記憶 数分から一生涯		
医学 （神経学）	即時記憶 数秒〜数十秒		近時記憶 数分〜数日	遠隔記憶 数日から一生涯	

医学領域では，認知心理学の感覚記憶（sensory memory）と短期記憶（short-term memory）を合わせたものを即時記憶（immediate memory）としている．
また，心理学の長期記憶（long-term memory）を近時記憶（resent memory）と遠隔記憶（remote memory）に分けている．

図1　記憶の保持時間に関する認知心理学と医学（臨床神経学）の捉え方

表4　記憶の保持時間の分類と加齢の影響

【感覚記憶／即時記憶】 　情報に注意を向け，選択して短期記憶に送るための記憶． 　<u>加齢の影響：</u> 　病的な障害がない限り加齢による影響はあまりみられない．
【短期記憶／即時記憶】 　感覚記憶から送られてきた情報を頭の中で循環し，必要な情報を長期記憶（近時記憶）に送るための記憶（その場限りの記憶）． 　<u>加齢の影響：</u> 　感覚記憶同様，加齢による影響はあまりみられないが，同時に作業を要求されるような作業記憶においては，加齢の影響を受けやすい．
【長期記憶／近時記憶や遠隔記憶】 　短期記憶から送られてきた情報を分類・体系化して長期保管するための記憶． 　<u>加齢の影響：</u> 　加齢の影響を受けやすい．長期記憶（遠隔記憶）の記憶量への影響というより，記憶の正確さという点に問題が出てくる．

（加藤伸司編：発達と老化の理解．介護福祉士養成テキストブック10，井上千津子，澤田信子，白澤政和ほか監修，145，ミネルヴァ書房，東京，2010 より改変引用）

る．この原因は，前頭前野の萎縮による機能低下の結果，時間や場所の文脈情報に関する記憶が低下するためと考えられている [12]．一方，学習によって蓄積された専門知識などに代表される意味記憶は，加齢の影響を受けにくいといわれる．高齢になっても専門家の知識は保たれるというのはこのためである．さらに，手続き記憶は加齢の影響を最も受けにくい記憶といわれる．過去の経験ではなく，先のことを覚えておく展望記憶は，高齢者のほうが劣っているという報告もあれば，日常生活記憶に関しては，高齢者のほうが成績がよいという報告もある [20,26]．また，「いつそれをするのか（時間ベース）」は若い人の成績のほうがよいが，「今度なにをするのか（事象ベース）」は，高齢者の成績のほうがよいという報告もある．日常生活における事象ベースの展望記憶（し忘れ）に対しては，記憶力だけではなく，高齢者の規則正しい生活や，その課題を達成することに対するモチベーションの違いなどの要因が

表5　加齢と記憶の内容の変化

「エピソード記憶」 　個人の生活史や体験の記憶（きわめて個人的な記憶）. 　加齢の影響： 　加齢の影響を受けやすい. 記憶の大筋については大きな問題はないが，細部になると不正確である可能性が高い.
「意味記憶」 　学習や経験によって獲得された知識や能力と関連する記憶. 　加齢の影響： 　加齢の影響を受けにくい. 専門的な知識や言葉の意味などは，高齢になっても保たれる.
「手続き記憶」 　道具を使う技能やスポーツなど体で覚えるような記憶. 　加齢の影響： 　加齢の影響は意味記憶よりも受けにくい. 身体機能が低下して行うことができなくなった場合を除くと，ほとんど保たれる記憶である.
「展望記憶」 　過去のことの記憶ではなく，これから起こることを覚えておく未来の記憶である. 　加齢の影響： 　実験では高齢者の成績が劣るが，日常生活記憶に関しては，高齢者の成績はよい. 手帳やメモ，カレンダーなどを利用することによって展望記憶の衰えを克服できる可能性がある. また「いつそれをするのか（時間ベース）」という記憶は加齢の影響を受けやすいが，「今度なにをするのか（事象ベース）」は加齢の影響を受けにくい.

（加藤伸司編：発達と老化の理解. 介護福祉士養成テキストブック10, 井上千津子, 澤田信子, 白澤政和ほか監修, 146, ミネルヴァ書房, 東京, 2010 より改変引用）

関係している可能性がある[15]. いずれにしても展望記憶に関しては，高齢者が何らかの工夫によって克服している可能性があり，展望記憶は手帳やメモ，カレンダー，アラームなど活用してある程度克服できる可能性があるということになる.

　加齢と記憶の内容の変化を表5に示す[16].

　C）記憶の加齢性変化

　記憶の加齢性変化に関しては，「覚えられなかったのか」「覚えていることができなかったのか」「思い出せなかったのか」という問題がある. つまり，思い出せないということは，「覚え込むこと（符号化）」「貯蔵すること（貯蔵）」「思い出すこと（検索）」のいずれかの段階で失敗したことになる. これまでの研究では，高齢者は覚え込むこと（符号化）が苦手なことと，思い出すこと（検索）に時間がかかることが明らかになっている[11,21].

　貯蔵の失敗，つまり覚えていられるのかに関しては，あまりわかっておらず，今後の研究に期待されるところである. 一般に，高齢になると記憶機能は衰えてくることは明らかであるが，この衰えには個人差があり，生活習慣や精神状態，教育年数，など年齢以外の要因も記憶機能低下に影響を与える. たとえばうつ状態は，記憶に悪影響を及ぼし，記憶の検査の得点が低下することが明らかになっているが，逆に知的な活動や，適度な運動習慣は，情報処理速度や作業記憶（ワーキングメモリ），長期記憶などの認知機能によい影響を与えるといわれている.

4）知能の変化

A）知能の加齢性変化

人間の知能は，かつて生後急速に発達し始め，青年期でピークを迎え，その後急速に低下していくというのがこれまでの一般的な考え方であった．しかし，これらの研究の多くは横断的研究の結果であり，個人の追跡を行ったものではない．横断研究の欠点は，その年代の育った時代の影響や平均教育年数の違いなどが考慮されていないことにある．IQ（知能指数）と教育年数は高い相関を示すことは広く知られており，この点が大きな問題となる．その後縦断研究や縦列法（系列法）による研究が進み，知能は青年期にピークに達するのではなく，青年期以降もゆっくり上昇し続け，60歳を過ぎたあたりから緩やかに低下するという結果が得られている．

B）結晶性知能と流動性知能

知能はさまざまな能力の集合体であり，そのなかには加齢の影響を受けやすい部分もあれば，受けにくい部分もある．結晶性知能は，個人が長年にわたって経験し，獲得してきた能力で，教育や学習，経験などによって獲得されていく知能であり，一般常識や専門知識などが含まれる．結晶性知能は加齢の影響を受けにくく，60歳代を過ぎても発達を続けていることが明らかになっている．一方の流動性知能は，新しい環境に適応していくために働く能力で，新しい情報を獲得し，それをうまく処理し，操作していく能力であり，新しいゲームにチャレンジしたり，新しい機械の操作を覚えたりする能力などが含まれる．流動性知能は加齢の影響を受けやすく，低下は20歳代から始まるといわれてきたが，実際には30歳代でピークを迎え，その後しばらく維持されて低下していくことも報告されている．ただし，高齢者であっても流動性知能の低下がみられない一群が15%程度いるという報告[25]もあり，知能の問題についても個人差の影響を無視できないといえるだろう．

C）知能低下に影響を及ぼす要因

知能の研究は主に知能テストを使って行われるものが多いが，知能テストの成績と教育年数には高い相関がある．したがって，若い年代と高齢者を比較した場合には，平均教育年数の差が大きな影響を与えている可能性がある．また，知能テスト自体の問題もある．たとえば，高齢者を対象に測定できる知能テストであっても，それは高齢者用に作られたものではなく，成人を対象として作成されたものを高齢者にも適用している．したがって，視覚や聴覚の変化が，知能テストの成績に影響を与えている可能性もある．さらに，長時間にわたるテストにおける疲労の影響や，テスト不安，防衛的態度，動機づけの問題など加齢以外の要因もテスト成績に影響を与える可能性があるといえるだろう．

D）高齢期に成長する知的機能

これまでの知能の加齢性変化の研究は，主に知能テストを用いて行われてきた．しかし，知能テストが測定できない創造性や日常知能，知恵というものは高齢期においても成長する可能性のある能力である．

そのひとつである創造性とは，既存の枠にとらわれない柔軟な発想力や，新しいなにかを

作り出す能力，問題に対してたくさんの答えを見つけ出す能力などと考えられている．知能や知恵は経験や知識の集積とそれを活用することに重点がおかれているが，創造性は知識を超えた新しい課題への応用力や新たな発想に重点がおかれている．創造性は年齢と残した業績数との関連で研究され，創造性はかつて若者のものというイメージが作り上げられていたが，その後の研究では，領域によって成人期以降も向上し，高齢期にも発揮されることなどが示されている[7]．

　高齢期を生きる人にとって，知能テストの成績はそれほど重要なものではなく，むしろ日常生活に適応するための能力のほうが重要になってくる．たとえば，成人期には仕事や家族といった領域が重要であるが，高齢期には家族と健康といった領域が重要になってくる．日常知能とは，知能テストで測定できるものとは異なり，個人の生活様式や所属する社会や組織，価値観などにより異なるだけではなく，時代の変化によっても変わってくる．また，中年や高齢者の社会的な知識，洞察力，注意深さ，広い理解力などは，成人期以降も成長していくことが明らかになっている[32]．

　さらに，高齢者とよく結びつけられるのは知恵（wisdom）であろう．知恵とは，「重大かつ人生の根本に影響を与えるような実践場面における熟達した知識」と定義され，日常知能と関連は強いものの，人生のより重大な問題を取り扱うという意味で，日常知能と区別される．知恵には「認知的側面」と「人格・感情的側面」があり，認知的側面は，知識，教養，知性，論理的思考，理解力，判断力などを含み，人格的・感情的側面は，向社会的態度，内省的態度，感情的要素などがある．知恵があるということは，問題に対する卓越した洞察や判断，助言を可能にし，未来の人生を計画したり，過去の人生を回顧したりする場面で活かされることになる．知恵は高齢者のほうが発達していると考えられてきたが，青年期，壮年期，高齢期を比較した研究では，差が認められなかったと報告されている[31]．しかし知恵に関する実証研究の歴史は浅く，知恵は人生の後期に至るまで成長する可能性を示す研究分野であることから，今後の研究が期待される．

　加齢と知能の変化を表 6 に示す[16]．

2．加齢とパーソナリティの変化

1）パーソナリティの安定性と変化

　高齢者の性格のイメージとしては，頑固とか，短気，愚痴っぽいなどの否定的なイメージが多い．逆に高齢者は穏やかであるとか，思慮深い，寛容など，肯定的なイメージでとらえられることもある．しかし，これらの性格の特徴は高齢者に限ったものではない．高齢者に対する画一的なイメージは，高齢者に対する過度な否定的感情や，高齢者に理想を求めて肯定的になってしまう結果として現れている可能性がある．これは，①多様な高齢者についての接触経験がない，②極端な例に関するメディアの情報によく接触する，③自分の身近な経験を過度に一般化する，④高齢者に対する潜在的な敵意をもっている，などが原因と考えら

表6　加齢と知能の変化

- 教育歴と知能テストの成績には相関関係がある
- 知能は20歳代から低下するわけではなく，およそ60歳代まで維持される
- 知能には加齢の影響を受けやすいものと受けにくいものがある
- 知識に代表される結晶性知能は加齢の影響を受けにくい
- 流動性知能は加齢の影響を受けやすいが，個人差がある
- 感覚機能の低下は知能テストの成績に影響を及ぼす可能性がある
- 疲労や動機づけの低減などは知能テストの成績に影響を及ぼす可能性がある
- 日常知能や創造性，知恵（英知）は，高齢期でも衰えにくい可能性がある

（加藤伸司編：発達と老化の理解．介護福祉士養成テキストブック10，井上千津子，澤田信子，白澤政和ほか監修，159，ミネルヴァ書房，東京，2010より改変引用）

れている[23]．これらの高齢者イメージのなかでもとくに否定的なイメージは，高齢者差別（エイジズム）によるものにほかならないが，これまで長い間一般の人たちに根強く信じられてきたのも事実であろう．なによりも問題だったのは，このようなイメージを高齢者自身が受け入れてしまい，「高齢者だから○○であらねばならない」と思い込んでしまうことにある．「高齢者は○○だ」という考え方は，高齢者になると性格が変化するという前提に立っている．しかし高齢期の性格に関しては，安定する側面と，変化する側面がある．

　質問紙法のパーソナリティ検査であるMMPI（ミネソタ多面的人格目録）を用いて30年間に4回の検査を行って性格面の各尺度を比較した研究[17]がある．これは男性のみを対象とした研究ではあるが，成人期から高齢期にかけては，プロフィールの形に大きな変化はなく，比較的安定していることが報告されている．パーソナリティに関しては，ビッグ・ファイブ理論というパーソナリティの構成要素の捉え方の枠組みで論じられることが多い．この理論では，パーソナリティを「神経症性傾向」「外向性」「開放性」「調和性」「誠実性」の5つの要素でとらえており，高齢者の性格の安定性や変化の研究でもこのビッグ・ファイブの側面から検討されることが多い．

　性格の安定性に関する研究は，これまでにいくつか行われてきており，成人期から老年期までを対象とした縦断的研究では，「神経症性」「外向性」「経験への開放性」の3つの特性が安定性を示すことが明らかになっている[5,6]．ここでいう「神経症性」とは，不安や抑うつ，傷つきやすさ，衝動性，敵意などを含む性格であり，「外向性」は主張性，活動性，群居性，愛着，肯定的な情動を含む性格である．また「経験への開放性」とは，思考性，価値性，空想性，感情性，審美性などを含む性格である．また，18〜87歳の地域住民を対象にした世代間を比較した調査では，青年期群では「神経症的傾向」「外向性」「開放性」が高く，高齢期群では「協調性」と「誠実性」が高いことが示されている[30]．また，さまざまな年代を対象にした性格特性に関する他の研究でも，壮年期から高齢期に最も安定を示すとしながらも，高齢期には「協調性」と「誠実性」が上昇し，外向性を構成する要素である「社交性」が減少すると報告されている[27]．つまり，人と協調することと，責任をもって真面目に取り組む傾向は高齢期に顕著となるが，社交的な面が減ってくるということになるだろう．

性格は加齢に伴って変化する面と安定する面がある．また，これまでのいくつかの縦断的研究と横断的研究を用いて分析した研究は，パーソナリティは成人期以降も変化し，その変化の方向性も多彩で，各時期によって変化は異なり，男女でもパーソナリティ変化が異なることを明らかにしている[14]．一般的な変化の特徴はいくつか指摘されていても，個人によっては，大きな変化を示す場合もある．これは生理的・心理的・文化的な要因に加えて，老いの自覚や近づいてくる死への意識なども関係していると指摘されている[23]．

2）寿命とパーソナリティ

これまでに長寿に関する多くの研究が行われてきており，長寿と関連する要因として，遺伝的要因や身体的要因，健康要因に加えて，性別やパーソナリティ，知能，職業などの個人特性の面からも研究されてきた．また1960～2002年までの11の研究を展望し，長寿者のパーソナリティ特性をまとめた研究がある[29]．それによると，長寿者のパーソナリティ特徴としては，神経症的傾向が低いこと，外向性のよい面が機能していること，調和性と誠実性が高いことが挙げられている．さらに興味深いのは，「疑い深さ」が長寿に有利に作用しているということである．60歳，80歳，100歳高齢者の性格特性に関する調査において，60歳と80歳高齢者では疑い深さが増加していくことと，100歳高齢者に疑い深さが高いことが指摘されており，疑い深さが長寿の予測要因である可能性が示唆されている[19]．この理由として，疑い深さは人生の前半部分では弱点となるものの，高齢期では逆に自分を保護する機能となるのではないかと推察されている．また，疑い深い特徴が強すぎることは，社会生活のなかでもとくに人間関係を円滑に進めるためには不適応につながるが，適度の疑い深さは，人の言いなりになったり，人の意見に引きずられたり，だまされることを防止することにつながり，結果的に自己の立場や生活を守っていくことにつながるという指摘もある[30]．

加齢とパーソナリティの変化を表7に示す[16]．

3．加齢と感情の変化

1）否定的感情と肯定的感情

高齢者の感情に関する研究の初期のころには，歳をとるにつれて肯定的な感情が減り，否定的な感情が増えていくといわれてきた．このことは，現在でも一般的に信じられていることも多いかもしれない．初期段階の高齢者の感情に関する研究の多くは，たいてい施設で生活する高齢者などを対象にしていたことが多かったため，これをすべての高齢者に当てはめること自体に問題があったといえるだろう．その後，一般の高齢者を対象とした研究が行われるようになってくると，否定的感情の強さや頻度には年齢差がないことがわかってきた．つまり，高齢になっても否定的感情が増えるわけではないということである[1]．逆に怒りの感情は，加齢とともに減少していくことは多くの研究で明らかになっている．さらに，70歳以上の高齢者を対象として「最もうれしかったこと」と「最も悲しかったこと」の記憶を

表7　加齢とパーソナリティの変化

「パーソナリティの安定性」
・パーソナリティ検査を用いた研究では，成人期から高齢期にかけて大きな変化はない
・「神経症性」「外向性」「経験への開放性」の3つの特性が安定性を示す
・一般的に性格は加齢の影響を受けにくく，高齢期で安定している

「パーソナリティの変化」
年代を比較した研究結果の特徴：
・青年期群では「神経症的傾向」「外向性」「開放性」が高く，高齢期群では「協調性」と「誠実性」が高い
・高齢期には「協調性」と「誠実性」が上昇し，外向性を構成する一つの要素である「社交性」が減少する

「パーソナリティ研究の総合的な結果」
個人によっては安定性を示す場合と変化を示す場合がある．パーソナリティは成人期以降も変化する可能性があり，その変化の方向性も多彩で，各時期によって変化は異なり，男女でも異なる．

「寿命とパーソナリティ」
長寿と性格：
神経症的傾向の低さ，外向性のよい面が機能すること，調和性と誠実性が高いことが特徴．また「疑い深さ」は長寿に有利に作用する．

（加藤伸司編：発達と老化の理解．介護福祉士養成テキストブック10，井上千津子，澤田信子，白澤政和ほか監修，169，ミネルヴァ書房，東京，2010より改変引用）

尋ねた研究では，「最もうれしかったこと」の記憶の想起の場合，20歳代のころの思い出が最も多かったが，「最も悲しかったこと」では，どの年代でも大きな差はみられていない．また50歳代以降では，「最もうれしかったこと」が「最も悲しかったこと」よりも少なくなっている．高齢者はよく「若いころはよかった」ということを言うことが多いが，これは若いころを懐かしみ，若いころの思い出を美化する傾向があるからなのかもしれない．また，高齢者の自伝的記憶は10〜30歳代の出来事の報告が最も多い（レミニセンスバンプ）ことにも関連している可能性がある．

2）感情表出

歳をとると，感情をあらわにしなくなると一般的にいわれるようになるが，「あの人は歳をとってから怒りっぽくなった」といわれることもあるように，高齢者の感情は抑制されていくものだけではない．感情の表出は主に表情に現れるが，表情には自分自身が感情を表現する「表出能力」と，相手の感情を読み取る「解読能力」がある．自分自身が感情を表出する表出能力は，若い人に比べて高齢者のほうが弱く，表出も不明瞭であることがわかっている．この原因は，一つには社会的要因がある．高齢者がこれまで受けてきた教育や役割意識，育った年代や育った地域の文化などの影響などがある．男はあまり軽々しく笑うものではないとか，女は愛嬌があったほうがいいなどという性役割の違いなどの影響などがこれに当たるだろう．また，顔の皺や皮膚の状態，筋力の衰えや硬直化など，身体的要因もあり，これらの両方の要因が作用している可能性がある[23]．さらに感情失禁や，多幸的な症状など病的

な要因もある．一方，相手の感情を読み取る解読能力に関しては，加齢に伴って能力が低下するといわれる．しかし，高齢者が若い年代の人の表情を読み取ることに関してはエラーが多いが，同年代の人の表情の読み取りに関しては，ある程度優れていることがわかっている．この理由は，同世代だから通用する感情表出のルールがある可能性と，加齢による身体変化は高齢者が見慣れているという要因が作用しているといわれている [23]．

3）感情の変化に影響を及ぼす要因

　高齢者の感情がどう変化していくかという問題よりも重要なのは，高齢者の感情がなぜ変化するのという問題である．この原因にはさまざまなものがある．たとえば，高齢者の身体的要因は重要である．身体機能の低下や，病気の出現による健康の喪失などが起こると，これまでに行ってきた活動が制限されたり，若いころのアウトドアの趣味などに制限が起こってくるかもしれない．また，外出する頻度が減ってきたりすることは，対人交流にも影響を与えるようになる．さらに，感覚機能や知覚機能の低下も感情に影響を与える可能性がある．たとえば，目が見えにくくなったりすることは，読書や編み物など，これまでの趣味に制限を与えることになる可能性があり，耳が聞こえにくくなると，音楽を聞いたり，テレビを見たりすることに障害が起こってくることもある．このほかにも環境の要因や経済的要因も感情に影響を与えることになる．たとえば，長年住み慣れた地域を離れ，子どもと同居するようになった人は，近隣の知り合いと離れることになり，また友人や知人と死別することによる仲間の喪失が，感情面に影響を与えていくことになるだろう．健康上の理由などで在宅生活できなくなり，施設や病院で生活するようになった人の環境の変化は非常に大きく，そのことが感情に与える影響は大きいものがあるといえるだろう．このように，高齢者の感情に与える要因は多岐にわたる．

　加齢と感情の変化を表8に示す [16]．

4．高齢期のライフスタイルの変化

　かつてわが国では，学業を終えたあとは職業に就き，結婚して家庭を築き，女性の場合は仕事と家庭を両立させるか，主婦として家庭を守り，終身雇用で定年退職したあとは，年金生活で子や孫に囲まれて幸せに暮らすというのが理想的なライフコースと考えられていたかもしれない．1980年代には定年退職年齢は55歳が一般的であり，平均寿命も今よりも短かった．しかし，近年になって高齢期の捉え方は大きく変わったといえるだろう．日本老年学会と日本老年医学会では，2017年1月に高齢者の定義を見直す提言を行った [24]．提言では，「65歳以上とされる高齢者の定義に医学的・生物学的な根拠はなく，前期高齢者には若く活動的な人が多く，定義に違和感がある」といった点を踏まえ，高齢者の心身の健康に関するデータを検討している．その結果，「10〜20年前と比べて，5〜10歳程度の若返りが生じている（加齢に伴う身体機能変化の出現が遅れる）」ことを指摘し，65〜74歳を「准高齢者・

表8　加齢と感情の変化

「否定的感情と肯定的感情」 ・高齢になってもその否定的感情が増えるわけではない ・高齢になると怒りの感情の強度と頻度が減っていく ・高齢者にとって「楽しかったころ」と感じる年代は20歳代のころが多いが，「悲しかったころ」に関しては，一定の年代はない
「感情表出の変化」 　表出能力……感情を表す能力： 　社会的要因や身体的要因が原因で，高齢者は若い人に比べて表出能力が弱く，不明瞭になる．病気が原因で表出能力に障害が起こる場合もある． 　解読能力……感情を読み取る能力： 　若い世代の人に対する解読能力は低下し，若い世代の表情を読み取ることがむずかしくなるが，同世代であればある程度優れている．
「高齢者の感情に影響を与える要因」 　・身体的要因 　　身体機能の低下や病気の出現など． 　・感覚・知覚機能の要因 　　視覚機能や聴覚機能の低下など． 　・環境要因や経済的要因 　　生活環境の変化や喪失体験など．

（加藤伸司編：発達と老化の理解．介護福祉士養成テキストブック10，井上千津子，澤田信子，白澤政和ほか監修，168，ミネルヴァ書房，東京，2010より改変引用）

准高齢期（pre-old）」，75〜89歳を「高齢者・高齢期（old）」，90歳以上を「超高齢者・超高齢期（oldest-old ないし super-old）」と区分することを提言している．ただしこの報告書では，将来も心身の老化現象の遅延が持続するかは不明であるとされている．

　寿命延長と若返りをもたらした要因は，国民の栄養状態の改善や公衆衛生の普及，科学や医療の進歩などさまざまなものが考えられるが，長寿になるということには，さまざまな課題もある．現在高齢者のいる世帯の半数以上が夫婦二人暮らしか一人暮らしであり，健康不安や経済不安などの将来的な不安を抱えながら生活している人たちも多い．定年退職年齢は65歳が一般的となり，その後も継続雇用や高齢者雇用などによって仕事を継続している人たちがいる現状がある．高齢になって仕事が継続できることは喜ばしいことかもしれないが，働かなくては生活が維持できない人たちも多いのが現状であろう．高齢世代は健康長寿で生きている人たちだけではない．また認知症は加齢に伴って出現率は高くなり，高齢期には要介護状態の人たちも増えていくことになるなど，高齢者と呼ばれる年齢が高くなることは，必ずしもよい面だけではない．人間を生涯発達という視点でとらえた場合，高齢期は他の発達段階に比べて最も個人差の大きい時期であるということを理解する必要がある．

文　献

1) Baltes PB, Mayer KU（eds.）: The Berlin Aging Study ; Aging from 70 to 100. Cambridge U.P., Cambridge（1999）.

62

2) Brant LJ, Fozard JL : Age changes in pure-tone hearing thresholds in a longitudinal study of normal human aging. *J Acoust Soc Am*, **88** (2) : 813-820 (1990).

3) Clancy SW, Hoyer WJ : Age and skill in visual search. *Developmental Psychology*, **30** (4) : 545-552 (1994).

4) Craik FIM : Age differences in human memory. *In* Handbook of the Psychology of Aging, ed. by Birren JE, Schaie KW, 384-420, Van Nostrand Reinhold, New York (1977).

5) Costa PT Jr, McCrae RR : Objective personality assessment. *In* The Clinical Psychology of Aging, ed. by Storandt M, Siegler IC, Elias MF, Plenum, New York (1978).

6) Costa PT Jr, McCrae RR : Still stable after all these years ; Personality as a key to some issues in aging. *In* Life-span Development and Behavior, Vol.3, ed. by Baltes PB, Brim OG, Academic Press, New York (1980).

7) Dennis W : Creative productivity between ages of 20 and 80 years. *J Gerontol*, **21** (1) 1-8 (1966).

8) Doty RL, Shaman P, Applebaum SL, et al.: Smell identification ability ; Changes with age. *Science*, **226** (4681) : 1441-1443 (1984).

9) 藤澤浩四郎：嗅覚障害とアルツハイマー型痴呆．老年精神医学雑誌，**9** (7)：790-798 (1998).

10) Gilbert JG, Levee RF : Patterns of declining memory. *J Gerontol*, **26** (1) : 70-75 (1971).

11) Grady CL, McIntosh AR, Horwitz B, et al.: Age-related reductions in human recognition memory due to impaired encoding. *Science*, **269** (5221) : 218-221 (1995).

12) Grady CL : Functional brain imaging and age-related changes in cognition. *Biol Psychol*, **54** (1-3) : 259-281 (2000).

13) Harkins SW, Price DD, Martelli M : Effects of age on pain perception ; Thermonociception. *J Gerontol*, **41** (1) : 58-63 (1986).

14) Helson R, Jones C, Kwan VS : Personality change over 40 years of adulthood ; Hierarchical linear modeling analyses of two longitudinal samples. *J Pers Soc Psychol*, **83** (3) : 752-766 (2002).

15) Henry JD, MacLeod MS, Phillips LH, et al.: A meta-analytic review of prospective memory and aging. *Psychol Aging*, **19** (1) : 27-39 (2004).

16) 加藤伸司（編）：発達と老化の理解．介護福祉士養成テキストブック 10（井上千津子，澤田信子，白澤政和ほか監修），ミネルヴァ書房，東京 (2010).

17) Leon GR, Gillum B, Gillum R, et al.: Personality stability and change over a 30-year period ; Middle age to old age. *J Consult Clin Psychol*, **47** (3) : 517-524 (1979).

18) Lindenberger U, Mayr U, Kliegl R : Speed and intelligence in old age. *Psychol Aging*, **8** (2) : 207-220 (1993).

19) Martin P, Poon LW, Clayton GM, et al.: Personality, life events and coping in the oldest-old. *Int J Aging Hum Dev*, **34** (1) : 19-30 (1992).

20) 増本康平，林　知世，藤田綾子：日常生活における高齢者の展望的記憶に関する研究．老年精神医学雑誌，**18** (2)：187-195 (2007).

21) Monge RH, Hultsch DF : Paired-associate learning as a function of adult age and the length of the anticipation and inspection intervals. *J Gerontol*, **26** (2) : 157-162 (1971).

22) Murphy C : Cognitive and chemosensory influences on age-related changes in the ability to identify blended foods. *J Gerontol*, **40** (1) : 47-52 (1985).

23) 成田健一：感情・性格のエイジング．（谷口幸一，佐藤眞一編）エイジング心理学：老いについての理解と支援，121-139，北大路書房，京都 (2007).

24) 日本老年学会，日本老年医学会：「高齢者に関する定義検討ワーキンググループ」報告書．(2017).

25) Rabbitt PMA : How do the old know what to do next? *In* Aging and Cognitive Processes, ed. by Craik FIM, Trehub S, Plenum, New York (1982).

26) Rendell PG, Thomson DM : Aging and prospective memory ; Differences between naturalistic and laboratory tasks. *J Gerontol B Psychol Sci Soc Sci*, **54** (4) : P256-269 (1999).

27) Roberts BW, Robins RW, Trzesniewski KH, et al.: Personality trait development in adulthood. *In* Handbook of the Life Course, ed. by Mortimer JT, Shanahan MJ, 579-595, Springer Publishing, New York (2003).

28) 佐藤正美：老年期の感覚機能・聴覚. 老年精神医学雑誌, **9** (7)：771-774 (1998).

29) 下仲順子：超高齢者の人格特徴. 老年精神医学雑誌, **13** (8)：912-920 (2002).

30) 下仲順子：高齢者の人格と加齢. （下仲順子編）高齢期の心理と臨床心理学, 78-93, 培風館, 東京 (2007).

31) 高山　緑, 下仲順子, 中里克治ほか：知恵の測定法の日本語版に関する信頼性と妥当性の検討：Bales の人生計画課題と人生回顧課題を用いて. 性格心理学研究, **9** (1)：22-35 (2000).

32) ベンジャミン B. ウォールマン（杉原一昭監訳）：知能心理学ハンドブック 第1編. 329, 田研出版, 東京 (1992).

33) Wolf E : Studies on the shrinkage of the visual field with age. *Highway Research Record*, No.167 : 1-7 (1967).

34) 横向慶子：高齢者の味覚と思考. （佐藤昌康, 小川　尚編）最新 味覚の科学, 58-82, 朝倉書店, 東京 (1997).

3

高齢者診療の基本姿勢

　高齢者の精神科診療（以下，高齢者診療）における診療医の基本姿勢には，一般の精神科診療に共通するものと高齢者の精神科診療に特徴的なものの2つの側面がある．本書で期待されるのは後者であるが，ここでは両者を含めて論じることにする．

　また，高齢者診療といっても認知症高齢者の場合とそうでない場合とでは指摘することが異なる．ここでは両者をあえて区別せずに論じ，とくにどちらかが問題となる場合にはそのつど特記することにする．

1．全般的な基本姿勢

1）患者の人権の遵守

　高齢者精神科医療における倫理に関しては本書で章を改めて論述され（第18章：高齢者精神医学における法と倫理的側面），そこで患者の人権の擁護や医療倫理等についてふれられている．最も基本的な態度は，外来や入院を含め精神科医療に救いを求めてくる人（以下，患者，英語でいえば，a patient）の人権を偏見や差別なく認めたうえで，患者の自由権と社会権との均衡を保つことであるが，高齢者診療における基本姿勢としてもそのことは重視されねばならない．

　患者の基本的自由と権利に関しては，1991年，国連総会で承認された「精神疾患を有する者の保護及びメンタルヘルスケアの改善のための諸原則（国連原則）」[1,6]の原則1に述べられていることに意が尽くされている（表1）．かなり長文の文章であるが，高齢者診療における患者の人権とはなにかを理解するためにも，ここに引用しておく．

2）インフォームド・コンセント

　すべての医療に共通することであるが，高齢者診療においても，インフォームド・コンセント（IC）は診療の原点である．ICなしに高齢者診療は成り立たない．

表 1　基本的自由と権利　（国連原則 1 による）

1. すべての人は，可能な最善のメンタルヘルスケアを受ける権利を有する．そのメンタルヘルスケアは保健および社会ケアシステムの一部をなす．
2. 精神疾患を有する者，または精神疾患を有する者として処遇を受ける者はすべて，人道的に，かつ，生まれながらにしてもつ人間としての尊厳を尊重されつつ処遇される．
3. 精神疾患を有する者，または精神疾患を有する者として処遇を受ける者はすべて，経済的，性的，およびその他の形態の搾取，身体的またはその他の虐待，並びに品位を傷つける処遇から保護される権利を有する．
4. 精神疾患を理由とする差別はあってはならない．「差別」とは，権利の平等な享受を無効または毀損する効果をもつあらゆる区別，排除，または選別を意味する．精神疾患を有する者の権利の保護，または改善の確保を専らその目的とする特別な手段は，差別的とみなされてはならない．この諸原則の規定に従って採用され，精神疾患を有する者やその他の者の人権を守るために必要とされる区別，排除，選別は，差別に含まれない．
5. 精神疾患を有する者はすべて，世界人権宣言，経済的・社会的および文化的諸権利に関する国際規約，市民的および政治的権利に関する国際規約，障害者の権利宣言，並びにあらゆる形態の抑留または拘禁の下にあるすべての者を保護するための原則など，関連する文書に認められているあらゆる市民的，政治的，経済的，社会的および文化的権利を行使する権利を有する．
6. 精神疾患のために法的権利を欠くという決定，および法的能力を欠くために個人的代理人が指名されるという決定はすべて，国内法が規定する独立かつ公平な裁定機関による公正な聴聞を経てなされる．能力の有無が問題とされている者は，弁護人によって代理される権利を有する．（以下，略）
7. 裁判所または権限を有する他の裁定機関が，精神疾患を有する者が自己に関する諸事を管理する能力を欠くと判断する場合には，その者の状態に照らして必要かつ適切な範囲において，その者の利益の保護を保証する手段が講じられる．

（出典：文献 1, 6）

上述した国連原則では，その原則 11 で，IC は以下のように定義される[1]．

「患者の理解しうる方法と言語によって，以下の情報を，十分に，かつ患者に理解できるように伝達したのち，患者の自由意思により，脅迫または不当な誘導なしに得られた同意をいう．①診断上の評価，②提案されている治療の目的，方法，予測される期間および期待される効果，③より侵襲性の少ない方法を含む他に考えられる治療法，④提案されている治療において考えられる苦痛，不快，危険および副作用」

この国連原則による定義は，精神科診療においてしばしば用いられるが，高齢者診療においても例外ではない．

なお，国連原則 11 は「治療への同意」に関する原則として謳われているが，治療への IC のみならず，患者に対するすべての介入においても妥当する IC であるとみなすべきであろう．

しかし，精神科診療においては，IC を確保できない状況に至ることもまれでない．たとえば，幻覚妄想が著しく病識が欠如している場合，中等度〜高度の認知症の場合等である．国連原則 11 では，「個人的代理人がいる場合，法によって権限を与えられた資格のある精神保健従事者が患者自身または他の人に対する即時のまたは切迫した危害を防ぐために必要だと判断した場合，不妊手術の場合，患者の健康上の必要性に適せず，患者の IC がない状況での重大な内科的治療または外科的治療の場合，精神外科手術および他の侵襲的かつ不可逆的治療の場合，臨床治験や実験的な治療の場合を除き，患者が非自発的患者であり，IC を与え

もしくは拒絶する能力を欠き，独立機関が患者の健康上の必要に照らして最善の利益であると判断する場合には，患者のICがなくても治療を実施することができる」と例外規定がなされている．

　おそらく高齢者診療においては，一般の精神科診療におけるよりも，例外規定を適用せざるを得ない患者が多いと推測される．あるいは一般精神科診療とは質を異にした状況がみられることが多いと思われる．しかし，そうだとしても，診療の基本姿勢として，患者からのICを得るという努力を怠ってはならない．高齢者の精神科診療だから患者からICを得ることは不可能である，あるいは困難であると端から決め込んでしまい，ICのことに無関心になるという姿勢こそは避けなければならない．高度の認知症のため言葉や概念の理解能力が欠けていると思われる患者に対しても，何らかの治療行為，あるいは検査行為を行うとき，その行為の内容の説明を行い理解や同意を求める行動を治療者がとらねばならないことである．

3）パターナリズムと自己決定権

　インフォームド・コンセントはまた患者の自己決定権による医療を貫くことでもある．自己決定権とは，患者が自らの意思で，他から与えられる医療行為を選択し，それを受容する権利をいう．あるいは，たとえば，2001年に提出されたWHOの，「The World Health Report 2001: New Understanding, New Hope」[7]で示されたこれからの行動のための10の提言のひとつにある「治療計画への患者自身や家族の参加」に含意されるところの「治療計画を患者とともに作り上げていく」という行動の背景にある思想が自己決定権であると定義してもよい．

　現代において，インフォームド・コンセントと自己決定権なしに高齢者の診療を実施することがあってはならないと筆者は考える．

　しかし，高齢者診療においては，インフォームド・コンセント同様自己決定権においても，例外規定が必要なことが多いかもしれない．自己決定権を重視する場合，患者は自己決定権を行使する能力をもっていることが大前提となるが，中等度〜高度の認知症の場合，その能力すら欠いており，自己決定権を行使できないことがしばしばである．

　自己決定権を行使できない場合，代理人による代諾が必要となるが，しかし，本邦では，自己決定権に関する代諾の権限に関する法的根拠は存在しない．それは財産の管理能力を対象とする成年後見制度における代理人にあっても権限外の事柄とみなされている．

　その場合，法的な根拠はないものの，医療側と患者本人，家族，友人による話し合いを通して，患者の自己決定権に関する合理的判断をする必要がある．おそらく病前の患者の思想や生き方などに鑑み，もし何らかの自己決定権を求められたときには，このような選択をするにちがいないという意味での合理的判断である．

　自己決定権に対比する姿勢として，医療側のパターナリズムがある．医療側は診断や治療にかかわる専門家であるから，診断や治療に関する判断に関しては医療側の意見を取り入れ

なさいという「頭ごなし」の姿勢で，上意下達のように一方的に診断や治療方針を伝達する姿勢をパターナリズムと称する．しかし，医療の内容は専門家の領分であることは自明としても，それをわかりやすく患者や家族に説明し，それをもとにして，医療側の治療計画に賛成するのかどうか，それに参加するのかどうかはあくまでも患者・家族が決定することになる．その決定にまで，医療が干渉することは許されていない．したがって，従来の医療の中心にあった医療側の「頭ごなし」としてのパターナリズムは，現在では，患者の自己決定権を損なうものとして遺棄される．

4）診療医に求められる倫理的要請

　高齢者診療に携わる医師に求められる倫理的要請の核になるのは，上述した患者の人権の尊重とインフォームド・コンセント，および患者の自己決定権の重視であるが，それ以外でも，精神疾患を有することの判定，プライバシーの保持，権利の告知，精神保健施設における権利，入院の原則等，診療医に求められる倫理的要請は数多くある．その詳細は省き，ここでは，精神疾患を有することの判定に関する国連原則を示すにとどめる（表2）[1]．

　筆者の私見としては，高齢者診療に携わる人たちが依拠すべき倫理規範としては，これまでにも再三ふれてきた国連原則（1991）と精神科医療における倫理綱領（世界精神医学会で，専門家内部で自らの遵守項目として作られた綱領）の基本とされるハワイ宣言（1977）（表3）[2]の2つが重要である．

　少なくともこの2つの倫理的要請は，高齢者診療の基本姿勢として知っておくべきであろう．国連原則およびハワイ宣言は一般精神科医療では基本的常識に属するが，高齢者診療に携わる医師は，精神科医のみならず，老年科医，内科医，脳神経内科医など他の診療科の医師が多く，あえてここで取り上げた．

5）多職種によるチーム医療であること

　一般の精神科診療と同じく，高齢者診療においても，その基本的なスキームとして，多職種によるチーム医療に基づくという基本姿勢が必要である．医師や看護師のみで医療が完結するという思想は今やアナクロニズムとなり，医師，看護師に加えて，心理士，作業療法士，ケースワーカー，薬剤師，栄養士等はいうまでもなく，医療チーム以外の福祉や保健関連機関，行政との共同作業なしには，高齢者医療は進まないと考えるべきである．とくに，認知症患者の治療やケアにおいて，居住している環境・家・地域の協力，生活補助等が必須であることを考えれば，あるいは介護・ケアの状況に鑑みれば，多職種によるチーム医療が基本であるという理念が理解されるだろう．

　多職種によるチーム医療のあり方は，精神疾患の種類，患者のおかれた状況等によって，多様多彩の様相を呈すると思われ，それはまったく個別的な事柄に属するが，少なくとも医師と看護師のみによる高齢者診療はまったくあり得ないという認識を医療者はもつべきである．

表2　精神疾患を有することの判定（国連原則4）

1. 精神疾患を有するという判定は，国際的に認められた医学的基準による．
2. 精神疾患を有するという判定は，政治的，経済的もしくは社会的地位，文化的，人種的もしくは宗教的集団に所属することまたは直接精神状態に関係しない他の何らかの事由に基づいてなされてはならない．
3. 家族もしくは職業上の葛藤または所属する地域社会において支配的な道徳的，社会的，文化的，政治的価値観もしくは宗教的信条との不一致は，精神疾患を診断する際の決定要因とされてはならない．
4. 患者として過去に治療を受け，または入院したことは，そのこと自体で，その者が現在または将来，精神疾患を有するといういかなる判断も正当化するものではない．
5. 何人も，またはいかなる公的機関も，精神疾患または精神疾患の結果生じた事柄に直接関連する目的以外で，人を精神疾患を有する者として類別し，あるいはその者が精神疾患を有することを指摘するものではない．

（柄澤昭秀：老年精神医学・医療と倫理．中根允文，松下正明編，臨床精神医学講座・S12；精神医学・医療における倫理とインフォームド・コンセント，187-204，中山書店，東京，2000）

表3　ハワイ宣言（綱領）（1977）における各項目の趣旨

1. 科学的・倫理的原則に従った患者の最大利益への奉仕
2. 患者に対する最善の治療の提供
3. 相互の信頼，協力，責任性に基づいた患者・医師関係
4. 患者に対する十分な説明義務
5. 患者の意思に反した治療の否定
6. 強制治療や拘束を行う場合，独立した中立の機関が必要
7. 精神医学の悪用の厳禁
8. 患者に関することの守秘義務
9. 精神医学の啓発運動や臨床研究への同意に基づく参加
10. 治療・教育・研究への協力拒否の自由

（松下正明：精神医学の悪用．中根允文，松下正明編，臨床精神医学講座・S12；精神医学・医療における倫理とインフォームド・コンセント，39-52，中山書店，東京，2000）

6）Bio-psycho-social model（身体心理社会モデル）への回帰

　21世紀の精神医学では医学モデル（medical model）が隆盛である．精神疾患は脳の病気で，一般科疾患と同様に，身体的病因と病態，場合によっては遺伝が関与し，それに基づく症状と検査所見があり，薬物療法が治療の中心で，同一の疾患であれば同一の経過をたどる，というのが医学モデルの基本的な考え方で，現在，精神疾患の多くがこの医学モデルによって理解されるようになっている．

　しかし，これまでは，とくに1980年のDSM-Ⅲ診断基準が提唱されるまでは，精神疾患は，身体心理社会モデル（bio-psycho-social model）によって説明されるのが一般であった．そのモデルは，おそらく20世紀前半のアメリカ精神医学の指導者であったアドルフ・マイヤー（Adolf Meyer）の精神生物学（psychobiology）にまでさかのぼることができるであろう．このモデルでの基本的な考え方は，精神疾患は，脳の病変要因だけでなく，患者の素質や素因，身体的要因，心理的要因，患者のおかれた家族や地域などの社会的要因などが複雑

に絡み合って，それらの総合的な結果として患者が発症するに至るという思想である．

　マイヤーは，精神疾患を種々の疾患単位の集合とみなすのでなく，個体の環境への反応の違いによって，種々のタイプの精神症状が出現するという意味で，「反応型」という概念を提唱した．「統合失調症型反応」とか「うつ病型反応」という理解である．この根底には，精神疾患は身体心理社会モデルとしてとらえるという思想がある（なお，マイヤーは，soma という用語を用いず，その代わりに bio という言葉を使った．つまり，bio は身体という意味でもあり，bio-psycho-social を身体心理社会と訳すことにした）．

　高齢者の精神疾患においては，他の疾患に比して，より身体心理社会モデルが適用されるべきことを筆者は以前老年期の幻覚妄想を対象として強調したことがあるが[3]，この理念は老年期の幻覚妄想のみならず，すべての高齢者にみる精神疾患に当てはまることであると考えている．

7）治療的ニヒリズムの放棄

　アルツハイマー型認知症の治療では，本稿執筆時点で日本を含め世界では，アセチルコリン分解酵素阻害薬と NMDA 受容体拮抗薬の 2 種類が認められている．アセチルコリン分解酵素阻害薬では，ドネペジル塩酸塩，ガランタミン，リバスチグミン，NMDA 受容体拮抗薬ではメマンチンの合計 4 つの薬剤が承認され，処方・投薬されている．しかし，これらの薬剤をもってしても，アルツハイマー型認知症にみる認知症症状を長期的に改善させることは不可能で，効果としては，認知症の進行を一時的に抑えるにすぎないとされている．

　現今のアルツハイマー型認知症の病態の解明に応じて，将来的には，アミロイド蛋白の生成や分解，凝集や除去に絡んだ治療法，あるいは神経細胞内のリン酸化タウ蛋白に関連した治療法が開発され，2023 年の現在において近い将来実用化されることが期待されているが，現状では，アルツハイマー型認知症の完全な改善効果をもつ薬剤は存在しないとされる．この状況から，往々にして，アルツハイマー型認知症は治療し得ないという一種の治療的ニヒリズムが生まれてくる．

　しかし，ある疾患を改善させる薬物療法が存在しないからといって治療をあきらめて疾患の経過のままに見過ごすのか，それでもなお非薬物療法を含めてあらゆる可能性を信じて治療に取り組むのかによって，患者の症状や経過が大きく異なってくることはしばしば指摘されることである．医療側に治療的ニヒリズムが支配的となったときに，医療は崩壊していくというのが筆者の持論であるが，とりわけ高齢者診療において，患者のもつ何らかの回復可能性を信じ，治療的ニヒリズムを放棄し，治療に当たるべきであろう．

2．実際の診療の場における基本姿勢

　以下，具体的な場面における状況での基本姿勢について述べる．

1）初めての受診（初診）時における診察がきわめて重要であること

　精神科診療において，患者との最初の出会いは，その後の診療にとってきわめて大事である．たとえば，自分は認知症ではないという不安や否認の気持ちでしぶしぶ受診してきた人に対して，医師やスタッフが真摯に対応しているのかどうか．そのことが，その後の患者と医師の人間関係を規定するといっても過言ではない．認知症に限らず，高齢期の精神疾患のすべての診療においてそうである．

　いや，病気を恐れての不安だけではない．患者にとって初めて出会う医師が，人間的に信用・信頼できる人物であるのかどうか，自分の悩みを正しく理解してもらえるのかどうかという心配が，認知症に対する不安よりも大きいのかもしれない．

　筆者は，以上のようなことを常に念頭におきながら，初診時の診察に応じているが，ここで，筆者がどのような診察をしているのかを述べておく．

　まず，相手の名前を確かめてから，必ず自己紹介をする．診察前にあらかじめ，同伴してきた家族や知人から受診の理由について聴取しており，それによって，自ら進んで受診してきたのか，あるいは，健康診断のためとか家族の診察への同伴などと「だまし受診」されたのかはあらかじめ説明を受けているが，診察の場面では，筆者はそのことにはふれず，「まわりの人があなたのもの忘れを気にして，心配されている．本当に認知症なのか，そうでないのかを確かめるために，今日専門家に診てもらうためにいらっしゃったようですが，それでまちがいありませんね」と確認する問いかけをする．受診を拒否していやいやながら来院してきた人も含めて多くの人は，その問いかけを肯定するものである．

　そして，「これから，昔のことや現在のことをお聞きするが，その目的は，1つは今日初めてお会いするあなたがどのような人かを知りたいため，2つは昔のことや現在のことを正しく覚えておられるかどうかを確認したいため」と説明する．また，「これからは，あなたと私の2人の間の話で，そばにいる家族の方に，答えの援助を求めても，それには応じないようにしてもらいます」と言って，診察を始める．私の診察は1時間〜1時間半ほどかかるが，30分以上は，本人に自らの生活史を語ってもらうことに費やす．

　詳しいことは省くが，このような診察を通して，記憶障害，認知機能低下の程度を筆者が判断するとともに，患者自身も，自分がいかに記憶障害や見当識障害，判断能力が低下しているかを自覚するようになる．

　診察後，心理検査所見を丁寧に説明し，また，頭部画像（CT，MRI）については，画像を示しながら，脳の部位や病変を説明する．その説明には，20分ほど時間をとられることが多い．

　以上のような診察時所見，心理検査，画像検査，さらに神経学的検査の結果を総合して，初診時診断をし，今後の方針として，その診断に必要な治療法を述べ，治療を行うことに同意するかどうかを問うことになる．認知症の場合，もし家族が治療や介護・ケアを拒否することがあれば，それを受け入れる．もっとも，今後，なにか問題が生じるときがあれば，い

つでも受診するように指示する.

　また，患者が90歳以上の超高齢者の場合，抗認知症薬の治療を行わない場合があり，そのときには，本人や家族にその理由を詳しく説明することになる[5].

2）「患者の声や心を聴く」ことの大事さ

　精神科診療における診察の基本は患者の言葉に耳を傾けること，患者の心を聴くことにある．聴くのは，もちろん発せられた患者の声がほとんどであるが，単に物理的な声だけでなく，言葉に出せない心のなかの声も含まれる．患者がなにを訴えようとしているのか，なにを伝えようとしているのか，それを発せられた言葉のみならず，表情，姿態，態度，身体などを通して，聴く必要がある.

　「患者の声や心を聴く」という姿勢は，医師の医療への姿勢の反映でもある．医療に対して誠実に対応する医師をみていると，ほとんどの人が「聴く」姿勢をもっている.

　高齢者診療においても，まったく同じである．いや，高齢者診療においてはなおさらそうであると強調しておきたい.

　このような「患者の声や心を聴く」という構えは，インフォームド・コンセントを得るための基本であり，パターナリズムの対極にあるものとみなすことができる.

　医師が高齢者を診察している場面に遭遇することがあるが，時折，患者の一言，二言を聞くだけで，医師が自分の考えを一方的にしゃべりまくるという光景に出くわすことがある．患者の言葉や心に耳を傾ける，耳を澄ますことができないのである．そのような医師に限って，医師こそは万能であるというパターナリズムを示す．パターナリズムの典型では，「患者の声や心を聴く」という姿勢がみられない.

3）診察時の言葉遣い，「人生経験豊かな患者」

　「患者の心を聴く」ことのできない医師は，往々にして，診察時の言葉遣いもひどい．診察時のみならず普段でも問題の多い性格かもしれないが，一方的に自説を述べ立て，患者に同意を押し付けるタイプの人に言葉遣いに問題があることが多い.

　ここでいう言葉遣いとは，高齢者診療においては患者の多くは診察医よりも年輩で，たとえ，幻覚妄想といった精神病様状態，あるいは認知症を呈していたとしても，人生経験からいえばはるかに豊かであるのに，そのような患者のこれまでの長い人生にまったく敬意を表さないような言葉を発したり，態度を示したりすることを指している.

　認知症患者の診察で必ずといってよいほど行われる簡易型の認知機能検査（改訂長谷川式簡易知能評価スケール〈HDS-R〉やMMSEなど），あるいはそれに類似した検査で，普段なら小学生や幼稚園生にでも尋ねるようなことを質問することがある．「3＋4は？」という問いを例にしても，それをいきなり質問するのではなく，通常は，なにげなく普通の会話のなかに含めて問うたり，あるいは「こんな子どもに聞くようなことを質問して申し訳ありませんが」といった釈明をしてから「3＋4は？」と質問することが多いが，そのようなこと

のできない医師は，上記のような意味での言葉遣いの訓練ができていないということになる．

　単に，知能テストのような項目だけでなく，現病歴を聴取する際でも，一般社会では非常識とされるような問いをせざるを得ない場合，その理由を明らかにして，質問するのが望ましい．これは前項同様に，インフォームド・コンセント，パターナリズムとかかわる事柄だからである．

　当初の診察のみならず，その後の経過のなかで，治療方針，生活指導等を患者や家族に説明する際にも，言葉遣いが非常に大事である．「若い医師に説教されたよ」と苦々しく漏らす患者や家族の声を聞くことがあるが，医師が一方的になにかを指示する，あるいは教訓を垂れるという姿勢は「人生経験豊かな患者」であるという患者への敬意の欠如に由来するのであろう．

4）診察時の目線

　外来での高齢者診察では，医師も患者も同じ椅子に座っているので，それぞれの目線は同じレベルになるので問題はないが，入院時における高齢者診療の場合，患者が寝ていることが多い．その場合のベッドサイドでの診察であるが，医師は，ベッドに伏せている患者を見下ろすのではなく，ベッドの脇に中腰になって，あるいはほぼ座り込むような姿勢で，あるいは座るための簡易な椅子を持ち込んだりして，患者と同じ高さの目線になって診察をしたり，雑談をするということが必要である．

　医師と患者が対等に話し合えるというのは，単に精神的，心理的なものだけでなく，診察場面のあり方にもかかわっている．それは，「患者の声や心を聴く」こと，「言葉遣い」にも通じることで，そうであれば，診察時の対応する位置や姿勢といったささいなこともまた診察の基本に属するといえるだろう．

　医師の身体的姿勢といえば，目線に関してはそうであっても，たとえば，傲然と足を組んで診察をしたり，患者と相対せずに，カルテ（とくに電子カルテの場合）の記述にばかり集中するような医師の態度は高齢者である相手に不安や不信感をもたらす．そのような態度によって，医師・患者間の信頼関係が一挙に崩れることはしばしば経験される．

　なお，高齢者診療の基本姿勢とは直接の関連はないものの，病院やクリニックでの備品や設備が高齢者診察にも影響することについて付言しておきたい．たとえば，外来診察室での医師の座る椅子と患者のそれとの品質が極端に異なる場をみることがある．患者や家族の座る椅子が医師のそれよりもはるかに上等であるというのなら問題はないが，それとは逆に医師の椅子との差が著しいのは好ましいことではない．椅子は単なるささいな例にすぎないが，そのような病院やクリニックでの設備や備品が高齢者にふさわしいものであるのかどうかは，医師の高齢者診療の基本姿勢に影響することを指摘しておきたい．

5）神経学的検査，神経心理学的検査

　最近の精神科医は，医学教育のせいか，あるいは専門科が多様に分かれているためなのか，

74

神経学的検査は脳神経内科医に任せるということなのか，自ら神経学的検査を行わないことが多いという[4]．

精神医学と神経学の分離という現象は学問的に必然とはいえ，臨床場面での両者の分離は嘆かわしいと筆者は考えているが，高齢者診療に携わる精神科医は，少なくとも，ハンマーや筆や針を持って神経学的検査を行うという習慣は身につける必要がある．とくに，高齢者診療においては，純粋に精神病状態のようにみえても，脳の加齢による変化という視点は常に抱き，神経学的症状や徴候を見逃すことのないように，初診時には必ず神経学的検査を実施する必要がある．

また，認知症患者の診察では，神経学的検査のほかに，故 田邉敬貴教授も強調しているように[4]，失語，失行，失認の存在を検出するために，言語や行為，認識に関する検査を行うことが必須である．詳細な検査については専門家の関与が必要であるとしても，MMSEでみるよりももっと詳しい失語，失行，失認の検査をルーチンに行うことが望まれる．そのためにどのような検査を行うのか，医師それぞれが自らのフォーマットをつくっておくと便利である．

6）身体機能への関心

高齢者の精神疾患における身体心理社会モデルについては上述したが，筆者が強調するその立場からいっても，高齢者の精神疾患患者を診療する場合，脳の機能や心理的な要因のみならず，身体的状況について必ずチェックをしなければならない．身体機能の低下，あるいは身体疾患によって精神症状を呈することがあるとともに，純粋に脳の器質的病気，あるいは心理的な病気であっても，それによって身体的状況が著しく影響を受けることはよく知られている．

とくに，認知症の場合，血管性認知症では全身の血管障害が存在することは当然だとして，アルツハイマー型認知症においても，高血圧，糖尿病，心臓疾患，甲状腺機能低下などを伴うことが多く，その身体的合併症がもともとの精神疾患の症状や経過を修飾する一方，治療やケアにも影響を及ぼしてくる．

認知症に限らず，高齢者の精神疾患患者には身体疾患が合併しやすいことは常に留意しておかねばならない．高齢者の外来診療の経験からいっても，受診する高齢者の人はほとんどすべて，何らかの身体疾患を抱え，内科や整形外科，泌尿器科，眼科などを受診し，種々の薬物を投与されているものである．

したがって，高齢者診療にあたって，とくに初診時，身体的理学検査，血液や生化学的臨床検体検査などは必ず実施する必要があり，場合によっては，そこで初めて身体疾患の存在が疑われた場合，かかりつけ医や専門家に診療を依頼するというシステムをつくっておく必要があるだろう．

7）画像検査の重要性

　精神科医は患者との面接による診察を重視し，関連した検査を怠ることが多い．身体的状況への関心から身体機能に関する検査を行う必要があることは前述したとおりであるが，精神機能に関しても，知能検査，記憶機能検査，神経心理学的検査などの心理学的検査に加えて，脳画像検査，さらに，脳器質性疾患を疑う場合，髄液検査，脳波検査なども積極的に行う姿勢が要請される．

　とりわけ重要なのは脳画像検査である．認知症，あるいは認知症を疑うような患者ではCT，MRIの脳構造画像，またSPECTの脳機能画像の検査は必須である．場合によってはPET検査も必要となる．脳構造画像でいえば，とくにMRIの脳画像検査が中心となる．認知症関連のみでなく，それ以外の機能性精神疾患の場合でも脳画像検査を行う必要がある．高齢者診療でうつ病や幻覚妄想など機能性精神疾患と診断される症例で，高齢化に伴って脳や身体に異常をみることは少なくなく，場合によっては，それらの器質的変化が臨床的なうつ病や幻覚妄想の背景にある可能性があるからである．

　ただ，これらの検査がすべての病院や診療所，施設で実施できるわけではない．しかし，またこれらの検査設備をもった病院や専門センターが最近ではまれではなくなった．近隣にあるそのような専門施設との連携で，画像検査を依頼することになる．

8）病名の告知，治療の可否

　高齢者診療では，対象である高齢の患者のインフォームド・コンセントをとるために診断名，経過，予後，治療法などを説明し，今後の治療や介護・ケアについての理解と同意を求める必要があるが，なかでも病名告知は重要である．認知症など治療法が限られ，予後や転帰が悪い場合にはとくに病名告知は大きな意味をもつ．

　基本的には，数回の診察を経て，種々の検査を行い，ある程度の患者・家族と医師との信頼関係ができて，診断について医師がほぼ確信をもつようになり，しかも，その後のフォローアップ体制が確立してから，患者本人と家族に病名の告知をするのが通常である．それもあくまでも臨床診断であって，確定診断ではないことも付け加える必要がある．

　とくに認知症の場合，現在ではその進行を完全に抑えることは不可能であり，長期的にみれば予後不良ということになるので，病名告知は場合によっては一種の死刑宣告にも匹敵するようなことになることを医師側は認識しておかねばならないだろう．

　しかし，たとえば，アルツハイマー型認知症の場合，医学的にいえば認知症を完全に改善させる治療法が存在しないといっても，その医学的常識をそのままのかたちで患者や家族に伝えることは必ずしも勧められることではない．筆者は，「これまでの経過，現在の精神症状，画像などの諸検査などからすればアルツハイマー型認知症の可能性が高く，この疾患に関してはごく限られた治療法しかないが，しかし，近い将来，認知症に効果のある薬物が開発される可能性はないわけでなく，また現状では，しばしばアルツハイマー型認知症は一時的に進行が止まることもあり，ごくまれには軽快することもあるので，治療については絶対

にあきらめてはならない」，ということを常に説明に加えることにしている．前述したように，治療的ニヒリズムという医療の姿勢には筆者は批判的であるからである．

　しばしば経験することだが，ある医師に診察してもらったところ，アルツハイマー型認知症といわれ，この病気には現在のところ治療法がないので，ただケアを中心として経過をみていくほかはないと言われ，患者も家族も絶望しているという相談を受けることがある．確かに，医学的にいえば，その医師の言うとおりであるかもしれないが，患者や家族に治療への期待や希望をもたせるためには，治療的なニヒリズムに陥らないような，説明の仕方，告知の仕方があるのではないかと思われる．非医学的であってもより医療的であるという事柄はとくに高齢者診療においてしばしばみられることである．

3．おわりに

　「高齢者診療の基本姿勢」について，筆者の経験から2，3のことを述べた．しかも，ごく常識的な，高齢者診療に携わる医師ならだれでも抱いていることを述べたにすぎない．しかし，実際の場では，高齢者診療で拒否されたとき，あるいはなにか異常行為が発生したとき，あるいは認知症が高度でコンタクトがとれないときなどさまざまな場面での対処の仕方はどうかという具体的な問題が生じるが，それについてはほとんどふれることをしなかった．主として，「基本姿勢」にかかわることについて簡単にふれるに終わった．

　ただ，本質的に重要であること，つまり高齢者診療の基本姿勢のさらに奥深い根幹にあるのは，診療において，一人の人間としての患者のそれまでの人生を医師，あるいは広く医療側がどのように理解しているのか，あるいは理解しようとしているのかが問われており，医師や医療がそれにどう応えようとしているのか，いうなれば，診療とはその対応の一つのプロセスであるという認識に尽きるのではないかと思っている．そうであれば，高齢者診療の基本にあるのは医師としての存在のあり方であるということにもなる．

文　献

1) 柄澤昭秀：老年精神医学・医療と倫理．（中根允文，松下正明編）臨床精神医学講座・S12；精神医学・医療における倫理とインフォームド・コンセント，187-204，中山書店，東京（2000）．
2) 松下正明：精神医学の悪用．（中根允文，松下正明編）臨床精神医学講座・S12；精神医学・医療における倫理とインフォームド・コンセント，39-52，中山書店，東京（2000）．
3) 松下正明：老年期の幻覚妄想をめぐって．（松下正明総編集）新世紀の精神科医療・第3巻；老年期の幻覚妄想―老年期精神科疾患の治療論，59-75，中山書店，東京（2005）．
4) 松下正明，田邉敬貴：ピック病；ふたりのアウグスト．医学書院，東京（2008）．
5) 松下正明：超高齢期の認知症の人との出会い．老年精神医学雑誌，**30** (2)：231-237 (2019)．
6) 斎藤正彦：精神疾患を有する者の保護及びメンタルヘルスケアの改善のための諸原則．日精協誌，**11**：611-620 (1992)．
7) WHO : The World Health Report 2001: New Understanding, New Hope. WHO, Geneva (2001).

4

高齢者でよくみられる認知機能障害

1．認知機能障害を評価する意義

　高齢者における認知機能障害は，大半が認知症疾患によるものであることから，本章では認知症でみられる認知機能障害を中心に述べていく．認知機能を評価する意義は以下の2つに大別される．第1に認知症では，認知機能の障害によりさまざまな日常生活活動（activities of daily living；ADL）能力が低下して，生活が自立できなくなる．認知機能を評価することにより，どのようなADLが障害されているのかを推測することが可能となり，適切なサポートやリハビリテーションにつなげることができる．第2に，認知症では背景疾患によって障害されやすい認知機能が異なるため，認知機能の障害パターンを知ることによって認知症の鑑別診断が可能となる．National Institute on Aging-Alzheimer's Association（NIA-AA）による認知症の診断基準では，記憶，遂行機能，視空間認知，言語のうち2領域以上において障害を認めることが認知症の診断に必要であるとされている[4]．したがって本稿では，これらの4つの認知機能領域に，せん妄等の意識障害との鑑別に重要となる見当識と注意を加えた6つの認知領域について概説する．

2．記憶障害

　記憶障害は認知症の中核となる認知機能障害であり，実際に認知症患者の主訴の大半は"もの忘れ"である．しかし主訴"もの忘れ"は必ずしも記憶障害を意味するものではない．患者や家族は，失語による喚語困難を，「物の名前を忘れた」と表現したり，遂行機能障害のため調理の手際が悪くなったことを，「料理の仕方を忘れた」と訴えたりする．したがって，"もの忘れ＝記憶障害"と即断することなく，その詳細を確認することが重要である．記憶障害を正しく診断するためには，記憶という機能を理解しておく必要がある．

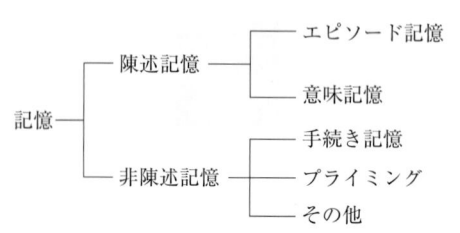

（Squire LR, Zola-Morgan S : Memory ; Brain systems and behavior. *Trends Neurosci*, 11（4）: 170-175, 1988）

図1　内容による記憶の分類

1）記憶の分類

A）内容による分類

記憶は，その内容を意識上に想起できるかどうかで分類される．言葉で表現したり，視覚的なイメージとして意識上に想起できる記憶を陳述記憶，意識上に想起できない学習された技能や表象の記憶を非陳述記憶と呼ぶ（図1）[6]．陳述記憶はさらに，エピソード記憶と意味記憶に分けて考えられることが多い．

（1）エピソード記憶：個人が体験した具体的な出来事の記憶であり，その出来事に遭遇したときの状況，すなわち「いつ」「どこで」といった時間・空間的文脈とともに記憶され，しばしば「楽しかった」「悲しかった」などの感情を伴う．エピソード記憶には，海馬を中心とした内側側頭葉領域が主としてかかわることが想定されている．エピソード記憶が障害されると，経験した出来事が，「いつ」「どこで」起きたのかが思い出せなくなり，重度になれば出来事の存在自体を忘れてしまう．臨床的に記憶障害といえばエピソード記憶の障害を意味し，認知症において最初に障害される記憶はエピソード記憶である．

（2）意味記憶：知識に相当し，思考の素材となる辞書のようなものである．意味記憶には，側頭葉や頭頂葉，前頭葉などの大脳連合野の働きがかかわっている．

（3）手続き記憶：自転車の乗り方や楽器の演奏など，意識には上らないが反復により習得する技能を指し，非陳述記憶に含まれる．

B）時間による分類

（1）即時記憶（immediate memory）：数十秒以内の記憶で，いったん脳裡から消えてしまうと思い出すことが困難な記憶である．たとえば暗算をする際，暗算の途中の数字は暗算を終えたときには脳裡から消えてしまう．即時記憶とは，このような認知作業を行うために必要な，瞬間的な情報の把持機能である．通常の健忘症では即時記憶は保たれていることが多く，即時記憶が障害されている場合は，意識レベルに問題がある状態，すなわち注意力や集中力の障害が疑われる．即時記憶を簡易に評価する方法として，数唱課題（詳細は，「6.注意障害」（⇒ p.83）の項に記述）がある[5]．

（2）近時記憶（recent memory）：即時記憶よりも情報を把持する時間が長く（1分程度か

表1　記憶障害の診察方法

1. 最初に「もの忘れは気になりますか. もの忘れで困りますか？」などと尋ね, 記憶障害に対する自覚の有無を確認する.
2. 検者の名札を見せ, 名前を覚えてもらったあとに名札を引き出し等に隠す［必ずしも名前と名札である必要はなく, 手近にある3つの物品（鉛筆, ハサミ, 時計など）でもよい］. 隠した直後に名前を正しく記銘できているかを確認し, あとでもう一度思い出してもらう旨を伝えておく. 隠した直後に想起できない場合は, 近時記憶よりもむしろ即時記憶（注意）の障害や, 言語の障害を疑う.
3. いったん患者の意識を名前から引き離し, かつ, 記憶障害に随伴する症状の有無を確認するため, 以下の質問をはさむ.
   ・日付けや今いる場所を問い, 見当識を確認する
   ・数唱課題を行い, 即時記憶を調べる
   ・「昨日の夕食は何でしたか」「どのようにして病院まで来られましたか」など最近のエピソードを尋ねて近時記憶を評価するとともに, 「仕事はなにをしていましたか」「どこの学校を卒業しましたか」などの質問により遠隔記憶を評価する
4. 項目2の記銘から5〜10分後に, 検者の名前と名札の隠し場所を想起させる.
5. 近時記憶障害が重篤な場合, 名前を聞いたことや名札を隠されたことすら想起できない. 名前を聞いたことは覚えているが自発的に思い出せない場合は, 「○で始まる名前ですよ」とヒントを与えて想起を促す. 自発的に思い出せなくてもヒントで想起できれば記憶障害の程度は比較的軽い. 記憶障害が比較的軽度の場合, 名前と名札のどちらか一方だけ想起できることが多い. すなわち, "名前"と"名札"という2つのことを覚えてもらうことが記憶に負荷をかけることになり, 軽度の記憶障害を検出しやすくなる.

らおよそ2〜3週間以内）, 入力された情報はいったん脳裡から消え去っても再度取り出し可能である. 新しい情報の獲得, すなわち学習能力に相当する. 一般的に記憶障害といえばこの近時記憶の障害を指し, 認知症診療において最も注目すべき記憶である.

　（3）遠隔記憶（remote memory）：2〜3週間より長い, いわゆる「思い出」と称される過去の出来事に関する記憶である. 「台風で学会に参加できなかった」のような, 自ら体験した出来事に関する記憶である自伝的記憶と, 阪神・淡路大震災といった社会的出来事の記憶（社会的記憶）に分類される. 遠隔記憶と近時記憶との間に明確な時間的境界があるわけではない. しかし, 夕食になにを食べたかを思い出そうとしても2〜3週間前までが限界であるが, 初めてのデートで食べた食事は, 数年前の出来事であっても思い出すことができる. 前者が近時記憶であり, 後者が遠隔記憶（思い出）に相当する.

　☞心理学領域では短期記憶と長期記憶という用語が用いられるが, 短期記憶は即時記憶に, 長期記憶は近時記憶・遠隔記憶にほぼ相応し, "短期記憶≠近時記憶"であることに注意が必要である.

2）記憶障害の診察

　表1に, 記憶障害の診察方法を紹介する. 診察場面で記憶障害が疑われれば, 次に詳細な記憶検査を実施する.

3）認知症でみられる記憶障害

　海馬などの内側側頭葉領域に主病変を有するアルツハイマー病（Alzheimer's disease；

AD）患者では，病初期から著明な近時記憶障害が認められるが，AD 以外の認知症では記憶障害の程度は軽いことが多い．とくに再認課題において差が現れやすく，AD 以外の認知症では，自発的に想起できない事柄でも簡単なヒントで想起できたり，答えを聞くと「そうだった」と自分の記憶との照合が可能である．遠隔記憶については AD 患者でも初期には比較的保たれるが，進行とともに過去の記憶が曖昧になってくる．意味記憶障害が選択的に障害される疾患として側頭葉の限局性萎縮を特徴とする意味性認知症（semantic dementia；SD）が知られている．SD では意味記憶障害のため初期から物の名前や人の顔などがわからなくなるが，その一方でエピソード記憶は良好に保たれる．

3．見当識障害

現在の自分がおかれた状況での時間や場所，あるいは周辺の人物などを正確に把握する能力を見当識といい，その能力が失われることを見当識障害という．日付けや今いる病院の名前がわからない程度の軽い見当識の障害は記憶障害によるものと考えられるが，昼夜をまちがえたり，入院中の病院を自宅とまちがえるような場合は単に記憶障害のみでは説明できず，状況の認知や判断の障害が加わっていると考える必要がある．見当識は認知症だけではなく，せん妄のような意識障害でも障害されるため，認知機能低下や意識障害が疑われる場合には必ず評価すべき機能である．

4．言語障害

言語はコミュニケーション能力にもかかわる重要な機能であるにもかかわらず，精神科医にとって失語などの言語障害はなじみが少ない症候であることから，臨床場面において見逃されやすい．失語分類の主流は現在もウェルニッケ–リヒトハイム（Wernicke-Lichtheim）の図式（図 2）に基づく古典分類である．この図式によれば，まず聴覚的に入力された情報は感覚言語中枢で音韻処理などを受けて言語として理解される．その後処理された音韻は概念中枢に到達し，その言葉の意味が想起される．一方，言語を表出する際には，まず概念中枢の思考過程のなかでなにを話すかが決められると，運動言語中枢に信号が送られ，そこで言葉が形成され，そこから発声器に信号が送られて言葉が発声されることになる．また，復唱（言葉の模倣）のように聞いた言葉をただ機械的に口から発語する場合は，感覚言語中枢から運動言語中枢へ直接信号が送られるため，概念中枢は介さない．図 2 に示したように，モデルのどの段階で障害されるかで失語の型が異なってくる．実際にはこの図式に当てはまらない失語も多くあるが，この分類は臨床症状と病変部位との関連を理論的に説明できるという長所がある．とくに失語臨床の多くを占める脳血管障害の場合，失語型は比較的均一な病像を呈することが多いため，古典分類はいまだに有効である．一方，AD などの変性疾患による失語の場合は，古典分類に当てはまらない失語型が多い．

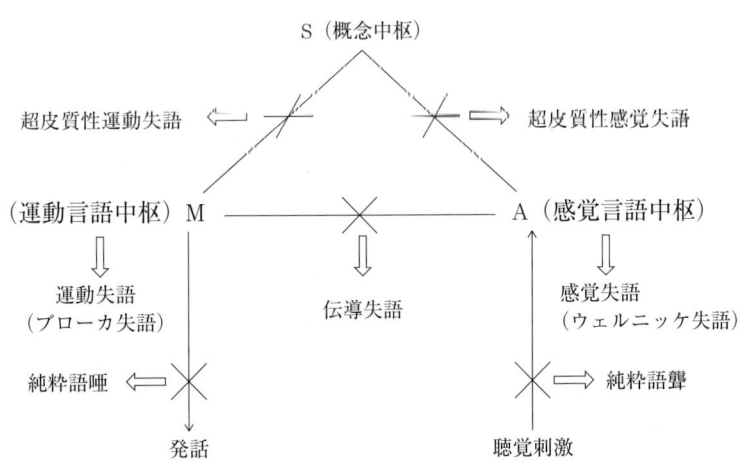

図2　ウェルニッケ−リヒトハイムの失語図式

表2　言語障害の診察方法

【自発話】できる限り自然な状況で会話して発話をみる．患者の氏名，住所などを言えるか，調子の悪いところはないかなどを質問し，流暢性，構音，文法構造，錯語の有無，発話内容などを検討する．

【呼称】時計や鍵などの日常物品を見せ「これは何ですか」のように質問する．反応が得られないときは，時計ならば「と」のような語頭音のヒントを与える．日常物品の呼称が可能ならば，聴診器などのなじみの少ない物品を呼称させる．

【単語の理解】日常物品を患者の目の前に数個並べて，「私が言う品物を指さしてください」と言って指示させる．

【会話の理解】最も簡単な「目を閉じてください」という命令で始める．この命令はかなり重度の失語症でも理解可能である．正しく反応できればさらにむずかしい命令「口に触ってから耳を触る」などを行う．

【復唱】「私の真似をして言ってください」と「か」「ち」などの単音節から始め，単語「いぬ」「つくつくぼうし」，文章「空が青い」「友達に手紙を書いた」と徐々に音節数を長くする．

【読字】単語や文章の音読や，「目を閉じなさい」のような書字命令に従ってもらう．

【書字】名前，単語，文章の書き取りを行う．

　言語障害は，優位半球（右利きの場合99％は左半球が優位半球となる）の側頭葉，頭頂葉，前頭葉の障害によって引き起こされ，原則として脳の後方病変（側頭葉，頭頂葉障害）で感覚失語が，前方病変（前頭葉障害）で運動失語が生じる．したがって，言語障害を認める患者を診察した際には，必ず利き手を確認する．

　表2に，ベッドサイドで実施可能な失語症の評価法を紹介する．表に示した，自発話，呼称，単語と会話の理解，復唱，読字，書字を評価すれば，ほとんどの失語症の病型，重症度の把握は可能である．

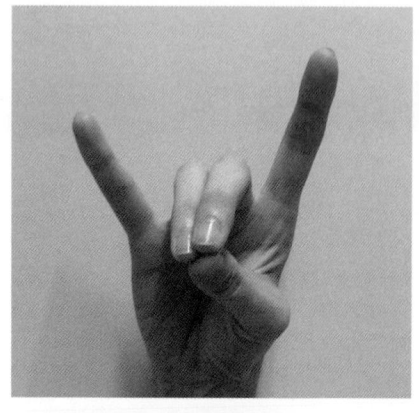
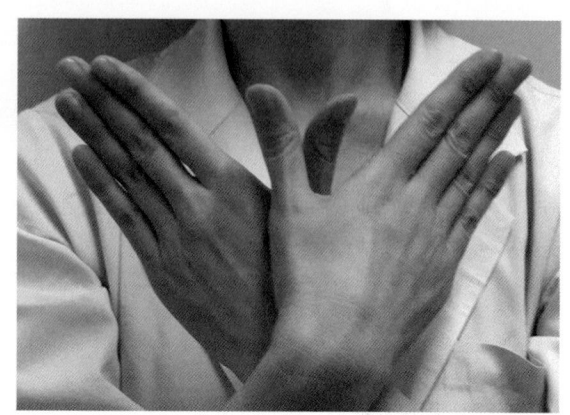
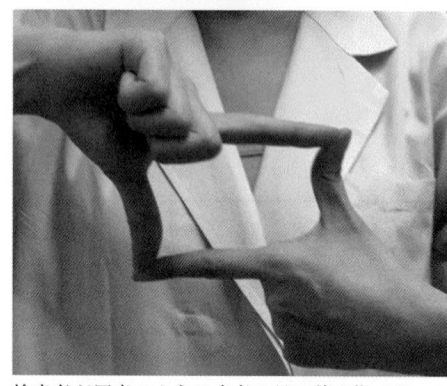

検査者が写真のように患者の目の前で指パターンをつくって見せ，患者に同じ形をつくるように言う．
図 3　指パターンの模倣

5．視空間認知障害

　視空間認知障害は，NIA-AA 診断基準では impaired visuospatial ability と表現され，視力が障害されていないにもかかわらず，顔や物品の認識や物品を見つける能力の障害，簡単な道具の操作や着衣の能力の障害と説明されている．日常生活上では，「道に迷う」「車庫入れが下手になる」「衣服の前後がわからない」「目の前の物を見つけられない」などの症状で現れる．基本的には，後頭葉，頭頂葉，側頭葉後方部などの大脳の後方皮質の障害に起因する症状であり，後方病変を主体とする AD やレビー小体型認知症（dementia with Lewy bodies；DLB）と，前方病変が主である前頭側頭型認知症（frontotemporal dementia；FTD）との鑑別において重要となる症候である．目の前に置かれた複数のコインを目視で数えたり，図形の模写や指位模倣（図 3）で簡易に評価できる．なお，教育歴が低い場合，立方体のような複雑な図形の模写ができないこともあるので注意が必要である．

6．注意障害

　注意障害は，認知症や脳損傷後にみられるさまざまな認知機能障害のなかでも最も頻度の高い障害のひとつである．注意の神経機構は前頭連合野を中心に，頭頂連合野および側頭連合野などの大脳各部位ならびに脳幹が重要な役割を担っていると考えられており，慢性的な注意障害の背景には広範な脳障害が想定されている．注意は情報処理の基盤となっており，記憶を含めて他のすべての認知機能の実行過程に影響し，その障害はそれらの制御の誤りや変調として現れる．

　日常生活において，「ぼんやりしていて刺激がなければ眠ってしまう」「話題が変わっていることに気がつかず前の話題を繰り返す（保続）」などの症状が目立つ場合には，注意（覚醒度）の低下を疑う．「ドアの閉め忘れ」「電気の消し忘れ」「トイレの流し忘れ」などの「～し忘れ」は記憶障害による症状と考えられがちであるが，「一連の行為を完遂する前に次の行為に注意が向いてしまう」ことによって引き起こされており，記憶よりもむしろ注意の障害が強く影響している．

　高齢者の診療において患者が顕著な注意障害を認めたときは，意識が障害されるような急性期病変を最初に鑑別することが重要となる．そのなかには，脳出血や脳梗塞，硬膜下血腫などの脳血管障害や，電解質異常や血糖異常，肝性脳症などの代謝性疾患が含まれる．薬剤性の意識障害やせん妄も鑑別すべき重要な疾患である．これらの急性期病変が否定されれば，次に注意障害が前景に立つ認知症を疑うことになる．DLBでは，臨床診断基準[3]にも記載されているように，注意の明晰さの著明な変化を伴う認知の変動が特徴的である．FTDでは，注意の易転導性，すなわち集中した状態を維持することの障害が顕著であり，外的刺激や，衝動や欲動などの内的要因により注意がそれてしまう．

　ベッドサイドで実施可能な注意検査として，即時記憶の検査で紹介した数唱課題が挙げられる．数唱課題は，検査者が読み上げた数系列をただちに復唱する課題（順唱）と，それを逆から言う課題（逆唱）からなり，逆唱の成績のほうが注意障害の影響をより強く受けやすいとされている．高齢者であれば，順唱で5桁以上，逆唱で4桁以上できれば粗大な障害はないと考えられる．数唱以外には，暗算（100から7ずつ引いていく），単語を逆から読む（フジノヤマ⇒マヤノジフ），曜日を逆向きに言う（日，土，金，木，水，火，月）などがある．

7．遂行機能障害

　遂行機能とは，「目的をもった一連の活動を効果的に成し遂げるために必要な機能」[2]と定義され，前頭葉の機能低下との関連性がいわれており，認知症患者における手段的日常生活活動（instrumental activities of daily living；IADL，たとえば，金銭管理や調理などの複雑な活動）の障害は，遂行機能障害と密接な関連があることが知られている[1]．たとえば，記憶

障害を認める患者では服薬管理に支障が生じることが予想されるが，遂行機能が良好に保たれていれば，薬カレンダーなどを利用することで記憶の低下を補完して服薬管理が可能となる．このように遂行機能が保たれているかどうかによって，ADL の自立度が大きく影響される．遂行機能は前頭葉機能との関連が強いことから，前頭葉機能が早期より障害されるFTD や血管性認知症（vascular dementia；VaD）で低下することが知られている．一方でAD でも比較的病初期からみられる障害であり，すべての認知症において程度の差はあれ，何らかの遂行機能障害がみられると考えてよく，認知症の病型診断にはあまり有用な機能ではない．ベッドサイドで遂行機能を簡易に評価する際には，語列挙（1 分間にできるだけ多くの動物の名前や，「か」で始まる単語を挙げてもらう）や，類似性（飛行機とトンボの共通点と相違点など），ことわざの意味理解などを行うとよい．

8．認知機能評価の実践

　上述した6 つの認知機能はすべて，認知症のスクリーニング検査である Mini-Mental State Examination（MMSE），もしくは改訂長谷川式簡易知能評価スケール（Hasegawa's Dementia Scale-Revised version；HDS-R）のなかに含まれており，これらを実施すれば認知機能をおおまかに把握することができる．さらに MMSE には，単語の理解以外の言語評価もすべて含まれており，簡易な言語のスクリーニング検査としても活用することができる．認知症の診療に携わる医師は，最低限 MMSE などのスクリーニング検査は自分で実施し，患者の認知機能を把握することが望まれる．

文　献

1) Amanzio M, Palermo S, Zucca M, et al.: Neuropsychological correlates of instrumental activities of daily living in neurocognitive disorders ; A possible role for executive dysfunction and mood changes. *Int Psychogeriatr*, **30**（12）: 1871-1881（2018）.
2) Lezak MD : Neuropsychological Assessment. 3rd ed., Oxford University Press, USA（1995）.
3) McKeith IG, Dickson DW, Lowe J, et al.; Consortium on DLB · Diagnosis and management of dementia with Lewy bodies ; Third report of the DLB Consortium. *Neurology*, **65**（12）: 1863-1872（2005）.
4) McKhann GM, Knopman DS, Chertkow H, et al.: The diagnosis of dementia due to Alzheimer's disease ; Recommendations from the National Institute on Aging-Alzheimer's Association workgroups on diagnostic guidelines for Alzheimer's disease. *Alzheimers Dement*, **7**（3）: 263-269（2011）.
5) Miller GA : The Psychology of Communication ; Seven essays. Pelican Books, London（1970）.
6) Squire LR, Zola-Morgan S : Memory ; Brain systems and behavior. *Trends Neurosci*, **11**（4）: 170-175（1988）.

5

高齢者でよくみられる精神症状・行動障害
── 周辺症状／BPSD を中心に ──

1. はじめに

　認知症の行動・心理症状（behavioral and psychological symptoms of dementia；BPSD）は，「認知症者に頻繁にみられる知覚，思考内容，気分または行動の障害による症状」と定義されている．認知症の主要な症状は，神経変性によって引き起こされる記憶障害，見当識障害，判断力の低下などの認知機能の障害である．一方，BPSD は認知機能障害を背景として生じてくる認知症の人の行動や心理的反応全般を指す．従来，わが国でも認知機能障害を中核症状，精神症状や異常行動を周辺症状として使い分けが慣習的になされていたが，BPSD がほぼ周辺症状に相当する．しかし，認知症の症候を認知機能障害と精神症状・異常行動に二分化するといった図式では，認知症患者が抱えるさまざまな問題をとらえることは困難と考えられ，認知症の人に生じる認知機能障害も含めたより広範囲の行動上の変化，心理的変化を包括的にとらえようとする概念として BPSD が提唱された．そのような経緯から，BPSD の概念は病態生理学的に明確なものではない．実際，BPSD の病因は不明であり，神経伝達物質や神経病理学的変化を主要な原因と考える専門家もいれば，認知機能低下を背景とした心理学的要因や社会的要因をより重要と考える専門家もいる．BPSD の病因としては，認知症疾患による神経伝達物質や神経病理学的変化に加え，認知機能低下を背景とした心理学的要因（例：発病前の人格，ストレスに対する反応の仕方）や社会的要因（例：環境の変化，介護者との関係）といった多数の因子が関係していると考えるのが現状では最も妥当だろう．そして，それぞれの要因がかかわる程度は，個々の症状，ケースによって異なるため，BPSD の具体的な原因を特定するのはむずかしい場合が多いが，可能な限り BPSD の誘因を明らかにすることが必要である．

　認知症の主要症候である認知機能障害に関しては，これを回避もしくは改善させようとする予防法や治療薬の開発が試みられているが，これまでのところ大きな成果はもたらされていない．しかし，認知症の症状には認知機能障害以外にも臨床的に重要な可逆性の症候群が

あり，そのなかにせん妄や BPSD が含まれる．BPSD は可逆性であり，一般的に認知機能低下などの認知症症候に比べると治療的介入にもよく反応する．認知症の疾病過程においてほとんどの患者に何らかの BPSD が発現する．誤った介入によって悪化した BPSD は，患者と介護者のいずれにとっても大きな負担となり，生活に混乱と破綻を生じさせることもある．患者と介護者の両者の QOL（quality of life）を向上させるためにも，BPSD には効果的に対応することが臨床的にきわめて重要である．

2．代表的な BPSD

1）精神症状

A）幻覚・妄想

幻覚とは，感覚器に刺激がないのに知覚を生じる病的状態をいう．認知症の人における幻覚では幻視が最も多く，軽度や高度の認知症よりも中等度の認知症でより多くみられる[18]．幻視はアルツハイマー病（Alzheimer's disease；AD）でもみられるが，レビー小体型認知症（dementia with Lewy bodies；DLB）では 80％の高頻度でみられる．幻視ほど多くはないが，少なからず幻聴も 10％程度にみられる[18]．幻聴の場合，「対話性の幻聴」といった複雑なものではなく，「屋根裏でごそごそ音がする」といった要素性の幻聴の場合が多い．初老期皮膚寄生虫妄想にみられる幻触や幻臭（幻嗅）といった幻覚は認知症ではまれかもしれない[6]．

妄想とは，訂正不能な誤った確信をいう．妄想内容の主なものは被害関係妄想といったものが多く，統合失調症のシュナイダーの一級症状における「思考伝播」「作為体験」といった自我障害を基盤としたような幻覚妄想は一般には出現しない．機能性精神疾患と異なり体系化された妄想は少なく，物盗られ妄想，配偶者に対する嫉妬妄想，家族から見捨てられるという妄想など，身近な人と関連した内容が一般的である[9]．よくいわれるように，幻視の頻度が高い DLB では幻覚症状と関連して妄想も出現してくることが多く，妄想の内容も他の認知症に比較して複雑となることも多い[12]．

認知症における幻覚・妄想の発現頻度は，報告によりばらつきがあり，10〜70％とさまざまである[20]．認知症の幻覚に関してはその頻度は 10〜40％程度[18]，妄想は 10〜70％程度[20]といわれている．専門外来などの臨床場面に限った研究では，認知症全体で 25％程度といった報告[2]がある．また，在宅患者を含めた AD では，18％に妄想を認め，14％に幻覚を認めたという[13]．本邦では，専門外来における AD だけでも 47％に妄想を認めたといった報告[9]もある．

幻覚・妄想の出現頻度は，認知症の原因疾患によっても異なる．DLB では診断基準に「典型的には具体的で詳細な内容の，繰り返し出現する幻視」とあるように，80％の患者に幻視がみられる[14]．一方で，前頭側頭型認知症（frontotemporal dementia；FTD）では幻覚・妄想はほとんどみられない[8]．

認知症にみられる幻覚や妄想は機能性精神疾患と比較すれば長期間続くことは少ないよう

であり，欧米の報告ではあるが，認知症では幻覚は1か月程度で消失することが多いという[1]．一方，妄想は幻覚に比較するとより長期化することが多く，症状の発症から1年を経過しても90%の患者に残存するという報告[17]がある．

B）誤認

幻覚は外部刺激なしに生じるのが一般的である一方，誤認は外部刺激に対する知覚の錯覚である．誤認は幻覚との区別がむずかしいことが多いが，認知症では人物に関する誤認がみられやすい．認知症にみられやすいものとして以下のものがある．

①"カプグラ症候群（Capgras syndrome）"：身近な人が瓜二つの替え玉に置き換わっていると確信する症状．

②"フレゴリ症候群（Frégoli syndrome）"：一人の既知の人物が他人のふりをして複数の人物に変装しているという症状．

③"幻の同居人（phantom boarder）"：「現実にいない人が家のなかにいる」といった症状．

④"鏡徴候（mirror sign）"：鏡や窓に映る自分の姿を第三者と誤認する症状．

⑤"テレビの映像の誤認"：テレビに登場する人物を誤認し，その人物が実際に部屋のなかにいると認識してしまう，といった症状．

これらのうちカプグラ症候群，フレゴリ症候群に加えて，相互変身症候群（身近な人たちが互いにすり替わっていると確信する）と自己分身症候群（自分とそっくり同じ分身がいると確信する）とをあわせて，妄想性誤認症候群（delusional misidentification syndromes）と称することもある．妄想性誤認症候群や他の人物誤認症状でも症候学的には幻覚や妄想と判別が困難な時があり，高齢者では遅発性パラフレニー（もしくは遅発性・最遅発性統合失調症）との鑑別を要することもある．一方で，認知症における人物誤認症状は統合失調症にみられる人物誤認と比較すると動揺性で妄想的とは異なるという意見もある[15]．

C）抑うつ

抑うつは，AD，DLBでは出現頻度の高いBPSDであり，AD患者の40〜50%にみられる[20]．ただし，アメリカ精神医学会による『精神疾患の診断・統計マニュアル（Diagnostic and Statistical Manual of Mental Disorders ; DSM）』に基づく大うつ病性障害の基準を満たす患者は10〜20%程度とされる[20]．認知症における抑うつはもとより機能性精神疾患としてのうつ病の病態生理も不明な状況であり，両者が共通の神経基盤をもつかはわかっていない．実際メタ解析を用いた報告では，選択的セロトニン再取り込み阻害薬（selective serotonin reuptake inhibitor ; SSRI），ノルアドレナリン作動性・特異的セロトニン作動性抗うつ薬（noradrenergic and specific serotonergic antidepressant ; NaSSA）の認知症における抑うつに対する有効性は認められなかった[3]．認知症における抑うつは脳内の特定部位の機能低下だけではなく，本人が能力低下を過度に自覚するといった心理社会的な要因も強いのかもしれない．

D）アパシー

アパシーとは，無感情で喜怒哀楽がなく情緒的反応が乏しくて周囲への関心が失われる状

態をいう．「趣味をしなくなった」「人や物事への関心が乏しくなった」といった変化で現れ，孤立や引きこもり，食欲低下，拒絶といった行動と関連することが多い．うつ病とまちがわれやすいが，一般にアパシーでは意欲が喪失してもうつ病でみられる抑うつ気分，悲哀感や自律神経症状は伴わない．認知症におけるアパシーとうつ病の鑑別はむずかしい面があるが，両者は治療が異なると考えられるため，臨床医はその鑑別に注意をはらわなければならない．たとえば，うつ病には抗うつ薬が効果を示すが，アパシーにはコリンエステラーゼ阻害薬が奏功する場合がある[7]．

E）不安

不安は他の BPSD に伴って出現することもあれば，独立して生じることもある．認知機能が低下してくることから生じる将来や健康に対する不安，残存している能力を生産的な事柄に向けることが不可能となってきていることから生じる不安が認知症の人に生じることがあるだろう．一方で，抑うつ，興奮，徘徊，介護拒否などの BPSD の背景に不安があることもある．たとえば，"shadowing" といわれる一人にされることを異常に怖がり，介護者につきまとう BPSD の要因としては，現実検討能力の低下とともに一人にされる恐怖，不安が大きくかかわるだろう．

2）行動障害

A）徘徊

徘徊には「絶え間なく歩き回る状態」「道に迷ってうろうろする状態」「夜中に歩き回る状態」といったさまざまな状態を意味することがあるが，BPSD としての徘徊にも，無目的な徘徊もあれば目的がある（出口を探すなど）徘徊もあり，その定義はむずかしく専門家によって定義が多少異なることがある．徘徊行動の背景には，記憶障害，見当識障害といった認知機能障害だけではなく，不安，退屈などの心理的要因が存在することもある．認知症患者では一見無目的にみえても，その人なりの心理的，状況的因子が存在することもある点には注意が必要である．一方で，FTD のように目的が薄れて常同的行動の色彩を帯びることもあるかもしれない．徘徊は一度出現すると BPSD のなかでも対応に苦慮する行動障害のひとつであり，介護者に及ぼす負担も大きい．既述のように，背景には認知機能障害が基盤にあると一般には考えられるが，不安，抑うつ，妄想など，より精神的・心理的反応による場合も考えられ，いまだ十分にその機序は解明されていない．他の認知症と比較して FTD における常同的な徘徊は，順路や時間帯もほぼ固定されており，症状が進行するまで道に迷うこともないため安全を確認する程度で済むかもしれない．

B）焦燥・攻撃性

BPSD としての焦燥とは，周囲からみて，その人の要求や困惑から直接生じた結果とは考えられないような不適切な発声，言語，身体的行動をとることと定義される[5]．具体的には「いらいらする」「いてもたってもいられない」「訴えを繰り返す」「動き回る」といった言動・行動をとる．必ずしも認知症は焦燥の直接的な原因となり得ず，医学的要因，心理的要

因，環境因や病前性格など，多くの要因が焦燥に影響を及ぼすといわれている．

　欧米の報告で"aggression"という言葉で表されるBPSDは，攻撃性と訳されるのが一般的である．攻撃性とは攻撃的行為であり，攻撃性という症状には身体的攻撃性だけではなく言語的攻撃性もある．妄想と関係していることや，意思の疎通が困難による周囲への反応（不満）であることも多い．攻撃性が生じた場合，専門医の介入や専門病院への入院の主な原因となりやすい．

　焦燥と攻撃性は症候的には異なった現象であるが，BPSDに関する研究報告では区別せずに論じられることが多い．同様に扱われるBPSDとして易刺激性，易怒性もある．それらの研究によれば，これらのBPSDは，認知症患者の20～50％に認めるとされる[4,10]．

　C）介護に対する抵抗・拒絶

　介護に対する抵抗には，服薬，日常生活の援助，食事や入浴介助への拒絶が含まれ，焦燥などとは区別すべき別個のBPSDとして考えられている[19]．介護者と認知症の人との間での言語的なコミュニケーションが困難となり自分がなにを頼まれたのか理解できず，介護を過剰な干渉と受け取って拒絶する場合もある．したがって，認知症患者の理解力と関係するため，認知機能の悪化に伴って頻度が増大するともいわれる．

　D）脱抑制

　脱抑制は，抑制を欠いた衝動的で不適切な行動，洞察力や判断力低下を伴う行動として出現する．万引きをするといった社会的規範を逸脱する行為，他人になれなれしく触ったりキスしたりする，公衆の面前で裸になるといった性的逸脱行為がある．衝動的な売り買い，向こう見ずな自動車運転，他人の飲食物に手を出すといった軽率，不注意な行動としても出現する．会話中の不適切な笑いや大声，無礼な冗談といったマナーや礼儀作法の欠如も脱抑制による行動ととらえることができる．FTDでは早期からみられることが知られているが，ADなど他の認知症でも出現する．

　E）夕暮れ症候群

　夕暮れ症候群とは，午後または夕方にかけてBPSDが出現および増悪することをいう．一般に焦燥や睡眠障害を伴うことが多い．ADをはじめとする認知症が原因で概日リズムが乱れ，そこに環境要因などが関与して発現すると考えられている．実際，概日リズム，ホルモン，環境因や体温の位相遅延との関連が指摘されている[16,19]．

3．せん妄とBPSDの鑑別

　せん妄とは，注意障害を伴う軽度の意識障害であり，幻覚（幻視が多い）や運動不穏（落ち着きがない）を伴うことが多い．発症は急激であり，1日のなかでも変動しやすく，とくに夜間に増悪することが多い（夜間せん妄）．認知症患者は，併発する身体疾患，薬物の副作用，環境的ストレスなどの影響に対してとくに脆弱であり，これらによってせん妄を引き起こしやすい．認知症にせん妄が合併した場合，数週間持続して昼夜逆転，焦燥や興奮など

BPSDと類似の症状を示すことが多い．また，代謝疾患，薬物副作用による眠気，栄養不良などは，不活発な低活動性のせん妄を引き起こすこともある．

　したがって，BPSDの鑑別診断の際にせん妄を除外することはきわめて重要である．認知症がある場合，すでに存在する記憶障害，見当識障害などにせん妄が重なるためにその判別がむずかしいことも多い．しかし，一般にせん妄は日にちが特定できるほど出現が急激であり，昼夜の意識レベルの変化などの特徴がある．せん妄を診断する簡易な尺度であるConfusion Assessment Method（CAM）[11]などを用いたうえで，幻視，精神運動活動の変化（運動不穏や不活発）などを指標とすることで，せん妄とBPSDの鑑別の精度は高まるかもしれない．

文　献

1) Ballard C, O'Brien J, Coope B, et al.: A prospective study of psychotic symptoms in dementia sufferers ; Psychosis in dementia. *Int Psychogeriatr*, **9**（1）: 57-64（1997）.

2) Ballard C, Gray A, Ayre G : Psychotic symptoms, aggression and restlessness in dementia. *Rev Neurol*（*Paris*）, **155**〔Suppl 4〕: S44-52（1999）.

3) Banerjee S, Hellier J, Dewey M, et al.: Sertraline or mirtazapine for depression in dementia（HTA-SADD）; A randomised, multicentre, double-blind, placebo-controlled trial. *Lancet*, **378**（9789）: 403-411（2011）.

4) Burns A, Folstein S, Brandt J, et al.: Clinical assessment of irritability, aggression, and apathy in Huntington and Alzheimer disease. *J Nerv Ment Dis*, **178**（1）: 20-26（1990）.

5) Cohen-Mansfield J : Theoreical frameworks for behavioral problems in dementia. *Alzheimer's Care Quarterly*, **1**（4）: 8-12（2000）.

6) 船山道隆：皮膚寄生虫妄想．老年精神医学雑誌，**25**（10）：1114-1118（2014）.

7) Gauthier S, Feldman H, Hecker J, et al.; Donepezil MSAD Study Investigators Group : Efficacy of donepezil on behavioral symptoms in patients with moderate to severe Alzheimer's disease. *Int Psychogeriatr*, **14**（4）: 389-404（2002）.

8) Hirono N, Mori E, Tanimukai S, et al.: Distinctive neurobehavioral features among neurodegenerative dementias. *J Neuropsychiatry Clin Neurosci*, **11**（4）: 498-503（1999）.

9) Ikeda M, Shigenobu K, Fukuhara R, et al.: Delusions of Japanese patients with Alzheimer's disease. *Int J Geriatr Psychiatry*, **18**（6）: 527-532（2003）.

10) Ikeda M, Fukuhara R, Shigenobu K, et al.: Dementia associated mental and behavioural disturbances in elderly people in the community ; Findings from the first Nakayama study. *J Neurol Neurosurg Psychiatry*, **75**（1）: 146-148（2004）.

11) Inouye SK, van Dyck CH, Alessi CA, et al.: Clarifying confusion ; The confusion assessment method — A new method for detection of delirium. *Ann Intern Med*, **113**（12）: 941-948（1990）.

12) 小阪憲司：レビー小体型認知症の幻覚・妄想．老年精神医学雑誌，**25**（10）：1131-1137（2014）.

13) Lyketsos CG, Steinberg M, Tschanz JT, et al.: Mental and behavioral disturbances in dementia ; Findings from the Cache County Study on Memory in Aging. *Am J Psychiatry*, **157**（5）: 708-714（2000）.

14) McKeith I, Fairbairn A, Perry R, et al.: Neuroleptic sensitivity in patients with senile dementia of Lewy body type. *BMJ*, **305**（6855）: 673-678（1992）.

15) 長濱康弘：人物誤認；解説と症例提示．老年精神医学雑誌，**28**（増刊-Ⅰ）：54-62（2017）.

16) Sharer J : Tackling sundowning in a patient with Alzheimer's disease. *Medsurg Nursing*, **17**（1）: 27-29（2008）.

17) Steinberg M, Tschanz JT, Corcoran C, et al.: The persistence of neuropsychiatric symptoms in de-

mentia ; The Cache County Study. *Int J Geriatr Psychiatry*, **19** (1) : 19-26 (2004).

18) Swearer JM : Behavioral disturbances in dementia. *In* Handbook of Dementing Illnesses, ed. by Morris JC, Marcel Dekker, New York (1994).

19) Volicer L, Bass EA, Luther SL : Agitation and resistiveness to care are two separate behavioral syndromes of dementia. *J Am Med Dir Assoc*, **8** (8) : 527 532 (2007).

20) Wragg RE, Jeste DV : Overview of depression and psychosis in Alzheimer's disease. *Am J Psychiatry*, **146** (5) : 577-587 (1989).

6

高齢者の身体所見

認知症疾患および精神疾患は，身体疾患と関連するものや身体症状を伴うものがある．たとえば，身体疾患はせん妄の原因となり，肝性脳症や腎不全などにより意識レベルの低下や場にそぐわない言動を生じている場合なども一般的所見がその診断に役立つ．

1．一般的な所見

問診から始まり，内科学的診察と神経学的診察を行い，必要に応じて神経心理学的検査，血液検査，髄液検査，生理学的検査，画像検査などを加えて診断をする手順が一般的である．

身体所見をとる手順を以下に記すが，自分なりの仕方を決めて，全身を診察することができるようにすることが大切である．内科学的診察により所見を得る際には，高齢者はいくつかの疾患をもっていることを念頭において診察をする．

1）身長，体重，バイタルサイン

まずは，身長と体重を測定する．そして，体温，血圧，脈拍数，呼吸数を調べる．体重は栄養の管理や薬剤投与量を決める際に必要である．体温の上昇から感染症を疑い，血圧，脈拍，呼吸数は循環器疾患や呼吸器疾患を疑うことに役立つ．

2）内科学的診察

患者と会話をしながら，話し方，毛髪，表情，眼瞼や口角の様子などを観察する．そして，眼球結膜と眼瞼結膜をみて黄疸と貧血の有無を判断する．頸部の触診でリンパ節の腫大や甲状腺の腫大の有無をみる．聴診で頸動脈の bruit の有無をみる．胸部では，視診で胸郭の形をみて，聴診で呼吸音と心音を聞く．腹部は触診で圧痛や抵抗の有無，腫瘤の有無，肝臓の触知，聴診で腸の蠕動音を聞く．四肢では，皮膚の状態，浮腫の有無，橈骨動脈や足背動脈に触れて拍動の様子をみておく．一般的な身体的所見が診断のヒントになることがある．た

とえば，せん妄の人に皮膚の乾燥があれば，原因として脱水症の存在が示唆される．認知症の人に押してもへこまない浮腫があれば，甲状腺機能低下症の存在が疑われる．

　内科学的診察で全身をみておくことが理想ではあるが，実際の臨床の場では主訴，現病歴，既往歴，合併症などに応じて主にどこをとくにみておくべきかを考えて診察をする．

2．神経学的所見

　頭痛，めまい，しびれ感，そしてもの忘れを訴える高齢者は多く，その原因の鑑別に神経学的所見は必須であり，役に立つ．神経学的診察は，精神機能，脳神経，運動システム，知覚システム，反射，小脳機能，その他に大きく区分できる[2]．すべての区分について所見をとるべきであるが，診察にとれる時間や症例により必要な区分を選択することもある．神経学的診察を行うにあたり，自分で決めた順に所見をとっていくことにやり慣れておくのがよい．以下に，老年精神医学の専門医に必要な神経所見とそのとり方について述べる．

1）神経所見とそのとり方
A）意識レベル
　問診での質問に対する反応や答えの内容から意識が清明かどうかを判断できる．意識が清明であれば呼びかけに対してすぐ応答があるが，意識レベルの低下があるせん妄では答えに時間がかかり，適切な答えが返ってこない．意識レベルの低下が突然であれば，まずは脳血管障害を疑う．発熱を伴っていれば脳炎などの感染症，頭痛を伴っていればクモ膜下出血や脳出血などを疑い，けいれんを伴っていればてんかんや脳血管障害などを疑う．

B）言語
　問診中に言語障害があるかをみる．言語障害には構語（構音）障害と失語症がある．構語障害では，言語理解や話す内容は正常であるが，発語に関係する神経や筋肉の障害で言葉をうまく発せない．構語障害があれば，舌や咽頭などに関係する神経や筋肉の診察をする．失語症では，言葉の理解が悪いことや言いたい言葉が思うように出ないなどの症状がある．失語症が疑われるときは詳細な失語症検査を行うが，自発語は流暢であるかどうか，簡単な命令に応じられるかどうか（聴覚理解），復唱ができるかどうか，読字や書字などができるかどうかについては，診察の場で把握できる．

C）顔貌と表情
　診察中に顔貌と表情を観察する．顔を見ただけで疑うことができる疾患がある．たとえば，まばたきが少なく，表情に乏しく，仮面のような顔つきはパーキンソン病（Parkinson's disease；PD）の特徴である．多系統萎縮症（multiple system atrophy；MSA），レビー小体型認知症（dementia with Lewy bodies；DLB），進行性核上性麻痺（progressive supranuclear palsy；PSP），大脳皮質基底核変性症（corticobasal degeneration；CBD）などでも同じような顔貌が認められることがある．前頭部の髪が薄く，まぶたが下がり，顔の輪郭が手斧のよ

うな顔貌は，筋強直性ジストロフィーの特徴である．病気が進行すると側頭筋と咬筋の萎縮により手斧のような輪郭になる．

　話しかけられただけで，感情の変化がなくても笑い顔や泣き顔になってしまうのが，強制笑い，強制泣きで，血管性認知症や認知症を伴う筋萎縮性側索硬化症（amyotrophic lateral sclerosis；ALS）でみられることがある．

　D）嗅覚

　嗅神経は，1番目の脳神経である．タバコやコーヒーのようなにおいを発する物が手元にあればそのにおいを感じるか否かをみる．診察室に用意がなければアルコール綿を使うこともある．一側の鼻孔を閉じて，においを発している物を反対側の鼻孔に近づけてにおいがわかるかを聞く．鼻疾患がないのに嗅覚障害があるときは，神経疾患を考えることになる．嗅覚障害はPDとアルツハイマー病（Alzheimer's disease；AD）の発症前や早期にみられることがわかっている．また，PDで嗅覚障害がある例は，将来認知症を発症するリスクの高いことが示されている[1]．

　E）目の症状

　視神経に関することは，視力と視野である．視力障害の有無は，まず本人に聞いてみる．視力障害が重症なときは眼前の指の数がわかるかを調べる．高齢者では白内障などの眼疾患で視力低下を伴っている人も多い．認知機能検査の評価に影響があるかもしれないので，視力障害の有無を知っておく必要がある．

　視野は患者とおよそ1mの間隔で向かい合って座り，医師と見つめ合ってもらう．医師は両手を前側方に広げて，どちらかの指を動かして患者にどちらの指を動かしたかを答えてもらうか指で示してもらう．視野に障害がある場合は，視神経や脳内の視放線の障害が疑われ，画像検査が必要である．

　動眼神経，滑車神経，外転神経と関連する眼球の動きを観察する．患者と向かい合って「頭を動かさないで目だけで指を追ってください」と伝える．そして，検者の指を眼前の50cmぐらいの所におき，上下左右に動かして眼球の動きを観察する．眼球運動に支障があれば，患者は複視を訴える．眼球運動に関係のある部位に病巣がある脳幹部の脳血管障害では眼球運動に障害が認められる．PSPでは垂直方向や水平方向への眼球運動障害を認める．核上性の麻痺では，患者の眼前に置いた検者の指を凝視させて患者の頭を被動的に前屈すると眼球は上を向いて凝視したままとなる（人形の目現象）．

　瞳孔は，左右差と形を観察する．対光反射は室内を暗くしてみないとわかりにくい．瞳孔は加齢により小さくなる．近年まれな疾患である神経梅毒では，瞳孔が小さく，不整形，対光反射消失，調節反射が保たれているアーガイル・ロバートソン瞳孔（Argyll Robertson pupil）が認められる．

　F）顔の症状

　顔面神経と関連する顔面筋の動きを観察する．前頭筋の収縮をみるために額に皺を寄せてもらう．上顔面筋の前頭筋は両側の大脳皮質から支配を受けているので，一側に皺が寄せら

れないときは末梢性の顔面神経麻痺であることがわかる．脳梗塞のような一側の中枢性障害では上部顔面筋は障害されない．眼輪筋の収縮をみるためには，目を強く閉じてもらう．顔面神経の麻痺があると収縮が十分ではなく，まつ毛が外から見える（まつ毛徴候）．反対側の大脳皮質から支配を受けている下顔面筋の収縮をみるためには，「イー」と言ってもらうと正常では左右対称的に口角が外側に引かれる．麻痺があると麻痺側口角の外側への引かれ方が不十分となる．口笛を吹いてもらうとか，頬を膨らませてもらうことでも麻痺の有無がわかる．

G）聴覚

患者と会話をしているときに，何度も聞き返されたり，質問の意味がわかっていないときは難聴が疑われる．詳細な聴力検査は耳鼻科に依頼が必要であるが，患者の耳元に腕時計のような小さな音を発する物を持っていって聞こえなければ難聴であることがわかる．難聴の有無を知っておくことは，認知機能検査をする際に必要である．

H）口腔内と舌の症状

舌咽神経，迷走神経，舌下神経に関連する所見である．口を開けてもらい，舌を観察する．舌の萎縮は，認知症を伴う運動神経疾患でみられる．運動神経疾患では，舌が部分的にけいれんしているように見える線維束攣縮（fasciculation）が観察される．口を開けたまま，「アー」と声を出してもらって，軟口蓋と咽頭後壁の動きを観察する．脳血管障害，運動神経疾患などでは動きが十分でないことが認められる．このようなときは，鼻声，構音障害，嚥下障害などが認められる．

I）運動機能

中枢神経系の障害，筋肉の異常，そして関節の異常などにより運動機能に障害が生じる．診察室に入ってくるときの歩き方，診察中の姿勢などの観察などから異常の有無は推測できる．

(1)　姿勢と歩行

姿勢，歩行の様子（上肢の揺れ，踵から足を床につけているか，スタンスの幅，1歩の大きさ，リズムなど）を観察する．まずは，立位保持ができるかどうかをみる．正常では足を揃えても体が揺れることなく立位を保てる．体幹の失調があると開眼していても足を揃えて立つと体が揺れ，保持することが困難となる．開眼時には保持ができるのに閉眼するとできないのは深部感覚障害のあることを示しており（ロンベルグ徴候〈Romberg's sign〉），脊髄癆や糖尿病でみられる．

片麻痺型歩行（円弧歩行）は，麻痺側の下肢で円弧を描くような歩行である．麻痺側の足が下垂していれば，つま先は床に触れたままで歩く．この歩行がみられるときは，麻痺のあることが示唆され，脳血管障害の既往が考えられる．

PD歩行は，膝を少し屈曲して前傾姿勢で足をあまり上げず小刻みに歩く．立っているときや歩行中に体が左右どちらかに傾いていることがある．歩行に伴う上肢の揺れはないか少なく，方向転換は滑らかにできず，いっそう小刻みになったり，転倒しそうになったりする．

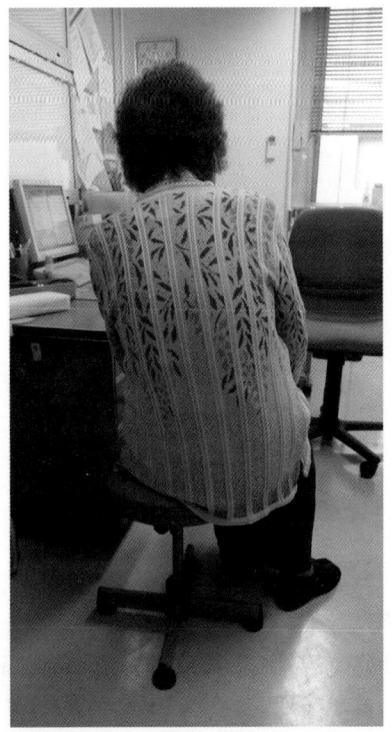

体軸が左に傾き椅子の中央からずれて
座っている.

図1 パーキンソン病の人の坐位

歩行開始時には最初の1歩目が出にくいことがあり，すくんでしまうこともある．この歩行は，PDのほかにDLBやPSPなどのパーキンソニズムを伴う認知症疾患で認められる．このような疾患では，椅子の中央からずれたところに腰かけ，椅子に座っていると体が左右どちらかに傾いてくることもみられる（図1）.

　失調歩行は，ふらふらした不安定な歩行である．両足を広く開いて歩き，転倒しやすく見える．継ぎ足歩行はできないかへたである．脊髄小脳変性症（spinocerebellar degeneration；SCD），MSAなど小脳機能が障害されている疾患や正常圧水頭症などで認められる．

　遭遇することが少なくなった疾患であるが，脊髄癆では深部感覚障害を認め，スタンスを広くとり，下肢を高く上げて足をぱたんぱたんと投げ出すような不安定な歩行がみられる.

　（2）筋肉の観察

　筋肉の萎縮があるかを観察する．萎縮した筋肉は触診で柔らかく，力をいれてもらっても固くならない．左右や他の部位の筋肉を比較するとわかりやすい．筋萎縮性側索硬化症（ALS）のような神経原性では遠位筋が萎縮し，筋ジストロフィーのような筋原性では近位筋が萎縮する．筋肉を観察していて，筋の一部が細かく収縮することがみられるのが線維束攣縮である．これは，ALSで認められる所見である.

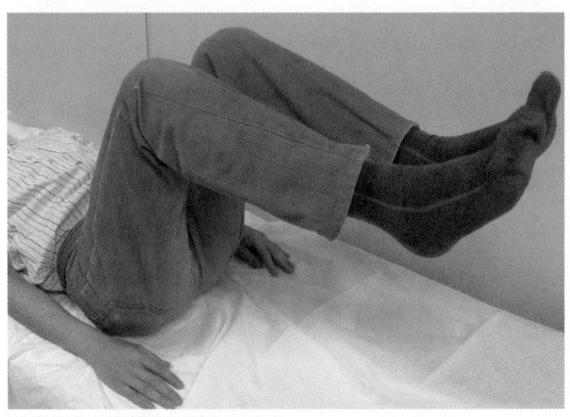

麻痺がある下肢は下垂してくる.

図2　ミンガッチーニ試験

（3）運動麻痺

　麻痺は見ただけでわかることもあるが，軽い場合はわからないこともある．軽い麻痺を見つける簡単な方法は，まず手掌を上にして，両側上肢を前方水平に挙上してもらい，閉眼してその位置を保ってもらう．麻痺があれば，麻痺側の手は回内して下がってくる．これが，上肢のバレー徴候（Barré sign）である．下肢のバレー徴候は，腹臥位で両側の膝をだいたい45度屈曲してもらい，その位置を保ってもらう．麻痺側では下肢が徐々に下がってくる．ミンガッチーニ試験（Mingazzini test）は，背臥位で両側の股関節と膝関節を90度屈曲した位置を保ってもらう（図2）．麻痺側では，大腿と下腿が下がってくる．認知症の人で上下肢の運動麻痺が認められるときは，脳血管障害の既往や硬膜下血腫などが考えられる．

（4）筋緊張

　筋緊張の異常には亢進と低下がある．筋緊張の亢進は，強剛（固縮）と痙縮に分けられる．

　休止時の筋緊張状態を観察するには，筋を十分に弛緩させた状態で行うのがよく，通常は臥床させてリラックスした状態で実施する．肘関節，手関節，膝関節，足関節を他動的に屈伸させて，検者の手に感じる抵抗から評価する．たとえば肘関節では，一方の手で上腕を固定し，肘を屈曲伸展させて観察する．

　小脳疾患では筋緊張は低下しているが，PDでは筋緊張は亢進しており，関節を屈曲させる時も伸展させる時も同じように抵抗を感じる．鉛の管を曲げるように一様の抵抗を感じることを鉛管現象と呼び，カクカクとした歯車様の抵抗を感じるのを歯車現象と呼ぶ．診察室で坐位のまま検査するときには，手関節で観察をする．検者の一方の手で前腕を固定し，他方の手で手関節を屈曲伸展させる．正常では抵抗がないが，強剛のある時は抵抗を感じる．強剛が軽度のときには，被検者に他方の上肢を挙上してもらうと手関節に抵抗が誘発される（図3）．これが手首の固化徴候である．上肢を挙上する動作の代わりに机の上にあるコップなどをつかんでもらってもよい．なにか動作を行うときには，筋緊張が高まるので軽い強剛

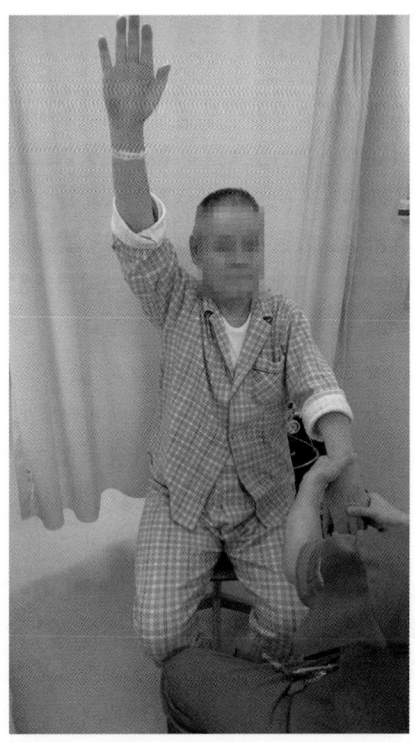

検者は，対側の上肢を挙上してもらいながら手関節を屈曲伸展させて抵抗をみる．

図3　固化徴候の診かた

を検出するときに有用な方法である．

　運動麻痺を呈する錐体路障害では，選択的に屈筋群か伸筋群のどちらかに筋緊張の亢進があり，痙縮という．上肢では屈筋群に，下肢では伸筋群にみられる．たとえば肘関節では，屈曲させる時には抵抗はないが，伸展させる時に抵抗を認める．膝関節では，屈曲させる時には抵抗があるが，伸展させる時には抵抗はない．

　認知症疾患には筋緊張の異常を呈するものが多くある．アルツハイマー型認知症では筋緊張は正常で，筋強剛は認められないのが普通であるが，高度のアルツハイマー型認知症になると筋強剛を認めることがある．PSP，CBD，MSA，そして frontotemporal dementia and parkinsonism linked to chromosome 17（FTDP-17）などのパーキンソニズムを呈する疾患や DLB では筋強剛が認められる．痙縮は脳梗塞や脳出血などの脳血管障害による認知症で認められることが多いが，ビンスワンガー型認知症では筋強剛を認め，パーキンソニズムが認められる．

　J）深部反射（腱反射）

　打腱器（ハンマー）を使って，上腕二頭筋反射，上腕三頭筋反射，橈骨反射，膝蓋腱反射，アキレス腱反射などをみる．ハンマーにはいろいろな形のものがあるが，ある程度重くなけ

ればいけない．長さも短すぎると十分な力を与えて叩くことができない．叩く筋は十分に弛緩させておくことが必要である．

上腕二頭筋反射は，仰臥位で被検者の上肢を軽く屈曲して手を腹の上に置き（上腕二頭筋を弛緩させた位置），二頭筋腱上に置いた検者の母指を叩く．上腕三頭筋反射は，仰臥位の被検者の肘を軽く屈曲し，肘頭のすぐ上で三頭筋腱を叩く．橈骨反射は，橈骨の下 1/3 の所を軽く叩く．膝蓋腱反射は，仰臥位で検者の前腕を被検者の膝の後面に入れて持ち上げ，踵のみで足が接するようにして膝蓋の下を叩く．足を組ませるのはよくない[3]．坐位では，足底が床に触れていないか軽く床についている状態で膝蓋骨の下を叩く．アキレス腱反射は，仰臥位の被検者の足を検者が軽く背屈してアキレス腱を叩く．

反射をみるときには，左右を比較することが大切である．正常な人でも亢進していることがあるが，左右差がなければ病的ではない．脳血管障害などで錐体路が障害されていると，障害側の腱反射は亢進して左右差が認められる．

K）病的反射

病的反射は正常者では普通は認められず，認められるときは病的な意義のあることが多い．錐体路障害を示す病的反射はいくつかのものがあるが，バビンスキー反射（Babinski reflex）を行えばよいと考える．足底の外側縁を踵から指先に向かってこすり母指が背屈するとバビンスキー反射陽性と判定する．正常では母指が足底に屈曲する．

前頭葉の障害があると，吸引反射や強制把握が認められる．吸引反射は，口を軽く開いてもらい唇をこすると口を尖らせる．強制把握は手に触れた物を握って離そうとしない現象である．唇の上中央を軽く叩くと口をとがらせるのが口尖らし反射で，両側の錐体路障害のあることを示している．

L）不随意運動

認知症疾患には振戦や舞踏病運動などの不随意運動を伴うものがある．不随意運動は診察中に観察することでわかる．

（1）振戦

上肢，下肢，そして頭部などにみられる振動運動である．診察室に入って，椅子に座るまでの間や診察での会話中に観察することでわかる．振戦は休止時に出現する振戦（安静時振戦），運動時に生じる振戦（運動時振戦），そしてある姿勢をとったときに出現する姿勢時振戦に分けることができる．

安静時振戦は，椅子に座った状態で力を抜いて両手を膝の上に置いてもらって観察をする．このとき，手で膝をつかまないように手掌を上にして置いてもらい，会話をしながら観察するとよい．下肢にあるときは，足で床を叩くようなふるえが認められる．安静時振戦は PD，DLB そしてパーキンソニズムを伴う認知症などで認められる．

姿勢時振戦は，上肢を前方に上げてもらい手指を開いた状態で観察をする．PD でもみられることがあるが，本態性振戦であることが多い．

運動時振戦はなにか動作をしているときに出現する．たとえば，指鼻試験を行っている間

に観察をする．指鼻試験は，被検者に外側に向けて腕を伸ばしてもらい，示指で自分の鼻の頭に触れ，そして検者の指先に触れるように指示をする．開眼で行っても閉眼で行ってもよい．検査中に指の振戦について観察をする．正常では，円滑に指は鼻の頭や指先にずれることなく到達できる．指が鼻の頭や検者の指先に到達する間に出現するふるえが運動時振戦である．振戦は運動の終わりに顕著となる．運動時振戦は，多発性硬化症，SCD などの小脳性疾患などで認められる．

　羽ばたき振戦は asterixis とも呼ばれ，上肢を伸展位で前方に挙上して水平にその位置を保ってもらうように指示すると，腕が上下に揺れてしまう振戦や，手を前方に伸ばして手関節を背屈位にすると手が上下に動き，羽ばたいているような振戦をいう．ウィルソン病，肝性脳症，尿毒症，抗てんかん薬であるフェニトインやフェノバルビタールによる副作用などで出現する．

　(2) 舞踏病運動

　派手な動きのときは，突然に四肢を目的もなく動かして踊っているように見える不随意運動である．顔をしかめたり，手で物をつかむときに滑らかに手が届かずおかしな手つきをしているように見えることもある．舌を出してもらうと，舌が出たり引っ込んだりしているのが観察される．認知症疾患ではハンチントン病でこの舞踏病運動が認められる．視床の血管障害で認められることもある．

　(3) ミオクローヌス

　突然に起こる筋肉の短時間の不随意収縮である．不規則な動きで，筋肉の一部や筋肉全体で起こる．観察していると筋肉の一部のピクッとした動きや体の一部をピクッとさせるような運動として認められる．認知症疾患では，プリオン病，ヘルペス脳炎などで認められる．

　(4) ジスキネジア

　舌をねじったり前後に出し入れをする動きや，口を動かす動作が絶えずみられる状態が口唇ジスキネジア（oral dyskinesia）で，向精神薬の副作用として知られている．抗パーキンソン病薬の副作用でも四肢にジスキネジアが出現することがある．

　(5) ジストニア

　筋肉の不随意な持続的な収縮によって生じる異常な姿勢や運動である．四肢や体幹などの随意筋に生じる．責任病巣として，大脳基底核，視床，視床下核が考えられている．遺伝性，抗精神病薬によるもの，そして原因不明のものがある．痙性斜頸と書痙もジストニアであり，認知症疾患では PSP にみられる頸部の後方への反り返りはジストニアである．

　M）小脳機能

　小脳虫部の障害では体幹の運動失調があり，歩行が障害されてふらふらした歩行になる．前項の「I）運動機能 (1) 姿勢と歩行」（⇒ p. 96）で記したように，歩行の観察や継ぎ足歩行をさせると検出できる．小脳半球の障害では，構語障害，眼振，障害側の上下肢の運動失調，筋緊張の低下などがみられる．「L）不随意運動 (1) 振戦」（⇒ p. 100）で記した指鼻試験，仰臥位で閉眼して踵を他側の膝につけて元に戻す運動を繰り返させるかかと膝試験，膝

につけた踵を脛にそって滑らせる heel-shin test などを行うと，小脳障害では目的の場所からずれてしまいうまく運動できない．上肢を挙上して手の回内と回外をできる限り速く行わせると，小脳障害があるとうまくできず遅くなりぎこちない．麻痺や筋強剛があるときもへたになることに注意が必要である．一側の小脳障害があるときは小脳の血管障害や腫瘍を疑い，両側の障害では SCD や MSA などの神経変性疾患を疑う．まれではあるが，小脳症状を主徴とする PSP がある．

　N）感覚機能

　表在感覚には，触覚，痛覚，温度覚があり，深部感覚には振動覚と位置覚がある．ビタミン B_{12} 欠乏では脊髄後索障害により深部感覚が障害される．振動覚は 128Hz の音叉を外果のような皮膚に近接する骨に当てて振動を感じているかを検査する．位置覚は第 1 趾を指でつまんで上か下に動かして，どちらを向いているかを聞く．

文　献

1) Baba T, Kikuchi A, Hirayama K, et al.: Severe olfactory dysfunction is a prodromal symptom of dementia associated with Parkinson's disease ; A 3 year longitudinal study. *Brain*, **135** (Pt 1) : 161-169 (2012).

2) Haerer AF : Dejong's The Neurologic Examination. 5th ed., 28-29, Lippincott Williams & Wilkins, Philadelphia, PA (1992).

3) 平山惠造：神経症候学. 第 1 版，529-530，文光堂，東京（1976）.

7

高齢者の検査
Ⅰ. 生化学的検査

1. 高齢者の生化学的検査

　高齢者は自覚症状がないか，あるいは症状はあってもそれを認識していないが，生化学的異常をきたしていることが少なくない．しかも，その異常が精神機能，認知機能に影響を与えることも少なくない．高齢者の認知症を中心とした精神神経疾患の診断を行う際には，必ず生化学的検査を行っておくことが推奨されている．

2. 血液生化学的検査等（表1）

　一般的な生化学検査では電解質（Na，K，Cl），肝機能（AST，ALT），腎機能（BUN，クレアチニン〈Cr〉，GFR〈糸球体濾過量〉），血糖値，HbA1c等の測定がある．電解質ではしばしば低ナトリウム血症をきたしていることが多い．また，抑肝散を服薬している場合に低カリウム血症をきたすことも多い．肝機能が悪化し肝性脳症をきたして認知症と見誤ることがあり，肝機能検査（AST，ALT）に異常をきたしている場合はアンモニアの測定が必要となる．腎機能が悪化して腎性脳症の状態の場合もある．アルツハイマー型認知症治療薬であるメマンチンは腎排泄性であり，投与量を考えるうえでも，腎機能検査（BUN，Cr）を行っておく必要がある．高度の認知機能低下が疑われればクレアチニンクリアランス（creatinine clearance；CCr）を測定して30 mL/分未満であればメマンチンの維持量を1日1回10 mgにすることとされている．糖尿病では糖尿病性認知症[1]をきたす可能性や，認知症と糖尿病が合併して認知症の症状を悪化させることがある．

　低栄養が高齢者の健康（認知機能も含めて）に影響を与えることが知られており，高齢者の栄養状態の評価として総蛋白，アルブミンの測定が重要である．

　一般的なルーチン検査に組み入れられていない検査として，甲状腺機能検査（TSH，フリーT$_3$〈FT$_3$〉，フリーT$_4$〈FT$_4$〉），ビタミンB$_{12}$，ビタミンB$_1$，葉酸などの測定は重要である．

表1 血液生化学的検査

検査項目	評価内容（疑われる病気および症状）
電解質（Na, K, Cl）	低ナトリウム血症、SIADH、低カリウム血症
血糖、HbA1c	糖尿病性認知症
BUN、クレアチニン、CCr	腎性脳症
AST、ALT、アンモニア	肝性脳症
総蛋白、アルブミン	栄養の指標
TPHA	神経梅毒
HIV	ヒト免疫不全症候群
TSH、FT$_3$、FT$_4$	甲状腺機能低下症
ビタミンB$_{12}$、葉酸	脳症、亜急性連合変性症
ビタミンB$_1$	アルコール関連脳症
自己抗体	自己免疫性髄膜脳炎
腫瘍マーカー、HCG	脳腫瘍、転移性脳腫瘍、悪性リンパ腫
APP、プレセニリン遺伝子	遺伝性アルツハイマー病
アポリポ蛋白E遺伝子多型	アルツハイマー型認知症

Na：ナトリウム、K：カリウム、Cl：クロール、SIADH：抗利尿ホルモン不適合分泌症候群、BUN：尿素窒素、CCr：クレアチニンクリアランス、AST：アスパラギン酸アミノトランスフェラーゼ、ALT：アラニンアミノトランスフェラーゼ、TPHA：梅毒トレポネーマ抗体、HIV：ヒト免疫不全ウイルス、TSH：甲状腺刺激ホルモン、HCG：ヒト絨毛性ゴナドトロピン、APP：アミロイドβ前駆体蛋白

とくに甲状腺機能低下症は頻度が高く、『認知症疾患診療ガイドライン』[2]でも甲状腺機能検査を認知症診断の際に施行すべきと推奨されている。しかし、SakataとOkumura[3]は、本邦での調査で甲状腺機能検査を行わずに抗認知症薬を投与しているケースが約7割を占めると報告している。感染症検査の血清梅毒、ヒト免疫不全ウイルス（human immunodeficiency virus; HIV）等は、病歴上、神経梅毒やヒト免疫不全症候群が疑われる場合に実施することが推奨されている。

遺伝子検査として、アミロイドβ前駆体蛋白（amyloid-β precursor protein; APP）とプレセニリン-1遺伝子（PSEN1）、PSEN2の遺伝子変異が家族性アルツハイマー病でみられることから、家族性アルツハイマー病が疑われる場合は測定を検討する。遺伝子多型の検査で、アポリポ蛋白E（apolipoprotein E）ε4をもつ者がアルツハイマー型認知症になりやすく、遺伝的危険因子として位置づけられている。確定診断になるものではないが、診断の参考になる。遺伝子検査、遺伝子多型検査としては倫理的配慮が必要である。

血液中アミロイドβ蛋白（amyloid β protein; Aβ）、リン酸化タウ蛋白やαシヌクレインの測定も可能となっており、診断に有用であるとする報告もなされているが、まだ一致したコンセンサスを得るところまで至っておらず、一般臨床での使用は未定の状況である。

3. 髄液生化学的検査等（表2）

脳脊髄液検査は、認知症との鑑別が必要な中枢神経系の感染症、脳腫瘍（悪性リンパ腫や転移性腫瘍）、免疫性疾患、正常圧水頭症等の疾患では、生化学的検査のみではなく細胞数、

表2　髄液生化学的検査ほか

検査項目	評価内容（疑われる病気および症状）
蛋白，糖	正常圧水頭症，脳腫瘍
細胞数，ウイルス PCR	髄膜脳炎（細菌性，ウイルス性ほか）
タウ蛋白，リン酸化タウ蛋白	アルツハイマー型認知症
アミロイド β 蛋白	アルツハイマー型認知症
タウ蛋白，14-3-3 蛋白	プリオン病
免疫グロブリン	多発性硬化症
α-シヌクレイン	レビー小体型認知症

PCR：ポリメラーゼ連鎖反応

細胞診なども行って除外する．正常圧水頭症ではタップテストも行う必要がある．

　アルツハイマー型認知症の診断には，髄液中 Aβ，髄液中リン酸化タウ蛋白が有用であると認識されている[4]．髄液中 Aβ は脳内の老人斑の状態を反映し，髄液中リン酸化タウ蛋白は脳内の神経原線維変化の程度を反映すると考えられている．アルツハイマー型認知症は以前は病理診断しかなかった．それは，老人斑と神経原線維変化を確認する方法が病理診断しかなかったからである．現在，老人斑と神経原線維変化の存在を確認できる診断法は髄液中 Aβ とリン酸化タウ蛋白しかない．アミロイド PET（positron emission tomography）やタウ PET の測定技術が進歩してきており，画像的に脳内のアミロイド沈着や神経原線維変化の状態を把握することも可能となってきている．しかし，これらの検査法は保険適応が得られておらず，日常臨床で使用することはできない．髄液中 Aβ は保険適応がとれていないが，診断薬としての認可は受けている（アミロイド PET と髄液中 Aβ についてはガイドラインに沿って新しいアルツハイマー型認知症の治療薬レカネマブの投与の要否を判断する場合に限り保険適用となった）．髄液中リン酸化タウ蛋白は保険適応がとれている．この両者の測定はどこの医療機関でも日常臨床で可能である．典型的なアルツハイマー型認知症では不要かもしれないが，診断に迷うような例では髄液中 Aβ やリン酸化タウ蛋白の測定が必要と考える．

　プリオン病に対しては，髄液中 14-3-3 蛋白や髄液中総タウ蛋白の測定が有用と報告されている．しかし，髄液中 14-3-3 蛋白は保険適応がとれていない．そこで，利用可能な検査としては髄液中総タウ蛋白になる．プリオン病では髄液中リン酸化タウ蛋白は上昇しないが，総タウ蛋白は上昇する．プリオン病では，アルツハイマー型認知症のようにタウ蛋白がリン酸化されて神経原線維変化をきたすような機序ではなく神経細胞が早急に死滅するため，リン酸化タウ蛋白は増えず総タウ蛋白のみが増加すると考えられている．

　レビー小体型認知症では髄液中 α-シヌクレインの測定が有用であるという報告もあるが，一般臨床での応用はできない．

　多発性硬化症でも認知機能低下をきたすことがあり，若年性認知症としての鑑別が必要である．鑑別診断に役立つ検査としては，髄液中の免疫グロブリン等がある．

4．ま と め

　本稿で述べた生化学検査および関連する検査は，認知症を中心とした高齢者の精神神経疾患の診断，治療に必要なものである．とくに，治療可能な認知症の鑑別診断，認知症に併発する病態の把握，認知症をきたす代表疾患であるアルツハイマー型認知症の適切な診断および治療に役立つものであり，日常診療での測定を考慮していただきたい．

文　献

1) Fukasawa R, Hanyu H, Sato T, et al.: Subgroups of Alzheimer's disease associated with diabetes mellitus based on brain imaging. *Dement Geriatr Cogn Disord*, **35** (5-6) : 280-290 (2013).
2) 日本神経学会（監），「認知症疾患診療ガイドライン」作成委員会（編）：第2章 症候，評価尺度，検査，診断　CQ2-7　認知症の診断と鑑別はどのように行うか．認知症疾患診療ガイドライン 2017, 36-37, 医学書院，東京（2017）.
3) Sakata N, Okumura Y : Thyroid function tests before prescribing anti-dementia drugs ; A retrospective observational study. *Clin Interv Aging*, **13** : 1219-1223 (2018).
4) 谷口美也子：髄液・血液検査．（日本認知症予防学会監，浦上克哉，川瀬康裕編）認知症予防専門士テキストブック 改訂版，160-165, 徳間書店，東京（2017）.

7

高齢者の検査

Ⅱ．画像検査

　何らかの器質性疾患の存在の可能性が高い高齢者において，画像検査は積極的に行われるべきである．とくに解像度の高い核磁気共鳴画像法（magnetic resonance imaging；MRI）は，被曝もなく情報量の多さからも老年精神医学において不可欠な検査となっている．また，単一光子放射断層撮影（single photon emission computed tomography；SPECT）検査は設置数も増え，脳血流だけではなく，ドパミントランスポーター（dopamine transporter；DAT）密度の評価も保険適用となり，統計画像的解析法の普及とあいまって，認知症疾患の臨床において非常に重要な存在となっている．現時点で陽電子放出断層撮影（positron emission tomography；PET）検査は保険適用ではないが，認知症疾患の臨床において有用であり，脳糖代謝をみる ^{18}F-FDG-PET 検査，分子イメージングであるアミロイド PET，タウ PET が臨床での使用を期待されている．主な認知症疾患の特徴的画像所見を表 1 にまとめた．

1．形態画像（CT，MRI）

　コンピュータ断層撮影（computed tomography；CT）検査においては，人体の多方向からX線が照射され，それを検出器で測定することで，組織のX線吸収値を求めて画像表示を行う．意識障害など緊急を要する際には CT 検査を施行する．短時間で撮影できるため，長時間安静が保てない患者に対しても施行可能なことが多く，また，急性期の出血や重度頭部外傷などにおいては，MRI 以上に有用性が高い．一方で，正常組織と病変，白質と灰白質などの組織間のコントラスト，萎縮や形態の評価においては MRI に劣る．また被験者の被曝の問題も考慮する必要がある．

　MRI 検査においては，核磁気共鳴現象を利用して生体内部の情報を画像化する．CT よりも形態の評価，正常組織と病変，組織間のコントラストにおいて優り，また撮像法を適切に選択することにより病変の背景病理の想定まで可能になることも臨床上有用である．さらに，

表1　主な認知症疾患における特徴的画像所見

疾患	特徴的な MRI（CT）所見	特徴的な SPECT・PET 所見
アルツハイマー型認知症	側頭葉内側部（海馬・扁桃体），頭頂－側頭連合野の萎縮	楔前部・後部帯状回，頭頂－側頭連合野，側頭葉内側部の血流低下，アミロイド PET 陽性
前頭側頭型認知症	前頭葉，側頭葉前方部の萎縮	前頭葉，側頭葉前方部の血流低下
レビー小体型認知症	側頭葉内側部（海馬・扁桃体）は比較的保たれる	後頭葉の血流低下，FDG-PET での帯状回島兆候，DAT scan：線条体集積低下，MIBG シンチ：心筋集積低下
大脳皮質基底核変性症	左右差ある中心前後回の萎縮	左右非対称の脳血流低下，DAT scan：線条体集積低下，MIBG シンチ：心筋集積異常なし
進行性核上性麻痺	中脳被蓋の萎縮，第三脳室拡大	比較的早期から前頭葉の血流低下，DAT scan：線条体集積低下，MIBG シンチ：心筋集積異常なし
血管性認知症	梗塞，出血	梗塞巣に一致した血流低下

DAT：ドパミントランスポーター，MIBG：meta-iodobenzylguanidine

放射線被曝がないという点では非侵襲的である．一方で，金属や装置などの体内インプラントがある場合は，高磁場による牽引や脱落，発熱による熱傷，デバイスへの影響などの危険があり，MRI 検査の適合性について，事前にチェックが必要である．

　MRI においては，認知症の原因疾患が呈する特徴的な画像所見をとらえるために，最適な撮像条件の設定が必要である．

1）T₁ 強調画像

　脳萎縮のような形態の評価では，T₁ 強調画像が標準的に撮像される．グラジエントエコー法により3次元 T₁ 強調画像を撮像すると，横断像，矢状断像，冠断像の3方向での視覚的評価が可能になるとともに，統計画像解析も可能になる．

　アルツハイマー型認知症（Alzheimer's disease；AD）で早期からみられる内側側頭葉の選択的な萎縮の評価では，冠状断を用いた海馬や海馬傍回の形態，萎縮の程度の検証が有用である（図 1A）．正常圧水頭症では脳室の拡大に比して脳溝が狭小しており，診断をサポートする所見となる（図 1B）．なお，脳は加齢に伴い萎縮するため，病的な萎縮との鑑別が重要である（図 1C）．また，臨床所見を無視して，萎縮の所見からだけで変性性認知症を診断することは困難であることに注意が必要である．

2）T₂ 強調画像 /FLAIR 画像

　T₂ 強調画像 /fluid attenuated inversion recovery（FLAIR）画像は，脳梗塞巣や虚血性変化を評価するために有用である（図 2A）．

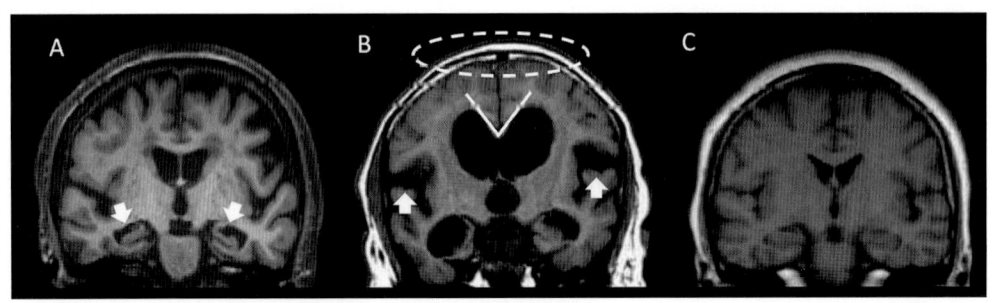

A：アルツハイマー型認知症．両側海馬（矢印）の萎縮を認める．
B：特発性正常圧水頭症．脳室拡大，シルビウス裂などの脳溝開大（矢印），高位円蓋部のクモ膜下腔狭小化（点線囲い），脳室角 90 度未満（直線）．
C：老齢健常被験者

図1　MRI-T_1 強調冠状断像

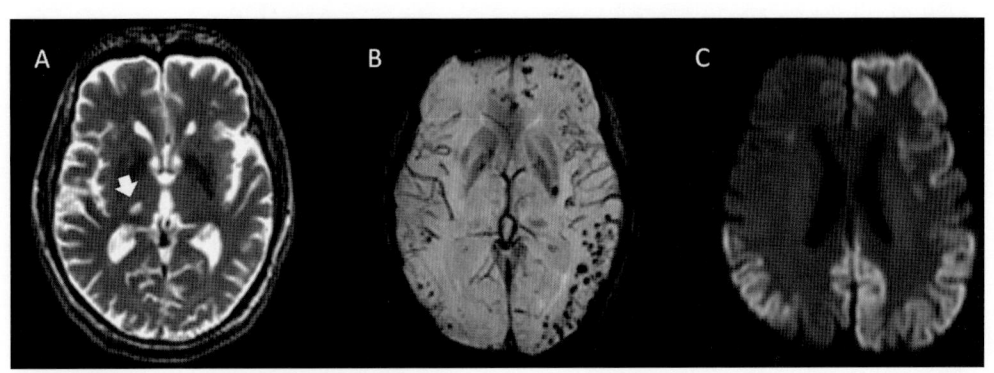

A：T_2 強調画像．脳梗塞患者（矢印：右視床梗塞）
B：T_2* 強調画像．脳アミロイドアンギオパチー患者（黒点は微小出血反映）
C：拡散強調画像．クロイツフェルト・ヤコブ病患者（大脳皮質に沿った高信号）

図2　MRI-T_2，T_2*，拡散強調画像

3）T_2* 強調画像 / 磁化率強調画像

　T_2* 強調画像 / 磁化率強調画像（susceptibility weighted imaging；SWI）では，磁化率効果を鋭敏に反映し，微小な出血性変化を検出できる．脳アミロイド血管症（脳アミロイドアンギオパチー）における微小出血などの診断に有用である（図 2B）．

4）拡散強調画像

　拡散強調画像（diffusion weighted imaging；DWI）は，急性期脳梗塞の評価に重要である．また，認知症診断に有用かつ特異的な情報が得られる可能性がある（クロイツフェルト・ヤコブ病における大脳皮質に沿った高信号など：図 2C）．

5）その他

　血液のプロトンを内因性造影剤として無侵襲に脳血流情報を画像化できる arterial spin labeling（ASL），神経線維束を画像化できる拡散テンソル画像，脳機能評価が可能な機能的 MRI（fMRI）などの手法において認知症診断への応用が研究されつつある．

2．機能画像（PET，SPECT）

　PET，SPECT に代表される核医学検査は，放射性同位元素で標識した放射性医薬品を体内に投与することにより，機能・代謝画像の撮像，あるいは血流・機能の測定を行うものである．PET は，陽電子（ポジトロン）を放出する放射性同位元素で標識した放射性薬剤を放射線源としている．陽電子が近くの電子と結合して消滅する際，消滅時に透過力の強いガンマ線を 180 度対向方向に放出する．この一対の放射線を人体周囲に並べた検出器で同時に計数することで，放射線源の方向と位置を特定し，計算によって，放射線源の体内集積度について 3 次元的に再構成を行う．

　SPECT は，PET に比較してより広く普及し，実臨床での応用の頻度も高い．ガンマ線を放出する核種で標識した物質を投与し，体内から放出されるガンマ線を検出器により体外計測して，多方向からの投射データをもとに X 線 CT の技術を応用して断層画像を得る．通常のガンマ線放出核種は 1 回の崩壊で 1 個の光子，単光子（single photon）を放出する．PET に比べると，画像の分解能定量性ともに劣るが，市販のガンマ線放出核種を利用することから，検査は簡便でしかも安価に行うことができる利点がある．

1）脳血流 SPECT 検査

　わが国では，脳血流 SPECT 検査において，^{123}I-IMP，^{99m}Tc-HMPAO，および ^{99m}Tc-ECD が検査用トレーサーとして使用可能である．

　A）^{123}I-IMP

　^{123}I-IMP（*N*-isopropyl iodoamphetamine）は，血流との相関に優れるため，脳血管障害の検査で有用性が高い．投与後 1 時間以内の画像所見（early image）と 3〜4 時間後の画像所見（delayed image）が異なることが明らかにされている．すなわち，early image で低集積であったところが delayed image で健常部位と同程度の集積に変化することがあり，再分布と呼ばれている．したがって，投与後 1 時間以内に脳血流情報を評価する必要がある．

　B）^{99m}Tc-HMPAO

　^{99m}Tc-HMPAO（hexamethylpropyleneamine oxim）には，^{123}I-IMP のような再分布は認められず，投与直後の血流分布を反映することから，必要な時点で薬剤を投与しておけば撮像はいつでも可能という利点がある．

　C）^{99m}Tc-ECD

　^{99m}Tc-ECD（ethyl cysteinate dimer）は，血液脳関門を通過して脳実質に取り込まれたのち，

エステラーゼの作用により血液脳関門透過性を失い，脳実質に保持される．血中バックグラウンドが低く画質はきわめて良好で，病変検出能も高い．認知症の早期診断に関する報告でよく用いられている．しかしながら，^{99m}Tc-ECDは，後頭葉皮質の集積が他のトレーサーに比べて高い傾向にあることには注意が必要である．

　変性性認知症の初期では，萎縮よりさきに血流・代謝の低下が現れるため，その検討が早期発見に役立つ．ADの診断では，楔前部・後部帯状回および側頭−頭頂葉接合部の血流低下が指標として用いられている．レビー小体型認知症（dementia with Lewy bodies；DLB）では，後頭葉の脳血流低下が診断における支持的なバイオマーカーとみなされている．認知症の鑑別診断においては，全脳での相対的低下域の分布評価が重要であり，そのために統計学的解析法手法が使用可能である．図3に，^{99m}Tc-ECD画像および統計学的解析ソフトウェア e-ZIS（easy Z-score Imaging System）[2]によるAD患者の解析例を示す．

2）ドパミントランスポーター-SPECT

　DLBやパーキンソン症状を伴う疾患は，黒質線条体ドパミン神経細胞の変性を伴い，その結果，神経終末にあるDAT密度が低下する．DAT検査は黒質線条体ドパミン神経系のDAT密度を評価する検査であり，黒質変性の検出感度が高く，パーキンソン症状を伴う疾患の早期診断に有用である．わが国では，^{123}I-FP-CIT（ioflupane）を用いたDAT-SPECT検査が臨床において用いることができる．DAT-SPECTの診断においては，その線条体集積の低下についての評価が基本となる（図4A）．パーキンソン病（Parkinson's disease；PD）では，線条体集積が後方優位に低下することで，いわゆるドット型の集積を呈する（図4B）．一方，DLBでは線条体集積が全体的に低下する傾向がある（図4C）．視覚的な定性評価に加えて，特異的集積と非特異的集積のカウント比であるspecific binding ratio（SBR）によって定量的にDAT濃度を検証することも可能である．

3）Meta-iodobenzylguanidine（MIBG）心臓交感神経シンチグラフィー

　PDやDLBでは，レビー小体が脳内だけではなく，早期から全身に分布して，脳内のドパミン神経と同時に，心臓を含む全身の交感神経も早期から障害される．^{123}I-meta-iodobenzylguanidine（MIBG）はノルアドレナリンの生理的アナログであり，静脈注射後，血中から速やかに心臓交感神経終末に取り込まれることで心臓交感神経を画像化することができる．従来は，虚血性心疾患や糖尿病性自律神経障害の診断に用いられていたが，レビー小体病理を認める疾患において，その集積が低下することが明らかとなり，① PDと症状が類似した他のパーキンソン症候群との鑑別，② DLBと症状が類似した他の認知症疾患との鑑別に用いられている．投与から約15分後（早期像）と約3時間後（後期像）に撮影を行い，胸部前後方向の平面画像を作成する．早期像は交感神経の分布，後期像は交感神経活動の指標とされる．関心領域を心臓（heart；H）に，参照領域を縦隔（mediastinum；M）において計測

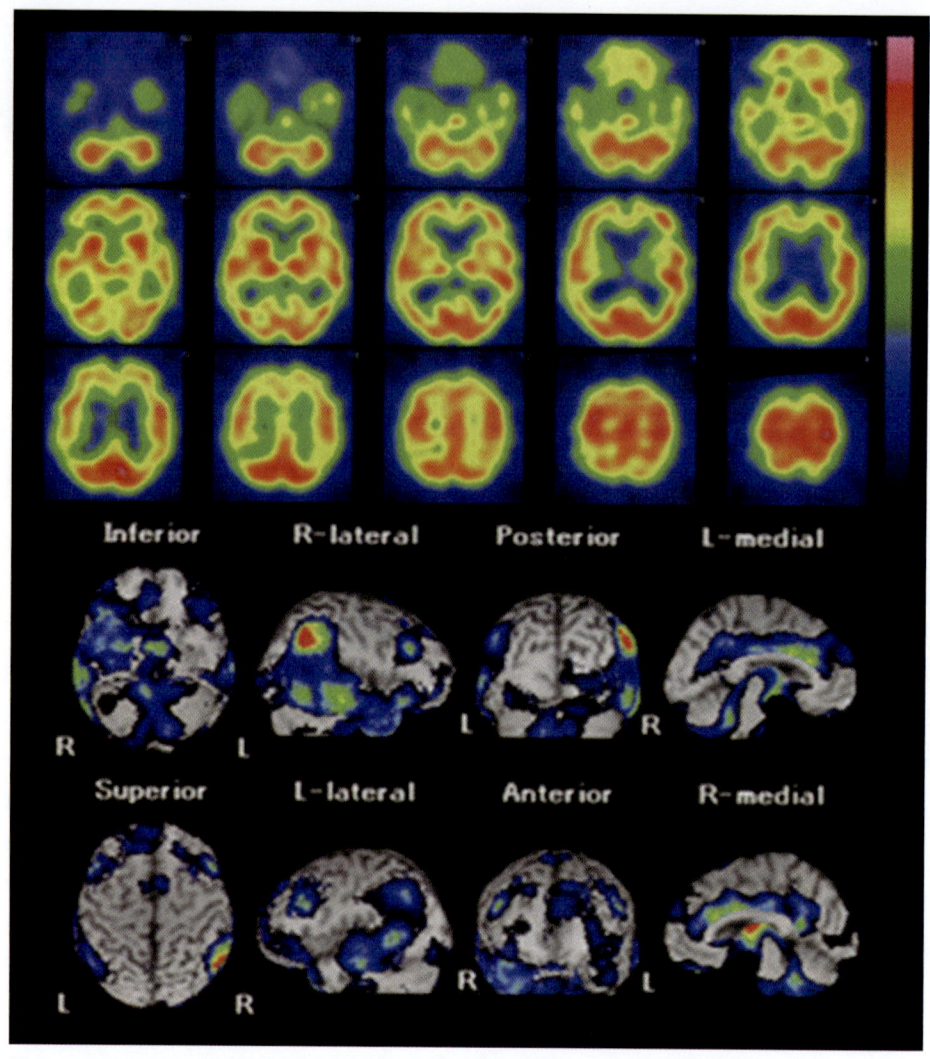

図3 アルツハイマー型認知症（AD）患者の^{99m}Tc-ECD 画像および統計学的解析ソフトウェア e-ZIS による解析例

した H/M 比で定量化を行う．図5に，MIBG 集積の心筋への集積低下を示す DLB 症例を示す．

　現時点での DLB の臨床診断基準（2017 年）[3]では，DAT 検査と MIBG 検査はいずれも指標的バイオマーカーとして位置づけられており，DLB を示唆する中核的特徴の１つと，DAT 検査か MIBG 検査のいずれかで異常が認められれば，probable DLB と診断することができる．

4）PET 検査

　PET 検査は，認知症診断において，現時点で保険適用ではないが有用な検査として，脳

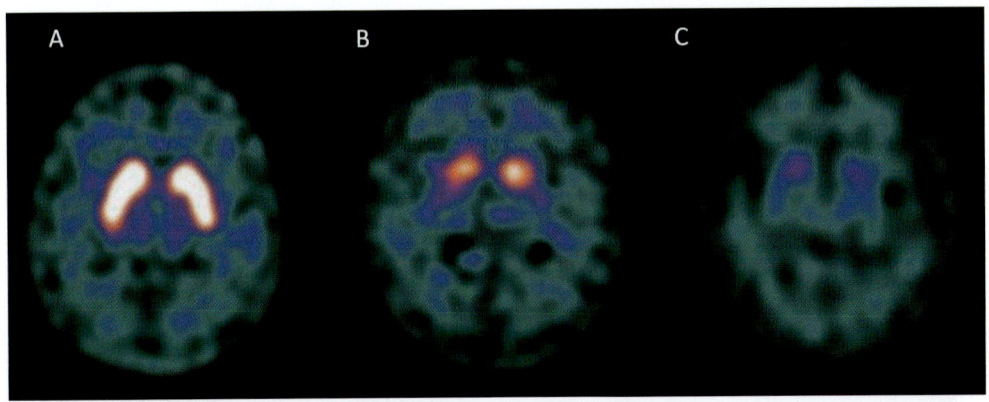

A：正常所見．線条体への集積がカンマ型にみられる．
B：被殻後方優位の低下所見．尾状核が相対的に保たれ，集積は丸くドット型．パーキンソン病に多い．
C：線条体の全般的低下所見．レビー小体型認知症で認められることが多い．

図4　DAT-SPECT 検査

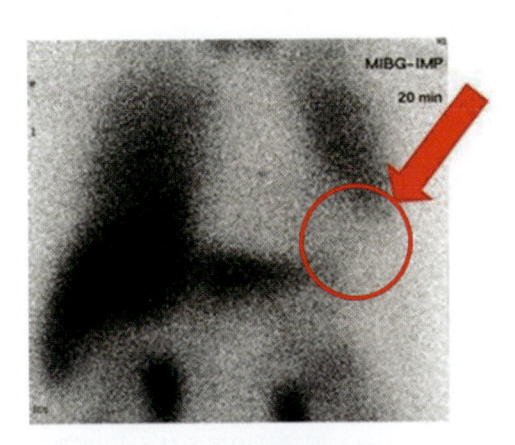
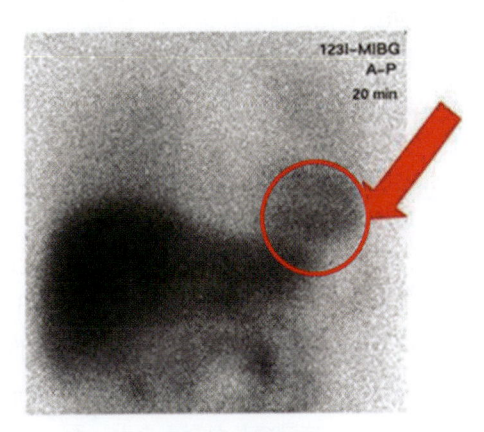

レビー小体型認知症　　　　　　　　　健常被験者

レビー小体型認知症患者で，MIBG の心筋への集積（赤丸，矢印）の低下がみられる．

図5　^{123}I-MIBG による心臓交感神経シンチグラフィー

糖代謝をみる ^{18}F-FDG-PET 検査，分子イメージングであるアミロイド PET，タウ PET が挙げられる．

　A）^{18}F-FDG-PET 検査

　脳糖代謝はシナプス活動を反映すると考えられている．グルコースの 1 つの水酸基を ^{18}F で置き換えた PET 用トレーサーである ^{18}F-FDG（fluorodeoxyglucose）によって糖代謝の脳内分布を介して脳神経活動の評価を行うことで，変性疾患の診断に役立てることができる．PET は SPECT に比較して解像度に優れることから，鑑別において高い判別能が期待できる．米国では，2006 年より AD と前頭側頭葉変性症の鑑別に ^{18}F-FDG-PET 検査を行うことが米

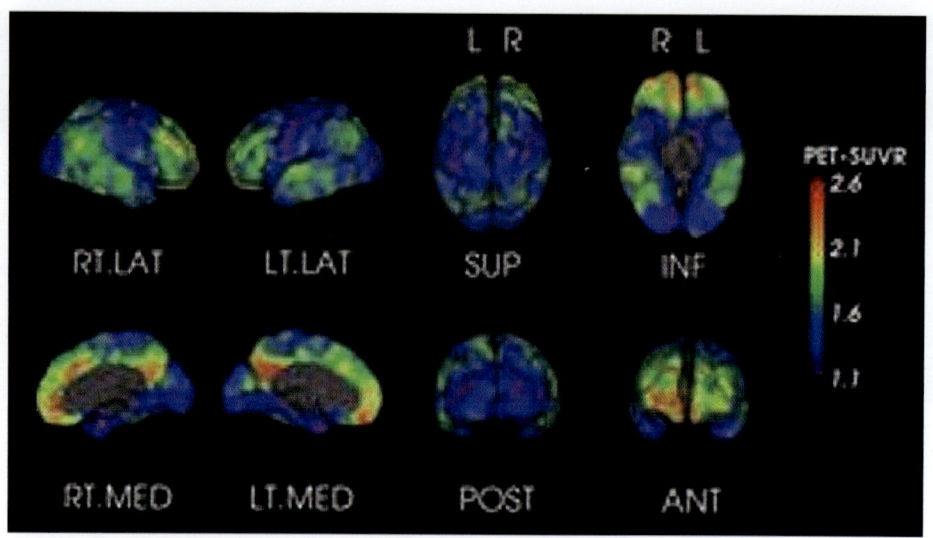

アルツハイマー型認知症患者（AD）の¹¹C-PiB アミロイド PET. 前部帯状回，後部帯状回・楔前部に次いで，頭頂側頭連合野，前頭葉連合野に，¹¹C-PiB の強い集積が認められる.
（写真提供：国立長寿医療研究センター 加藤隆司先生）

図6　アミロイド PET 画像

国食品医薬品局（FDA）にて承認されている.

B）アミロイド / タウ PET 検査

AD では，アミロイド β の脳内沈着が発症前より観察され，その原因としてアミロイドカスケード仮説が提唱されている. アミロイド β と親和性をもつ PET トレーサーを用いることで，低侵襲で脳内のアミロイド沈着を画像化することができる（図6）. 当初は，半減期が 20 分程度と短い ¹¹C-PiB（Pittsburgh Compound-B）がトレーサーとして使用され，サイクロトンのある施設でしか行えなかった. 近年，半減期の長い ¹⁸F 標識のアミロイド PET 製剤が開発され，日本では3剤（フルテメタモル，フロルベタピル，フロルベタペン）の合成装置や放射性医薬品が薬機法で承認されており，今後，日常診療でアミロイド PET 検査が行われる環境は整いつつある.

タウ PET は，脳内の神経原線維変化（タウ蛋白凝集）を画像化する手法である. 神経原線維密度の変化は，AD の認知機能障害の重症度と相関するため，タウ PET は AD の重症度評価に有用である可能性がある. また，AD 以外のピック病，進行性核上性麻痺，大脳皮質基底核変性症，嗜銀顆粒性認知症などのタウ関連疾患の鑑別・評価に使用できる可能性がある. 現時点では，タウ PET 薬剤は感度やタウ蛋白への特異性の問題から研究段階にあるが，認知症疾患の診断・鑑別における有用性の確立が期待できる.

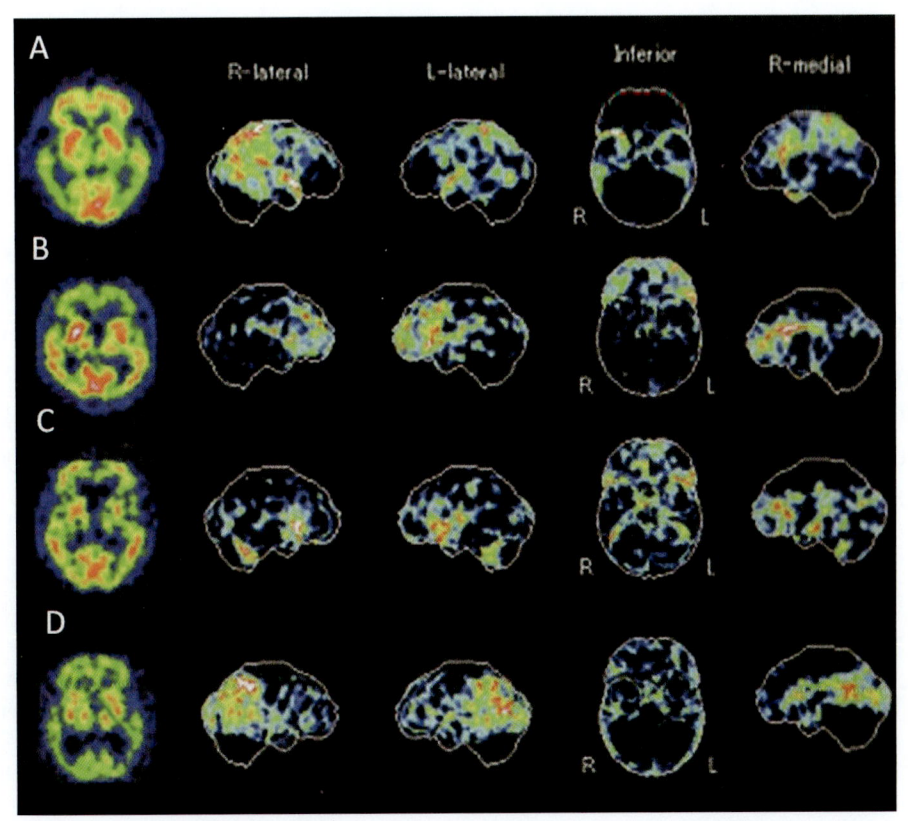

A：アルツハイマー型認知症（軽度）
B：ピック病
C：多発梗塞性認知症
D：レビー小体型認知症
（写真提供：国立精神・神経医療研究センター〈現・福島県立医科大学〉松田博史先生）

図 7　3D-SSP による主な認知症疾患の解析例

3．統計学的解析法

1）VSRAD

　認知症の原因疾患には神経変性疾患が多く，萎縮の評価が診断に重要な役割を果たす．視覚的評価が基本であるが，早期診断における軽微な萎縮の有無の判断が必要な場合や，加齢による脳全体の萎縮が部分的な萎縮をわかりにくくしている場合は，視覚的評価がむずかしい場合がある．また，後部帯状回や迂回回など視覚的な萎縮の評価がむずかしい領域も存在する．

　ブイエスラド®（Voxel-based Specific Regional analysis system for Alzheimer's Disease ; VSRAD）[1]と呼ばれる統計学的解析ソフトウェアにおいては，各個人の脳をすべて標準脳の形態に変換したうえで，あらかじめ用意された健常高齢者の脳画像データベースと統計学的

に比較することで，個々の患者の局所脳萎縮の有無を定量的に評価できる．嗅内皮質，扁桃，海馬を含む側頭葉内側部におかれた AD の疾患特異関心領域の選択的な萎縮を検出することも可能である．

2）e-ZIS/3D-SSP

　認知症の鑑別診断においては，全脳における局所脳血流の相対的低下領域についての評価が重要になる．脳萎縮の場合と同様に，視覚的評価が重要であるが，早期診断としての軽微な低下の判断は視覚的評価ではむずかしい場合がある．e-ZIS[2]（図3）および3D-SSP（three-dimensional stereotactic surface projections：図7）[4]に代表される統計学的解析ソフトウェアにおいては，各個人の脳をすべて標準脳の形態に変換したうえで，あらかじめ搭載された健常高齢者の脳画像データベースと統計学的に比較することで，個々の患者の初期の軽微な脳血流低下域の分布をとらえることができる．

文　献

1) 松田博史：早期アルツハイマー型認知症診断支援システム VSRAD®について．日本放射線技術学会雑誌，**62**（8）：1066-1072（2006）．

2) Matsuda H, Mizumura S, Nagao T, et al.: An easy Z-score imaging system for discrimination between very early Alzheimer's disease and controls using brain perfusion SPECT in a multicentre study. *Nucl Med Commun*, **28**（3）: 199-205（2007）.

3) McKeith IG, Boeve BF, Dickson DW, et al.: Diagnosis and management of dementia with Lewy bodies ; Fourth consensus report of the DLB Consortium. *Neurology*, **89**（1）: 88-100（2017）.

4) Minoshima S, Frey KA, Koeppe RA, et al.: A diagnostic approach in Alzheimer's disease using three-dimensional stereotactic surface projections of fluorine-18-FDG PET. *J Nucl Med*, **36**（7）: 1238-1248（1995）.

7

高齢者の検査

Ⅲ．電気生理学的検査

1．高齢者の診察における脳波の役割

　脳と身体の脆弱性を背景に器質身体因が高齢者では重要になる．認知症，せん妄（意識変容），意識障害，非けいれん性てんかん重積，けいれんなどで，ICD-10 による診断分類では，症状性を含む器質性精神障害（F0），精神作用物質使用による障害（F1），およびてんかん（G40）などである．

　脳波は，神経生理学的状態を敏感に反映するので，高齢者の診療では臨床的価値の高い検査といってよい（表 1）．ただし，脳波所見には非特異的なものが多いため，病態の解釈に際しては臨床症状，画像検査と統合されることが必要である．また，てんかんやせん妄では複数回の検査が必要になることが多い．

　なお，電気生理学的検査としては，脳波に加えて，ポリソムノグラフィ，事象関連電位（P300，ミスマッチ陰性電位〈mismatch negativity；MMN〉），眼球運動（アンチサッケード課題），定量脳波解析（low resolution brain electromagnetic tomography〈LORETA〉解析），脳磁図および近赤外光スペクトロスコピーがあるが，ここでは臨床脳波を取り上げる．

2．認　知　症

　認知症では，基礎律動である α 波の周波数の低下とともに背景脳波に θ 波，δ 波が増加（徐波化）して，認知機能の低下と並行する．認知症の各基礎疾患により，脳波に特徴があるので紹介する．なお定量脳波解析を使った研究では，せん妄やレビー小体型認知症（dementia with Lewy bodies；DLB）の診断指標，薬物治療の反応性指標，軽度認知障害（mild cognitive impairment；MCI）から認知症移行者リスク指標などの研究が進んでいるが[2]，ここでは取り上げない．

表1　老年精神医学における脳波の役割

1．認知症
- 認知症では進行に伴ってα波の周波数の低下やθ波，δ波の増加（徐波化）が進行する．これらは非特異的な変化である
- アルツハイマー型認知症では初期より全般性徐波化の傾向
- 前頭側頭型認知症では進行しても脳波は正常の傾向
- レビー小体型認知症では初期より後頭部に"pre-α/θ"帯域の周期性変動が出現．FIRDA も多い
- 血管性認知症では病巣部に徐波が出現する
- クロイツフェルト・ヤコブ病では初期には徐波化，FIRDA が，中期に PSD が出現し末期には消失し平坦化する

2．せん妄・意識障害
- 脳波はせん妄の診断には感度と特異度が不十分なので繰り返し記録が必要
- 意識障害患者でけいれんがあれば脳波検査は必須
- 非けいれん性てんかん重積は高齢者に多く，せん妄と誤診されやすい
- 中毒性・代謝性脳症のせん妄では徐波化，重症化すると FIRDA やδ波，アルコール離脱ではβ波などの速波化の傾向
- 過活動型せん妄では徐波化，低振幅速波化し，低活動型せん妄ではθ波，δ波が増える傾向

3．けいれん・てんかん
- 棘波，鋭波は診断的価値が高い
- 脳炎，離脱せん妄ではけいれんを伴うこともある
- 脳卒中後てんかんでは二次性全般化発作が多い
- 高齢初発てんかんは意識減損焦点発作（複雑部分発作）が多く，健忘エピソードで受診するため認知症と誤診されやすい
- 非けいれん性てんかん重積は高齢者に多く，せん妄と誤診されやすい

FIRDA；前頭部間欠律動性デルタ活動，PSD；周期性同期性放電

1）アルツハイマー型認知症

アルツハイマー型認知症（Alzheimer's disease；AD）では，脳波は初期には正常であるが，進行に伴ってα波の律動性が低下して，周波数が遅くなり，開閉眼反応が鈍り，分布が全般化する．またβ波（速波）は減少し，θ波，δ波（徐波）が全般性に増加する．局在性の所見があれば，血管性認知症の存在・合併が示唆される．若年性 AD では，行動上の問題が初診の理由となり，前頭側頭葉変性症（frontotemporal lobe degeneration；FTLD）との鑑別が問題になるが，上記のような脳波所見であれば AD の可能性が高い．

2）前頭側頭葉変性症

FTLD では，進行してもα波は正常で，徐波化も AD ほどではない．FTLD では遂行機能障害，脱抑制やアパシーなどの前頭葉症状が，また，原発性進行性失語では左半球言語領野の症状など巣症状があるが，脳波に反映されない．

3）レビー小体型認知症

DLB では，AD に比べて徐波化が早期より強い．基礎律動の周波数の低下は，α波帯域〜θ波帯域に及ぶ．またθ波，δ波が後方領域に出現するが，これも AD より顕著である．こ

れらの徐波化は，DLB 臨床診断基準[1]で支持的バイオマーカーのひとつとして「脳波における プレアルファ / シータ（pre-α/θ）帯域における周期的な変動を伴う顕著な後方の徐波活動」と記載されている．「プレアルファ / シータ」とは耳慣れない言葉であるが，5〜7Hz の θ 波を指す．

　前頭部間欠律動性デルタ活動（frontal intermittent rhythmic delta activity ; FIRDA）は，DLB の3割程度にみられ，その頻度は AD よりはるかに高い．FIRDA は非特異的な軽度の異常脳波で，前頭葉の MRI 異常を伴わない．

　DLB での徐波化は MCI の段階で始まっている，周波数分析によると周波数の変動幅と認知機能の動揺が関連する，アセチルコリンエステラーゼ阻害薬による脳波の改善は AD でも起こるが DLB でより顕著である，などの報告がある．

4）クロイツフェルト・ヤコブ病

　クロイツフェルト・ヤコブ病（Creutzfeldt-Jakob disease ; CJD）では，病初期には徐波化・不規則化する．ミオクローヌスが出現する中期には周期性同期性放電（periodic synchronous discharge ; PSD）が出現し，末期になると背景脳波の平坦化が進み，PSD も消失する．PSD は孤発性 CJD の診断基準にはいっている．

　PSD は全般性に分布するが，発現の初期には一側半球性のこともあり，周期性一側性てんかん様放電（periodic lateralized epileptiform discharges ; PLEDs）との鑑別，解釈が問題になる．また，後頭部に限局する PSD は孤発性古典型 Heidenhain variant CJD でみられる．

3. せん妄・意識障害の脳波

　せん妄は，代謝性，中毒性・離脱性，感染性脳症などを原因とし，注意と意識水準が短期間に出現してその重症度が変動する．高齢者では脆弱性があるため，せん妄に迅速な対応が必要である．鑑別として，認知症，精神疾患や非けいれん性てんかん重積などがある．

　せん妄では，認知機能の障害に並行して徐波や速波の混入があり，α 波の持続性と周波数が低下するが，これらは非特異的な所見である．また，臨床症状と徐波化が並行しないこともある．そのため複数回検査して，臨床症状の回復と脳波の改善が並行することを確認することが多い．脳波は，せん妄の診断には，感度と特異度が不足している．

　また，せん妄の原因に応じて脳波にも特徴が現れる．中毒性・代謝性脳症のせん妄では開眼賦活で α 波抑制が消失し，α 波が θ 波活動に取って代わられ，症例によっては FIRDA もみられる．これらは覚醒度の低下を反映する．

　振戦せん妄では速波化することがある．せん妄を伴わないアルコール離脱では脳波の変化は少ない．なお，アルコール性認知症の高齢者は低振幅徐波化と皮質の萎縮を伴う．ウェルニッケ・コルサコフ症候群に特徴的な脳波所見はない．

　低活動型せん妄では θ 波，δ 波が増える徐波化となり，過活動型せん妄では基礎律動の徐

波化と低振幅速波化するとの報告もある.

4. けいれん・てんかん

　高齢初発てんかんの年間新規発症は4.5万人と推定されており，原因の1位は脳血管障害（1/3）で，2位が変性疾患である．脳血管性てんかんでは二次性全般化が多く，障害部位に持続性不規則徐波が多く，てんかん性放電は少ない．AD の3〜5%でてんかん発作があり，発作型は複雑部分発作（complex partial seizure；CPS）が多い．なお，国際抗てんかん連盟（ILAE）によるてんかん発作型の操作的分類（2017年）では，CPS に代わって意識減損焦点発作（focal impaired awareness seizure；FIAS）という新しい呼称を提案したので，本稿では併記する.

　CPS/FIAS では，健忘エピソードを家族が心配して認知症外来を受診する．CPS/FIAS の診断は脳波以上に臨床症状（意識減損と自動症）の確認に尽きる．一般に，初回検査でてんかん性異常が検出されるのはてんかん患者の3割前後とされ，脳波検査の特異度は高いが感度は低い．そこで，CPS/FIAS の脳波検査で次のような工夫が必要となる．①棘波が出現することの多い前側頭部に電極を配置，②睡眠で異常波が誘発されるので前夜の睡眠制限などによる睡眠記録，③感度の低さを補うために複数回の検査である．なお，側頭部の棘波が耳朶を活性化しているときは，①リモンタージュ機能で双極誘導に変更して位相逆転を確認するか，②活性化していない耳朶を基準電極とする.

　非けいれん性てんかん重積（non-convulsive status epilepticus；NCSE）も高齢者に多く，診断が遅れがちで致死率が高い．NCSE は，てんかん性活動が原因となってけいれんのない意識障害が持続している状態で，抗てんかん薬に反応する．てんかん性活動（棘徐波，鋭徐波）や律動性徐波などが，全般性あるいは局在性に出現する．NCSE が全般性強直間代発作に引き続くせん妄と誤診されることがある．てんかんの既往がない高齢者にも欠神重積が起こりうる.

5. 高齢者の脳波の記録と判読の注意

　高齢者は覚醒度が低下，変動しやすいので，基礎律動が確認されないことがある．そのような場合は，開閉眼で確実に覚醒させる工夫が必要である.

　高齢者では入眠期や覚醒期にきわめて周波数の遅い高振幅δ波が両側前頭部に出現することがある．これは，前方部緩徐律動（anterior bradyarthymia）と呼ばれ，FIRDA が覚醒期に出現することなどで区別される.

　てんかん性異常とは解釈しない棘波・鋭波があり高齢者で問題になるのは，ウィケット棘波（wicket spikes）や睡眠時良性てんかん性一過性波（benign epileptiform transients of sleep；BETS，別名・小鋭棘波〈small sharp spike〉）である．いずれも軽睡眠で側頭部のと

くに左に多く出現する.

　てんかんの焦点性 / 全般性の区別は治療薬の選択に直結する. 発作型が全般性強直間代の患者で一側側頭部にてんかん性活動があったとすれば, てんかん病型は全般てんかんではなく焦点てんかんの二次性全般化発作と理解して, 患者が自覚していない CPS/FIAS などを確認することになる.

文　献

1) McKeith IG, Boeve BF, Dickson DW, et al.: Diagnosis and management of dementia with Lewy bodies ; Fourth consensus report of the DLB Consortium. *Neurology*, **89** (1) : 88-100 (2017).
2) Schomer DL, Lopes de Silva FH (eds.) : Niedermeyer's Electroencephalography ; Basic Principles, Clinical Applications, and Related Fields. 6th ed., Lippincott Williams & Wilkins, Philadelphia, PA (2010). (本文献については, 本稿で広範に参考にした.)

7

高齢者の検査

Ⅳ. 心理検査

1. 心理検査の基本

1）心理検査とは

心理検査は，心理学や精神医学など，人間の心理や精神を扱う学問分野の理論や有力な仮説として認められた構成概念（construct）を，心理測定学の方法論に基づいて，その概念を十分に反映すると想定される行動のサンプルの収集・分析を通じて推定する尺度や道具の総称である．その使用は，医療はもとより，教育，司法・矯正，産業・労働，福祉など，対人援助にかかわる各分野の実践や研究に及ぶ．可視化の対象である「心」には，個人の行動を特徴づけるさまざまな精神機能が含まれる．その主なものは，①個人の能力（知能・認知機能），②個人の価値観や行動・思考様式（パーソナリティ，性格），③心身の発達（運動，言語，認知発達），④感情（抑うつ状態，不安，アパシー，怒りなど），⑤健康やストレス，⑥適性（進路や職業の適性），⑦QOL（幸福感，人生満足度など），⑧自立と自律（例：手段的ADL，ADL，意思能力など）である．

医療で使用するどの検査にもいえることだが，心理検査の使用者は，心理検査の仕組みや性質上，どうしてもその使用に際して留意しなければならない点がある．以下にその主な点を5つ示す．

第1に，心理検査の測定対象は「心」という直接観察することのできない構成概念であり，検査で観察可能なのは，その構成概念を十分に反映すると仮定された行動のサンプルにすぎない点に留意が必要である．そのため，心理検査の場合，測定結果がただちに測定対象の構成概念の様相を表すわけではなく，測定結果の評価，すなわち解釈という作業を通じて初めて構成概念である心の状態に迫ることができる．

第2に，心理検査の測定対象は，開発当時の知見や理論を踏まえた開発者の意図や学問的立場によって定義された構成概念であるために，同様の構成概念の測定を目的とする検査であっても，各尺度における構成概念の定義，測定する行動のサンプル，さらには得点化や結

果の表示方法が異なる場合があることに留意しなければならない.

　第 3 に, 心理検査の結果は, 検査を受ける人（受検者）が検査にどう取り組んだか, そのときの心理状態はどうであったかなど, 検査時の心理状態や取り組み方によって影響されやすい点に留意が必要である. たとえば, 知能や認知機能の検査では集中力やモチベーションが結果に影響することがある. また, 他者から評価されることへの不安（評価懸念）が強い場合, 防衛的な反応が増えたり, 検査者から「こう評価されたい」「こう見られたい」という思いが回答に反映されたりしやすい点にも使用者は留意しなければならない.

　第 4 に, 心理検査による測定は, 患者にとっては通常はあらわにされることのない個人の内面が明らかにされる体験となることに留意が必要である. 自らの内面があらわにされることへの抵抗や防衛は, しばしば心理検査中に起こる一般的な反応であり, それをどう取り扱うかは検査者の力量にかかっていることに留意が必要である.

　最後に, 開発時点における検査の性能がいくら高くても, それを実施する検査者の技能が十分でなければ, 臨床的に価値のある情報は得られない点に留意しなければならない. さらにいえば, 技能の不十分な検査者による検査実施は, 患者にとって侵襲的な体験となりうる点にも留意が必要である. なお, 後述するように, ここでは検査の性能を「検査能」, 検査者の技能を「検査者能」と呼ぶことにする.

2）主な使用目的

　精神科医療一般における目的 [37, 127] と同様に, 老年精神医学においても, 診断, 治療, ケア, 権利擁護, 治験や研究に際して, 患者の心理機能の評価が必要な時に心理検査が使用される. その主な目的は以下のとおりである.

　第 1 は, 診断に必要な情報を得るためである. 認知症, 軽度認知障害, せん妄など, 老年期の精神障害には, 認知機能障害の評価とそれが患者の日常生活や社会生活の自立に及ぼす影響の評価が不可欠な病態が多い. また, 斎藤 [127] が指摘するように, 不安, 抑うつ, アパシー, 幻覚・妄想などの症状を主訴とする患者の場合も, 認知症疾患との鑑別や, 主訴の背景にある脳器質因の検索のための神経心理検査や, 加齢による能力低下が症状形成に及ぼす影響を検索するための知能・認知機能検査が必要とされるケースもある. したがって, 神経認知障害群の障害が疑われる場合はいうに及ばず, 不安症やうつ病など, 他の精神障害が疑われる場合であっても, 鑑別ならびに脳器質因や正常加齢の影響の評価のために心理検査が実施されることがある.

　第 2 は, 治療やケアの方針を判断するためである. 老年精神医学の専門医の主要な治療対象である神経認知障害群の治療やケアでは, 患者の生活機能障害や行動・心理症状（behavioral and psychological symptoms of dementia ; BPSD）への対応がきわめて重要な意味をもつ. 生活機能障害への対応では, 生活環境の評価に加えて, 個人の能力面の評価が必要である. 個人の能力に関しては, 低下あるいは失われた能力だけではなく, 保持されている能力の把握が不可欠である. なぜなら, 生活機能障害の改善を目指す認知リハビリテーション

（外的代償法）では，「保持されている患者の内的機能（内的資源）」や「患者が利用可能な
ツールや環境（外的資源）」によって障害された機能を代替・補償することに焦点がおかれ
るからである．また，BPSD への対応では，「かかりつけ医のための BPSD に対応する向精
神薬使用ガイドライン（第 2 版）」[70]にあるように，薬物療法を優先しなければならない状況
を除き，まずは出現時間，誘因，環境要因などの特徴を探って症状の発現機序を検討し，そ
のうえで家族や介護者とともにその改善を探る非薬物的介入の検討が優先される．ここでの
検討に不可欠な情報として，患者が環境をどのように認識しているのか，患者はなにに対し
て不安や恐怖を感じているのか，患者はなにを意図してそのような行動をするのか，などに
関する情報を得るために，認知機能や感情機能の評価を目的とした心理検査が行われること
がある．

　第 3 は，精神医学的評価が必要な各種手続き・書類作成のためである．老年精神医学の専
門医は，精神鑑定，成年後見制度・介護保険制度・障害者手帳の申請など，患者の権利擁護
や制度利用の申請手続きに必要な各種の文書作成を求められ，そこに心理検査の結果が専門
医としての判断の根拠のひとつとして記載されることがある．

　第 4 は，治験や臨床研究での使用である．精神機能の回復を目的とする治験や介入研究に
おける効果指標として，認知機能や心理面・行動面の症状，ADL などの行動指標が用いら
れる場合に心理検査が使われる．

3）心理検査のタイプ

　心理検査は，その主たる測定対象（測定内容）によって，知能検査，認知機能検査，パー
ソナリティ検査，発達検査，職業適性検査などに分類されることが多いが，実施形式，測定
形式，検査構造，使用目的による分類がある．

　実施形式に関しては，検査者と受検者が 1 対 1 で行う形式の個別実施型検査と，一斉実施
が可能な集団実施型検査がある．臨床実践では，通常，検査時の患者の様子を観察可能で，
かつ，1 人ひとりに細やかな配慮を行うことのできる個別実施型検査が選択される．測定形
式に関しては，検査者が受検者の行動を直接観察して測定する直接観察式の検査，患者本人
が回答する自己報告式の検査，そして受検者の日常をよく知る関係者の観察結果を頼りに受
検者の行動を測定する間接観察式あるいは他者報告式の検査がある．病状から本人に直接質
問したり，課題を与えたりして行う検査の実施が困難な場合，他者報告式の検査が有用であ
る．検査構造に関しては，合計得点あるいは 1 つの尺度得点のみを算出する構造の検査
（例：認知症スクリーニング検査）と複数の因子得点あるいは下位尺度得点が算出可能な構
造の検査（例：知能検査）がある．後者のなかには，知能検査のように，知能因子の得点
（指標得点）と尺度全体の成績を総合した指標（例：全検査 IQ〈Full Scale IQ〉）が算出可能
な検査と，合計得点は算出せず複数の因子得点あるいは下位尺度得点を算出して評価する構
造の検査（例：性格検査）がある．使用目的に関しては，患者の最大パフォーマンス（能
力）をみるための検査（例：知能検査，認知機能検査）と，患者の典型的なパフォーマンス

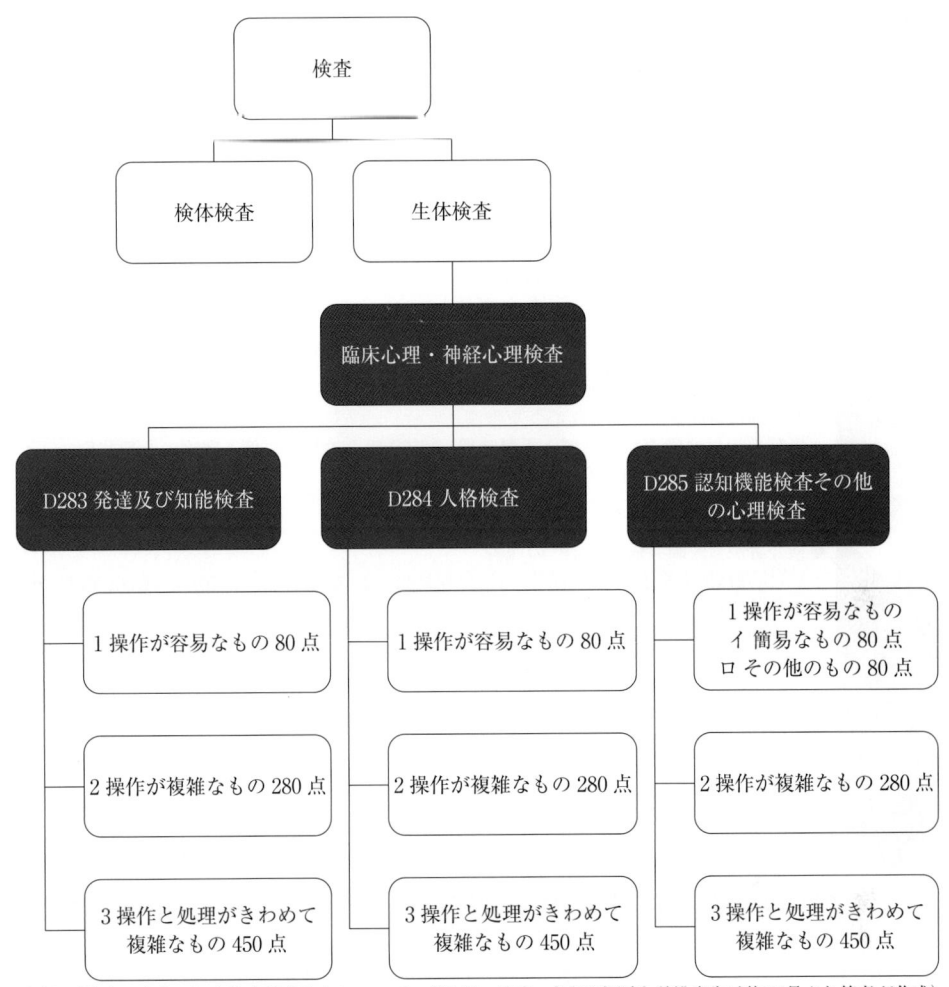

（厚生労働省：令和2年度診療報酬改定について：第3部　検査. 令和2年厚生労働省告示第57号より筆者が作成）

図1　医科診療報酬点数表における心理検査（臨床心理・神経心理検査）の位置づけ

（特徴）をみるための検査（パーソナリティ検査，性格検査）がある[24].

　なお，医科診療報酬表における心理検査は，「D283 発達及び知能検査」「D284 人格検査」「D285 認知機能検査その他の心理検査」からなる「臨床心理・神経心理検査」として，生体検査のひとつに位置づけられている（図1）[71]. それぞれ操作かつ / または処理の複雑さの程度に応じて，80点，280点，450点という3段階に分類されている.

4）検査実施と検査依頼

　心理検査の実施に関しては，医師自らが検査の「実施」から「判断」までの全過程を一人で行う場合と，医師から依頼を受けた専門職が検査者として検査の「実施」から検査結果の「報告」までを担当する場合がある. 後者の場合，医師は，検査者の報告をもとに最終的な

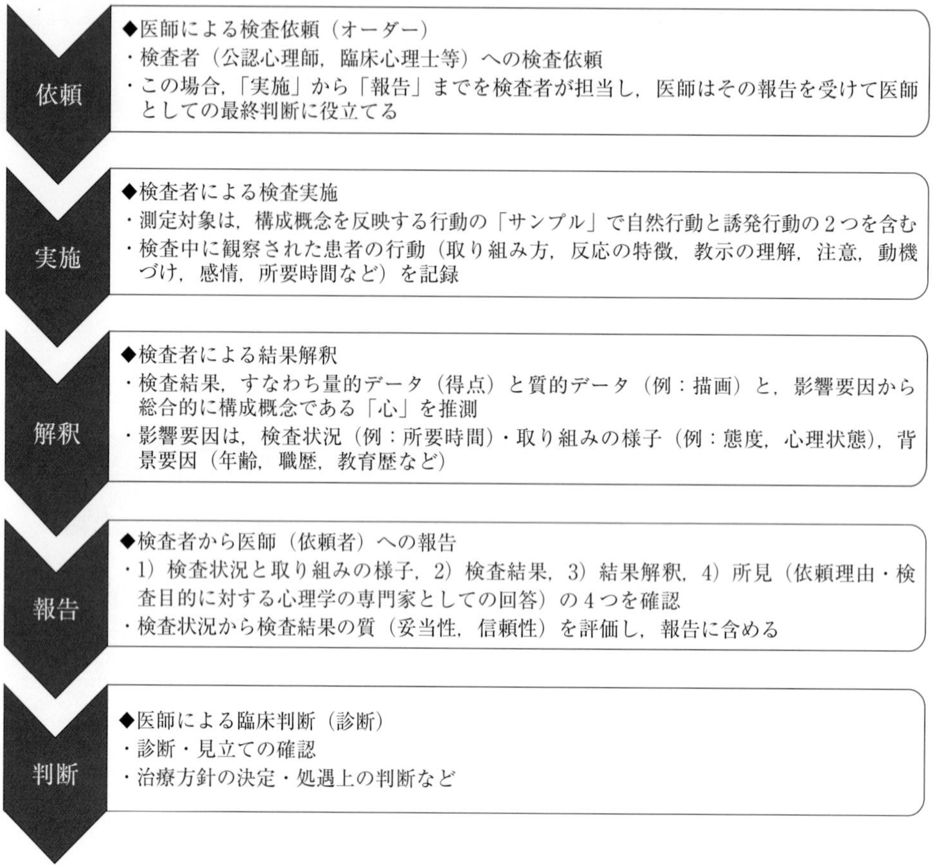

図2 医師が検査者に検査実施を依頼する場合の一般的な流れ

「判断」を行うことになる（図2）.

　通常の診察時間内で実施可能な心理検査ならば，医師が自ら実施し，検査中の患者の様子を含めて検査結果を判断することができる．しかし，通常の診察時間内では時間的に実施がむずかしい心理検査や実施に心理アセスメントの専門性を必要とする心理検査に関しては，心理検査の実施に精通した専門職に検査実施を依頼することができる（図3）．一般的には，心理学や心理測定学に精通した専門職である公認心理師（国家資格）や臨床心理士（大学院修士課程修了レベルの民間資格）に依頼することが多いが，言語や作業能力の評価が必要な場合には言語聴覚士や作業療法士に，日常の患者の行動を評価する場合には看護師や介護職に，それぞれ検査実施を依頼することができる．だれに検査を依頼するかの判断を行うのは専門医の責務である.

5）検査の選択・検査バッテリーの組み方

　目的に応じて，必要な複数の検査を組み合わせること，あるいは組み合わせて実施するこ

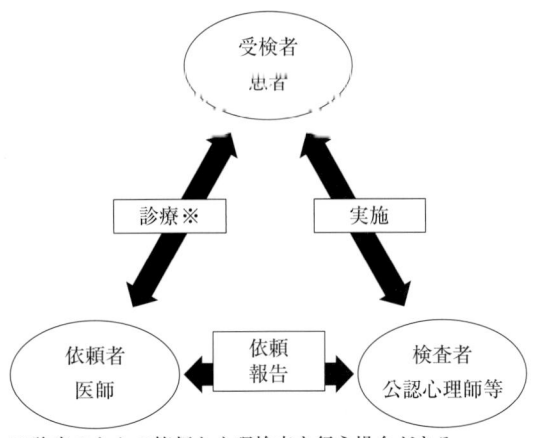

※診療のなかで簡便な心理検査を行う場合がある

図3　心理検査における医師と検査者の連携

とを検査バッテリーもしくはテストバッテリーと呼ぶ．他の臨床検査と同じく，目的に合った検査を選択・組み合わせるのが基本だが，多くの情報を得ようと，情報量の多い検査や検査バッテリーを行うことは，そのぶん受検者に与える負担が大きくなる．受検者の状態をよく考え，負担にならない範囲で必要な検査を選択して実施すべきである[59,91]．理想的には，①1回あたりの所要時間は1時間以内となるように，を目安にすること，②患者にふさわしい難易度の検査を選択すること，③図版や回答欄が十分に大きく高齢者が取り組みやすいものであること，④短期間で繰り返し検査を実施する場合には，並行検査・等価の問題リストが用意された検査を選択すること（そうした検査が使用できない場合は，学習効果・練習効果を加味して結果を評価する），⑤認知機能の評価では，可能ならば，年齢や教育水準別のノルムのある検査を選択することが望ましい．

2．検査能と検査者能

　検査結果の質を左右するのは，検査の道具としての性能と，それを使用する検査者の技量である．前者を「検査能」，後者を「検査者能」と呼ぶ[88~90]．なお，ここでいう「検査結果の質」とは，検査結果の精度や有用性で成り立つ検査の臨床的価値を意味する．図4は，これまでの議論[88-90]をもとに作成した検査能と検査者能の概念図である．

1）検査能
　「検査能」とは使用する検査の性能を表し，「構成概念定義の正当性」，検査の「妥当性」「信頼性」「臨床的有用性」によって評価される（図4）．
　A）構成概念定義の正当性
　これは，測定しようとする対象の構成概念（construct）の定義づけが理論やエビデンス

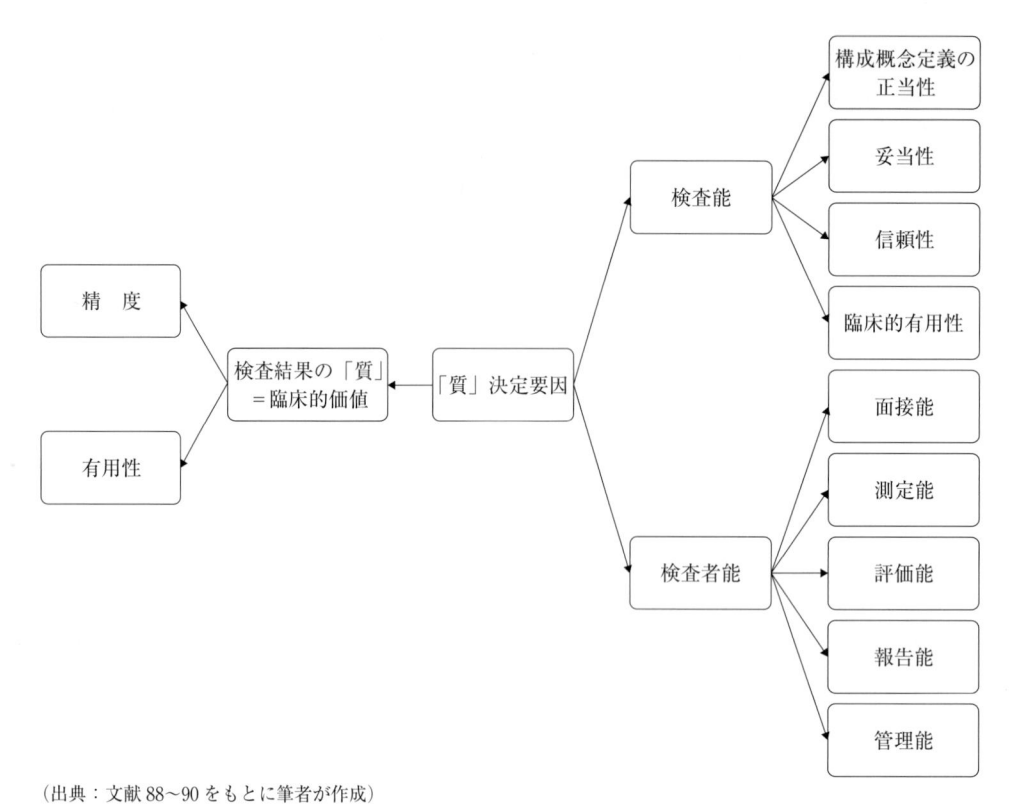

（出典：文献 88〜90 をもとに筆者が作成）

図4　心理検査における検査結果の「質」とその決定要因

　に十分に基づいてなされているかどうかを表す．構成概念とは，理論や仮説に基づいて研究者が人為的に構成した概念を意味し[22,160]，知能，認知機能，パーソナリティといった測定対象はいずれも人為的に構成された概念である．この概念を客観的に測定するために，心理検査では，その概念を十分に反映すると考えられ，外部から観察可能な現象，すなわち行動のサンプルを測定する[10]．どのような行動を測定するかは，測定対象となる「心」をどう定義するかで決まり，この定義を構成概念定義と呼ぶ．なお，心理検査のなかには，同じ概念を測定対象としているにもかかわらず，検査によって測定される内容や得点化の考え方に相違がみられるものがある[10,65]．直接その実体を観察できない現象だからこそ，検査開発者の考えによって測定内容と方法にある種の個性が生まれることがあることに留意が必要である．

　ところで，心理検査でサンプリングされる行動は，特別な介入なしに自然に外部から観察可能な行動（自然行動）と，特別な介入によって外部から観察可能になる行動（誘発行動）に大別できる．自然行動は日常生活場面における患者の普段の行動である．こうした行動は，手段的日常生活動作や日常生活動作，認知症の重症度・ステージ評価の対象となる．他方，誘発行動は非日常的な場面（例：検査室，診察室）で，意図的に介入によって誘発された反応である（例：質問への回答，刺激に対する反応）．介入には，質問，課題，図，絵などの

刺激を用いる．これらは言語刺激と非言語刺激，あるいは聴覚刺激と視覚刺激に大別される．神経心理検査のように，観察された行動に一定のルールで得点を付与する場合，検査結果は量的デ　タと情報として記録される．他方，描画や文書など，患者の実際の行動を測定結果とする検査では行動が質的データとして記録される．

B）妥当性（validity）

心理測定における「妥当性」は，測定結果が測定すべき構成概念を正しく反映している程度を意味する[22]．最も重要な妥当性は構成概念妥当性である．因子分析による構成概念の構造の検証・確認，かつ／または，理論的に関連のある変数を基準とした関連性の検討から議論される．妥当性は，信頼性とともに測定結果の精度を表し，通常，信頼性と同じく，心理検査の開発時に検討されている．その結果は，心理検査のカタログ，マニュアルや説明書，あるいは開発にかかわる論文等に公開されているはずである．使用者は，自らが使用する検査の妥当性がどのような方法で検討されたのか，なにを基準に妥当性の確認が行われたのか，それの結果はいかなるものであったかを確認しておくことが望ましい．

C）信頼性（reliability）

「信頼性」とは，測定値の一貫性を表す[23]．信頼性には，内的整合性，再検査信頼性（再現性），評定者間一致度がある．経過観察や変化の評価では，再検査信頼性が十分に高い検査の使用が求められる．採点基準や実施手続きの一貫性を表す評定者間一致率は，異なる検査者による測定の結果を比較検討するうえで重要な指標となる．患者の状態に変化はないにもかかわらず，検査者によって行動に対する得点化のルールが異なってしまっては，測定結果の信頼性を欠くこととなるため，実施手順や採点ガイドラインが明確でその運用に一貫性のあるガイドラインあるいは検査マニュアルのある検査を使用すべきである．

なお，妥当性についてもいえることだが，開発時に測定結果に十分な信頼性と妥当性が確認されている心理検査であっても，個々の患者に対して検査がどのように行われたかによって，検査使用時の信頼性や妥当性が十分とはいえない場合がある．検査を受ける患者の取り組み方や検査時の心理状態，検査者の実施ミスや採点に適切性を欠く場合などの状況がその主な原因である．検査目的，患者の状態に合った検査を選択することはもちろんだが，患者の状態に応じて適切な検査実施を行う力量のある検査者でなければ，検査本来の性能を十分に発揮させることが困難となる．この点は後述する検査者能にかかわる問題といえる．

D）臨床的有用性

「臨床的有用性」とは，検査実施にかかる「コスト」と，検査から得られる「ベネフィット」との関係で評価される．臨床実践で使用する検査は，検査から得られるベネフィットが，実施にかかる時間的・費用的コスト，および，受検者の心理的・身体的負担を上回るべきである．臨床的有用性は検査選択において考慮にいれるべき検査の性能である．臨床的有用性の判断は，個々の患者の状況をみながら，そのつど行われる必要がある．

2）検査者能

　「検査者能」とは検査者の技能を意味し，ここには，「面接能」「測定能」「評価能」「報告能」「管理能」が含まれる（図4）．検査本来の性能（検査能）を十分に発揮させ，臨床的価値の高い結果を得るには，心理検査にかかわる全過程を適切に遂行するのに十分な技能を有する検査者の存在が不可欠である．

　A）面接能

　「面接能」とは，検査に伴う侵襲性に配慮しながら，受検者の不安の除去，評価懸念の軽減，自尊感情への配慮，そして，ラポール形成とその維持を行う能力である．心理検査は，通常はあらわにされない個人の内面を可視化する作業であり，また，検査によって自分自身の能力低下を実感する場面も起こりやすい．最大パフォーマンスを評価する検査では，患者が安心して自らの力を発揮できる状況を作り出さねば正確な測定はできない．典型パフォーマンスを評価する検査では，ありのままの自分を開示してもらえる状況を作り出さねば，これまた正確な測定はできない．心理検査を受けることが，患者にとってどのような体験となるのかをよく見極め，患者の不安や緊張を取り除くことも臨床的価値の高い検査結果を得るために不可欠である．自らの出来不出来を心配したり，自分の回答の正誤の確認を求めたりする患者を安易に励ましたり，回答をはぐらかしたりする態度は決して望ましい態度ではない．検査によって患者の自尊感情を傷つけたり，患者の思いをないがしろにしたりすることはあってはならない．

　B）測定能

　「測定能」とは，標準的な実施法に則り，正確な測定を行う能力を意味する．検査は標準的な方法で行うのが基本である．なぜなら，検査者が自分勝手な方法で測定したのでは結果の妥当性や信頼性に重大な支障が出るからである．しかし，臨床的により有用な情報を得るために，意図的に標準的な方法とは異なる方法で検査を行ったり，追加の質問を加えたりすることがある．難聴のある患者に対して，本来は口頭で質問すべき問題を書字（筆談）で提示したら回答できるかどうかを評価したい場合などがこれに該当する．ただし，通常とは異なる実施方法を用いた場合は，その理由および具体的な変更点とともに，測定結果の評価や取り扱いに留意が必要である（標準的な方法で測定された結果に基づいて決められた評価基準をそのまま適用することが困難な場合がある）．

　測定では，検査環境への配慮も重要である．静穏で患者のプライバシーが守られる部屋での実施が望ましい．とくに評価懸念の強い患者では，家族や医療スタッフの同席下での検査受検は，不安や緊張を高め，あるいは，自尊感情を傷つける可能性があるため，避けるべきである．

　なお，検査者には，測定の中断・中止を判断し，それを実行する力も含まれる．検査で患者を苦しめたり，傷つけたりするおそれのある場合は，施行不能あるいは施行中止と判断することはやむを得ない．こうした判断を的確に行い，実行する力が後述する管理能である．

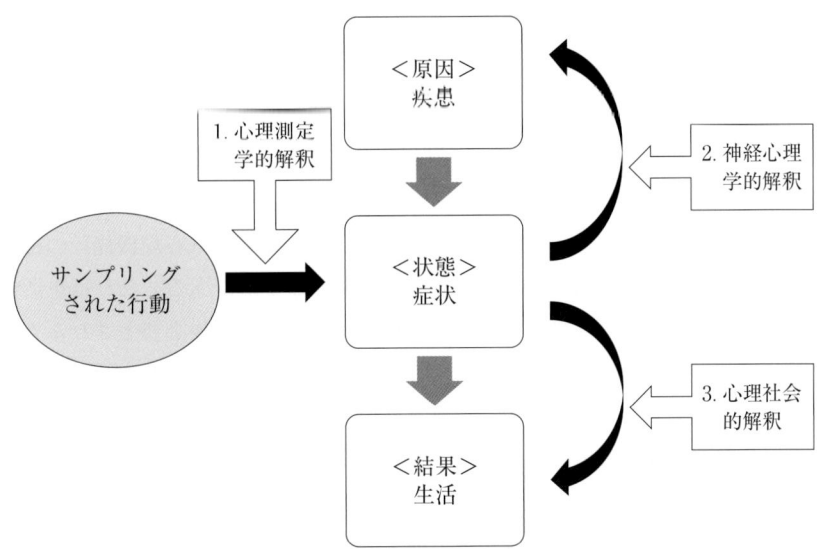

（松田　修, 滝沢　龍：認知機能の減退. 松田　修, 滝沢　龍編, 現代の臨床心理学 2；臨床心理アセスメント, 103-123, 東京大学出版会, 東京, 2022 をもとに筆者が改変して作成）

図 5　心理検査の結果解釈における 3 つの観点

C）評価能

「評価能」は, 測定結果の意味を冷静かつ多角的に分析し, その意味するところを的確に解釈する能力を意味する. 一般に, 測定結果には, 構成概念を表す「真の値」と, さまざまな原因で生じた「誤差」が含まれる. 誤差を生じさせる原因になるのが, 検査結果に影響を与える影響要因である. ここには, 受検者の背景（例：年齢, 教育歴, 母語, 文化的宗教的背景など）や身体状況, 検査への取り組み方や検査時の心理状態（例：検査態度・取り組み方, モチベーション, 集中, 評価懸念や緊張などの心理状態）が含まれる. これらの影響を十分に加味して, 測定結果の意味を解釈する力量は, 検査者のみならず, 検査結果から判断する医師にも当然必要である.

　数値化された結果で表される測定結果の評価では, その数値の表示法について確認しなければならない. なぜなら, 同じ目的の心理検査であっても, 検査によって結果の算出方法や表示方法が異なる場合があるからである. たとえば, 特定の標本集団のデータ（標準化サンプル）に基づいて標準得点を算出するタイプの検査には, ウェクスラー知能検査[163]のように, 細かく区分された同年齢集団の成績を規準として標準得点を算出する検査もあれば, 日本語版 COGNISTAT[86]のように, 20〜80 歳代と幅広い年齢層からなる集団の成績を規準としている検査もある. 前者の検査得点は同年齢集団内における個人の相対的な位置を反映するが, 後者の得点が意味するのは幅広い年齢集団における個人の相対的な位置である. また, 知能検査のなかには比率 IQ を採用している検査もあれば, 偏差 IQ を採用している検査もある.

　ところで, 認知症など, 脳の器質的障害が疑われる患者に対して実施した心理検査の結果解釈では, 図 5 に示した[90]3 つの視点から結果の解釈を試みるとよい. 第 1 は, 心理測定学

的解釈の視点である．これは測定結果から構成概念の様相を推論する視点であり，どの心理検査においても不可欠な解釈の視点である．ここでの解釈に問題があると，残りの2つの視点からの解釈の前提が成り立たない．第2は，神経心理学的解釈の視点である．これは，推論した構成概念，すなわち，心理機能の様相から，その基盤となる脳機能の様相を推論する視点である．心と脳との関係をもとに，患者の主訴あるいは症状の背景にある疾患に迫る．第3は，心理社会的解釈の視点である．これは推論した構成概念（心理機能）の様相から，患者の日常生活・社会生活における機能の様相を推論する視点である．これは生活機能障害の発現機序や，今後生じる可能性のある困難の予測，さらには今後必要とされる支援を検討するうえで不可欠な解釈の視点である．この作業は，検査室で観察された誘発行動と日常生活で観察される自然行動との間の乖離や一致を検討することにもなる．今村[43]は，日常生活上の障害の情報と突き合わせて「裏をとる」ことによって結果解釈の精度をさらに上げることが臨床家にとって必要不可欠な姿勢であると指摘している．

なお，老年期の精神障害の診断では，能力低下の有無やその程度の評価に大きな関心がもたれることが多い．「能力低下」という評価は，生活歴，職歴，最終学歴などから推定された病前の機能レベルとの個人内比較によって初めて可能となる．しかし，実際の臨床では比較可能な病前の測定結果がないことがほとんどである．「低下」の有無やその程度を評価するには，本来は基準となる測定結果が必要であるが，臨床場面における多くの判断は，そうした基準を欠いた状況で行われていることに留意が必要である．また，斎藤と三村[126]は，得られた情報をもとに全人的理解に努める，得られた情報はリハビリテーションや支援の手がかりである，なにが損なわれているかというより，なにが保たれているか，なにを補うべきかを考える，と指摘している．

D）報告能

「報告能」とは，受け取り手の専門性や立場に応じた検査結果を報告する能力である．ここには報告書を作成する力だけでなく，検査結果の受検者本人あるいは家族を含む関係者への説明（フィードバック）にかかわる能力も含まれる．医師向けの報告ならば，医師の依頼理由（例：見立ての確認をしたい，鑑別診断に不可欠な情報がほしい）に答えることが必須であり，報告書にはその点を的確に記載する力が求められる．他方，本人や家族向けの報告・フィードバックならば読み手の専門性だけでなく，心情に配慮しながら適切かつ正確に結果を伝える力が求められる．

医療機関によっては，医師向けの報告書と患者（本人・受検者）向けの報告書をそれぞれ作成し，医師には医師向けの報告書とともに患者向けの報告書を作成して検査者の所見を医師に報告している（図6）．

医師向けの報告書は，検査を依頼した医師の問いに対する心理職の回答である．医師向けの報告書は，1）基本情報，2）検査状況，3）測定結果，4）評価結果（測定結果の評価とその理由），5）検査者の所見で構成されることが多い（表1）．検査状況や取組みの様子は，検査室における患者の様子を推察したり，測定結果の質を判断したりするのに役立つ．これ

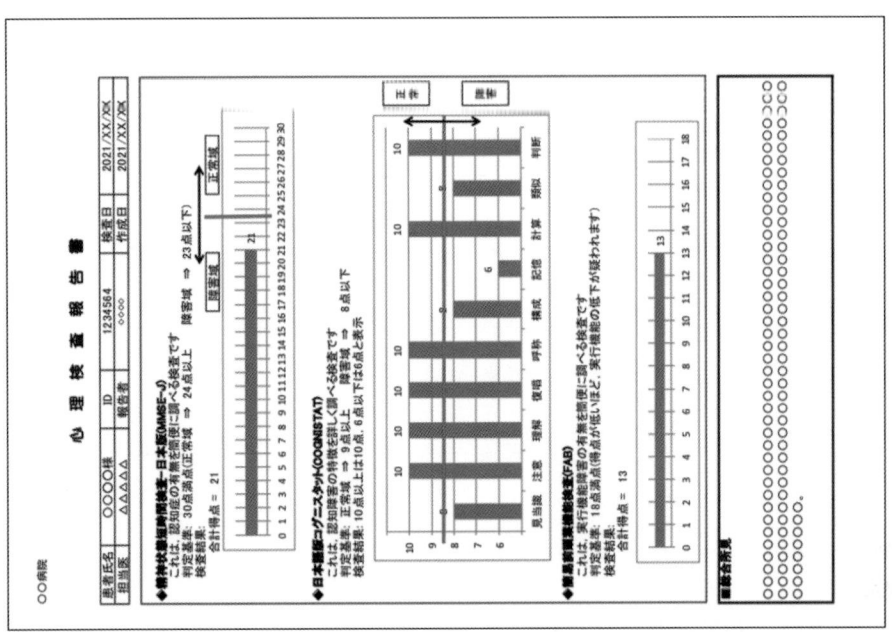

本人向けの心理検査報告書（例）

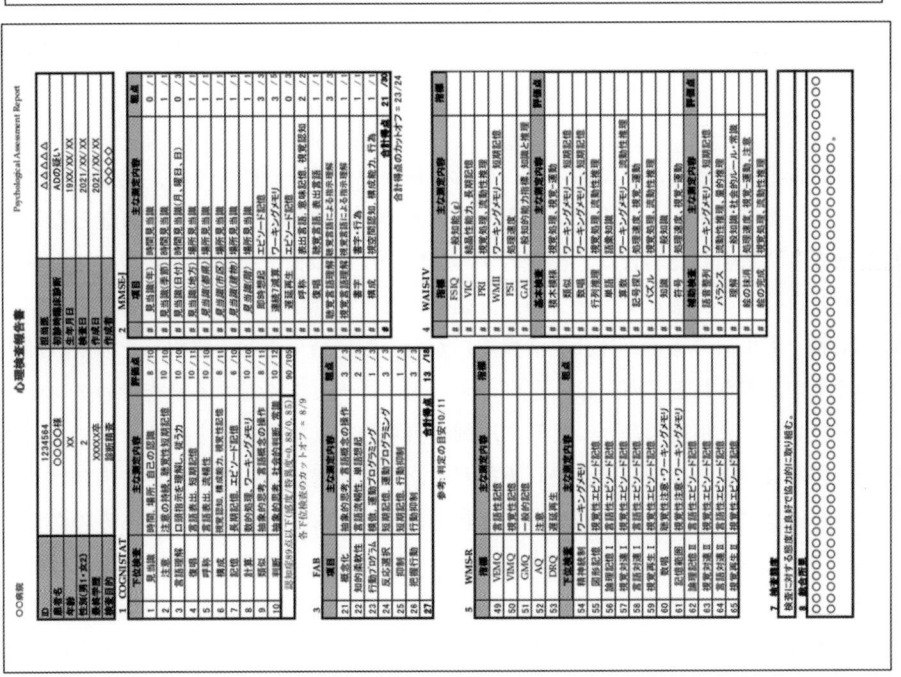

医師向けの心理検査報告書（例）（もの忘れ外来用）

図6　心理検査報告書の例

らの情報を入手できるのは，検査を実施した検査者だけである．検査者は検査をしながら，検査中の受検者の行動にも注意をはらわなければならない．測定結果の箇所には，数値化された測定結果や，描画や文書の特徴が記載されることが多い．描画や文書の場合は，検査者

134

表1　医師向け心理検査報告書の記載内容の例

1）基本情報
・患者情報（氏名，ID，生年月日，年齢，性別，最終学歴，職歴，身体状況，主訴）
・依頼医情報（依頼医，依頼理由）
・検査者情報（検査者，資格，報告書作成日）

2）検査状況と検査への取組み
・検査状況（検査場所，開始時刻，終了時刻，所要時間，休憩，眼鏡・補聴器の使用など）
・取り組み方（検査意欲，態度，協力性，注意・集中，動機づけ，教示理解，感情〈不安，緊張，アパシー，苛立ち，不機嫌など〉，意思疎通，覚醒水準など）
・特記事項（検査中に観察された特記すべき行動）

3）測定結果
・サンプリングされた行動に対して割り振られた数値
・描画，文書など，数値化できない行動
・実際の描画や文書を見ると，受検者の心理状態の理解に役立つことがある

4）評価結果
・測定結果の評価結果
・測定結果の解釈と，そう解釈した理由を報告する
・必要に応じて，影響要因（基本属性記載の背景要因，検査状況・取り組みの様子）を解釈で考慮にいれる

5）所見
・依頼理由・検査目的に対する心理学の専門家としての回答
・検査者から医師へのコメント

のコメント（報告書の記述）だけに頼らず，患者の描画や文書を確認すると，実際のリアルな反応がわかり，測定結果からみえない検査時の患者の心理に接近することが可能となる．検査実施を検査者に依頼した場合は，検査者から実際の反応の様子を詳しく報告してもらうか，可能ならば自分で直に確認するとよい．評価結果とその理由では，検査時の行動観察，患者の背景情報，実生活の様子（社会生活機能）から，測定結果をどう解釈したのか，評価結果とその理由が記載される．所見は，医師からのクエスチョンに対する検査者のアンサーである．このアンサーを根拠のひとつとして医師は自らの見立ての確認を行うはずである．なお，検査全体あるいは一部の問題が施行不能だったと報告書に記載されている場合は，医師はその理由を確認すべきである．検査者が施行不能と判断した理由が妥当であるのか否か，そしてその理由は具体的になにかを確認することは，医師にとって不可欠である．しばしば起こりうる理由としては，感覚・運動機能の制約，教示や質問の理解困難，不十分なラポール，落ち着きのなさ，覚醒度の低さ，検査への不同意，検査中止の意思表示などであろう．中止理由の記述は，それ自体が臨床的に重要な意味をもつ情報である．

　なお，臨床的に有用な情報を得るために標準的な実施法とは異なる方法で検査を行った場合は，検査者は，読み手の誤解を避けるために，変更理由（例：意図やねらい）とその具体的内容を報告書に記載する必要がある．医師は，このような記載があった場合には，変更点を考慮にいれて結果を判断する必要がある．

　患者（本人・受検者）向け報告書は，医師向けの報告書とは異なり，「患者が知りたいこ

と」と「患者に伝えたいこと」に誤解が生じないように平易に記載しなければならない．また，その記述で患者が不快な思いをしないように配慮することも必要である．数値だけを伝えて，それに対する所見を伴わない報告は避けなければならない．日本心理臨床学会の倫理基準（2016 年）[119]には「情報を伝達することが対象者の福祉に役立つよう，受取り手にふさわしい用語と形式で結果を伝えなければならない」という記述がある．患者向けの報告書で重要なのは，測定結果よりも評価結果である．それをいかに平易かつ的確に言葉にできるかが検査者の報告能にかかっている．

　HDS-R や MMSE-J のようなスクリーニング検査の結果を他機関に対して連携目的で報告する際には，総得点だけでなく，得失点の様子が伝わるように記載する．送付書類のなかに医師向けの心理検査報告書を含めることでもよいが，紹介状に，たとえば，「MMSE ＝ 25/30 点（シリアル 7 ＝ 3/5，遅延再生 ＝ 0/3）」のように記載すれば，スクリーニング検査の結果は陰性だが，注意，ワーキングメモリー，近時記憶の低下が疑われる患者であることが紹介先に伝わりやすい．

　E）管理能

　「管理能」とは，検査実施の全過程を管理する能力を意味する．ここには，「検査能」ならびに受検者の状態から，検査目的に合致した検査バッテリーを組む力，検査実施から報告までのスケジューリングを行う力，検査開始後の中断・中止を判断する力，実施済み検査用紙の保管処分にかかわる力が含まれる．また，先述のように，患者の状態によっては，標準的な実施法による測定が困難で，意図的に実施法を変更して評価に役立てることがあるが，こうした判断を行う能力も管理能に含まれる．

3．老年精神医学領域で使用する代表的な検査

1）認知機能の評価（神経心理検査，評価尺度）

　老年期の精神医学的問題は，脳器質性変化を基盤とする認知機能障害や，加齢による認知機能低下が主訴の形成過程や症状の経過に影響を及ぼす．それゆえ，注意，見当識，記憶，言語，視空間認知，実行機能，判断など，高次の脳機能である認知機能を評価対象とする神経心理検査は医師の判断に不可欠な情報をもたらす．

　認知機能検査の場合，著しい病識を欠く患者でない限り，検査を受けながら自身の出来不出来を実感するにちがいない．こうした検査中の体験が自己評価や自尊感情など，患者の心情に大きな影響を与える可能性があることを検査者は肝に銘じておく必要がある．

　さて，神経心理検査を用いた評価は，定量的評価と定性的評価に分類される[52,54,165]．定量的評価は，数値化された検査結果（得点）に基づいて，患者の認知機能を評価する方法である．他方，定性的評価は，検査課題遂行中の行動観察から，最終結果である得点に至る患者の行動，すなわち，動機づけ，教示の理解，課題への取り組み方，結果に対する反応（まちがいに気づくかどうか）など，数値化することの困難な記述的情報に基づく評価である．両

者の評価を組み合わせて臨床症状の把握に努めなければならない．神経心理検査では，検査得点が同じでも，個々の患者によってその理由が異なる可能性がある．こうした考え方は，多因子決定の法則[159]あるいは「最終共通経路」[63]と呼ばれている．実施した検査が簡易な認知機能検査であったとしても，こうした視点から検査中に観察された行動全体を評価に含めると，臨床的に価値ある情報が得られる[43,126]．また，スクリーニング検査は「正常値」か「異常値」かを判断する目安となるカットオフ値があるが，診断を下すのは医師であり，測定結果から機械的に「正常」か「異常」かを結論づけることは避けなければならない．

A）認知症のスクリーニング

（1）Mini-Mental Sate Examination（MMSE）

Mini-Mental Sate Examination（MMSE）は，1975 年に Folstein ら[13]が考案した質問式の認知機能検査である．精神機能の認知面に焦点をあてた簡便な検査で，実施時間は 5〜10 分程度と短い．1985 年に森ら[99]が日本語版を作成し，その後，複数の作成者による日本版が登場した[41,42,64,72]．日本における MMSE は，作成者によって受検者に課す課題や採点の考え方が異なり，総得点のもつ意味が施設間で微妙に異なることがあった．また，日本版の多くが目指したのは，原版との等価性ではなく，鋭敏性であったことから，国際的な研究プロジェクトで使用可能な標準的な日本版が必要になった．こうして作成されたのが精神状態短時間検査−日本版（MMSE-J）[134,136]である．MMSE-J の満点は 30 点で，11 カテゴリーからなる質問，すなわち，「時に関する見当識」「場所に関する見当識」「記銘」「注意と計算」「再生」「呼称」「復唱」「理解」「読字」「書字」「描画」で構成されている[137]．MMSE-J は，実施手続きの変更と軽度認知障害（mild cognitive impairment；MCI）を含めたスクリーニングを意図した改訂が行われた[137]．MMSE-J の総得点だけで診断することはできないが，軽度アルツハイマー病（Alzheimer's disease；AD）群，健忘型 MCI（aMCI）群，健常群を対象に改訂版の最適化カットオフ値を算出すると，総得点が 23 点以下ならば軽度 AD，24 点以上 27 点以下ならば aMCI，28 点以上を健常者とするのが妥当であったと報告されている[137]．

（2）改訂長谷川式簡易知能評価スケール（HDS-R）

改訂長谷川式簡易知能評価スケール（HDS-R）は，1974 年に長谷川らが考案した長谷川式簡易知能評価スケール（HDS）の改訂版として，1991 年に加藤ら[57,58]が作成した全 9 項目の質問式の認知機能検査である．HDS-R は，「見当識」「記憶」「計算・ワーキングメモリ」「言語」をカバーするが，書字や描画のような動作性の問題は含まれていない．満点は 30 点で，21 点以下で認知症が疑われる．MMSE と同じく，HDS-R のみで認知症の診断を下すことはしない．また，開発時のデータでは検査成績と学歴の相関は認められていないが，認知症のスクリーニングを目的に高学歴者の HDS-R の結果を判断する際には教育歴の影響を考慮にいれる必要がある[60]．加藤は，HDS-R の結果解釈に関して，①うつ状態や学歴の高さなどの要因を考慮せず，HDS-R の得点だけで認知症と判断することは危険であり，誤診につながる可能性があること，②一時点の結果だけで判断するのではなく，経過を追いながら

判断することが重要である，と指摘している [23,60]．なお，改訂前の HDS は検査得点に応じた重症度判定の基準が明記されていたが，HDS-R では検査得点による重症度判定は行わない [23,57,58,60]．

(3) N 式精神機能検査（Nishimura Dementia Scale）

N 式精神機能検査（Nishimura Dementia Scale ; N-D test）は，大阪大学精神医学教室が考案した 3 つの N 式尺度（N-D test, NM スケール, N-ADL）のひとつで，1988 年に福永ら [16] が作成した．N-D test は全 12 項目から構成される質問式の認知機能検査で，実施時間は 10 分程度である [17]．検査項目は，「記憶」「見当識」「計算」「概念構成」「図形模写」「空間認知」「運動構成機能」など，広範な認知機能をカバーする．12 項目の粗点を用意された集計表に基づいて換算し，換算後の得点を合計する．全問正答すると 100 点となり，認知症と非認知症の最適なカットオフ値は 84/85 とされている．N-D test には認知症の重症度区分に対応した得点範囲が設定されており，95 点以上は「正常」，94〜85 点は「境界」，84〜61 点は「軽度認知症」，60〜33 点は「中等度認知症」，32 点以下は「重度認知症」と判定できる [17]．

B) 軽度認知症・軽度認知障害のスクリーニング

(1) 日本語版 Montreal Cognitive Assessment（MoCA-J）

日本語版 Montreal Cognitive Assessment（MoCA-J）は，2005 年に Nasreddine ら [109] が考案した Montreal Cognitive Assessment（MoCA）の日本語版として 2010 年に Fujiwara ら [15] が作成した．全 14 下位検査，すなわち，「Trail Making Test Part B 簡易版（TMT-B）」「立方体模写」「時計描画」「命名」「5 単語直後再生」「順唱」「逆唱」「ビジランス」「計算」「復唱」「語想起」「類似」「5 単語遅延再生」「見当識」で構成され，実施時間は 10〜15 分程度である [138]．満点は 30 点で，26 点以上であれば「健常」と判定される．教育年数による得点補正があり，教育年数が 12 年以下の場合は 1 点を加算する．ただし，最大得点は 30 点であるため，教育年数による加点があっても 31 点とはしない [138]．

(2) Addenbrooke's Cognitive Examination Ⅲ（ACE-Ⅲ）の日本語版

Addenbrooke's Cognitive Examination Ⅲ（ACE-Ⅲ）は Hsieh ら [38] が考案した検査で，日本語版は Takenoshita ら [144] が作成した．5 領域の認知機能（「注意 / 見当識」「記憶」「言語流暢性」「言語」「視空間認知」）で構成され，総得点と下位領域得点が算出される．総得点は 100 点満点で，得点が高いほど認知機能がよいことを示す [143]．ACE-Ⅲ日本語版の最適カットオフ値は，MCI の検出では 88/89，認知症の検出では 75/76 と報告されている [144]．

(3) 日本語版 Cognistat Five

Cognistat Five は，COGNISTAT [62] の検査 10 項目のうち「単語記憶」「見当識」「構成」「記憶；遅延再生」のみの 4 項目を使用した簡易版である [100]．日本語版は 2019 年に高山ら [142] が作成した．検査結果の表示には，年齢および教育歴で補正した 7 段階の MCI Index を使用する．MCI Index の解釈については，MCI Index ＝ 0 の場合は，「認知機能障害を示す明らかな兆候はみられない」ということになり，MCI Index ＝ 1〜3 では「MCI の疑いが提起される」から「MCI を強く示唆する」を示し，認知機能障害の程度が進行すると，MCI Index

= 4～6 にて「認知症の診断可能性」を段階的に示す[142].

　C）重度認知症のための認知機能評価

（1）The Severe Impairment Battery 日本語版（SIB-J）

　The Severe Impairment Battery 日本語版（SIB-J）は，高度のアルツハイマー型認知症の認知機能を評価するために Saxton らが開発した SIB の日本語版である[120]．SIB-J は 40 項目で構成され，「社会的相互行為」「記憶」「見当識」「注意」「実行」「視空間能力」「言語」「構成」「呼びかけへの反応」の 9 領域をカバーする．得点範囲は 0～100 点で，得点が低いほど認知機能が低下していることを示す．所要時間は，高度認知症の人で 30 分程度である[120]．

（2）Severe Cognitive Impairment Rating Scale（SCIRS）日本語版

　Severe Cognitive Impairment Rating Scale（SCIRS）日本語版は，2008 年に Choe ら[9]が考案した SCIRS の日本語版である[145]．11 項目で構成され，「記憶」「言語」「視空間能力」「前頭葉機能（比較と概念シフト，注意)」「見当識」をカバーする[9,145]．満点は 30 点で，得点が低いほど認知機能が低いことを示す．Clinical Dementia Rating（CDR）= 3 群の平均所要時間は 7 分程度（431.0 ± 140.3 秒）である[145]．

（3）Cognitive Test for Severe Dementia（CTSD）

　Cognitive Test for Severe Dementia（CTSD）は，2015 年に田中ら[146]によって考案された．実施時間は 10 分程度で，最重度の認知症者にも適用できる．CTSD は 13 項目から構成され，「記憶」「見当識」「言語」「視空間認知」「行為」「前頭葉機能」「社会交流」の 7 領域をカバーする[145,147]．満点は 30 点で，得点が低いほど認知機能が低いことを示す．MMSE の得点が 10 点以上の患者には天井効果が認められるが，9 点以下だと得点は分散し，最重度の認知症まで床効果を呈さずに認知機能を測定できる[145,147]．重度・最重度認知症者の最小可検変化量は 4 点である[146]．4 点以上の差をもって意味のある変化と判定できることから，CTSD は個別介入の効果判定に活用可能である[145,147]．

　D）治療効果の判定

（1）Alzheimer's Disease Assessment Scale（ADAS）日本版

　Alzheimer's Disease Assessment Scale（ADAS）は，AD の治療薬開発における効果判定を目的に開発された[98]．ADAS は認知機能下位検査と非認知機能下位検査からなるが，認知機能評価の目的では，認知機能下位検査の日本版（ADAS-J cog）[33]が使われている．ADAS-J cog は 11 項目で構成され，「記憶機能」「言語」「行為（構成を含む)」をカバーする．誤答に対して加点されるという採点方式のため，障害が重いほど点数が高くなる．スクリーニングテストではないためカットオフ値をもたない．これは，ADAS は診断がついたあとに薬効評価を継時的に行っていくための検査であることに起因する[121]．

　E）知能の評価

（1）日本版ウェクスラー成人知能検査第 4 版（日本版 WAIS-Ⅳ知能検査）

　ウェクスラー成人知能検査第 4 版（Wechsler Adult Intelligence Scale‐Fourth Edition ; WAIS-Ⅳ）は，国内外で広く使用されてきた個別式知能検査バッテリー WAIS-Ⅲ の改訂版で，

適用年齢は 16〜90 歳である [163]. 検査時間の短縮化や図版の拡大など，高齢者に使いやすい
バッテリーに改良された [87]. 下位検査は，10 の基本検査と 5 つの補助検査（合計 15 下位検
査）で構成される．臨床・研究上の必要性から一部の下位検査を選択して実施する場合もあ
るが，通常は 10 の基本検査を実施し，それらの結果から全検査 IQ（Full Scale IQ；FSIQ）
と基本の 4 つの指標得点，すなわち，言語理解指標（Verbal Comprehension Index；VCI），
知覚推理指標（Perceptual Reasoning Index；PRI），ワーキングメモリー指標（Working
Memory Index；WMI），処理速度指標（Processing Speed Index；PSI）を算出し，受検者の
知能の様相を解釈する．解釈は「個人間差」と「個人内差」の視点から同時に行うことがで
きる．個人間差の視点とは，標準化サンプルのデータに基づいて同年齢集団の平均と個人の
成績との比較から，当該年齢集団における個人の相対的な位置を解釈する見方である．これ
に対して個人内差の視点とは，個人内の能力間の差に注目する視点である．WAIS-Ⅳ では，
4 つの指標得点（M = 100, SD = 15）と各下位検査の評価点（M = 10, SD = 3）は，いず
れも標準化された標準得点となっており，指標得点間および評価点間の比較が可能である．
2 つの得点に統計的な有意差があるといえるかどうかの判断だけでなく，その差の出現率
（標準出現率）を算出することが可能で，差の大きさがどの程度まれであるのかを評価でき
るようになっている．また，結果の解釈と報告は信頼区間を用いて行うことができ，誤差を
加味した解釈が可能となっている.

　ところで，同年齢集団を基準とする標準得点が平均的な範囲の値であれば，臨床的には年
齢相応の知的機能を有すると評価することができる．しかし，この種の標準得点で表される
知的機能が年齢相応であることが，実生活における自立した社会生活行為の遂行を保証する
ものとは必ずしもいえないことに注意が必要である．図 7 は，各年齢群の中央値（評価点
10）に相当する粗点（下限値）を，20〜34 歳群（基準年齢群）の尺度換算表をもとに合成
得点を算出した結果である [88]. 高齢者は年齢相応の成績であっても，基準年齢集団を基準に
みると，明らかに知的能力が低い位置にあることがわかる．図 8 は，45〜54 歳群の尺度換
算表を用いて同様の手続きで合成得点を算出した結果である [88]. これらの図からわかるよう
に，同年齢集団の平均的な水準に位置する高齢者であっても，実際のパフォーマンスレベル
（粗点）は，若い世代と比較すると総じて低いことが見て取れる．この点をイメージ化した
のが図 9 である [87,163]. 高齢者は年齢相応の知的機能であっても，若い世代の成人よりも明ら
かに知的機能は低下している．とくに，PSI と PRI が反映する処理速度，視覚処理，非言語
性流動性推理は大きく低下しており，年齢相応あるいは正常加齢の範囲であっても，これら
の能力を必要とする社会生活行為の遂行に何らかの支援が必要な可能性があることがうかが
える.

　『WAIS-Ⅳ　理論・解釈マニュアル』には，米国における臨床群研究のデータが掲載され
ている [163]. そのなかから，軽度認知障害（MCI），軽度アルツハイマー病（AD），大うつ病
性障害のデータを取り出して図示したものが図 10 である．これをみると，MCI 群と大うつ
病性障害群のプロフィールに大きな違いはないが，軽度 AD 群はこれらの群に比べて総じて

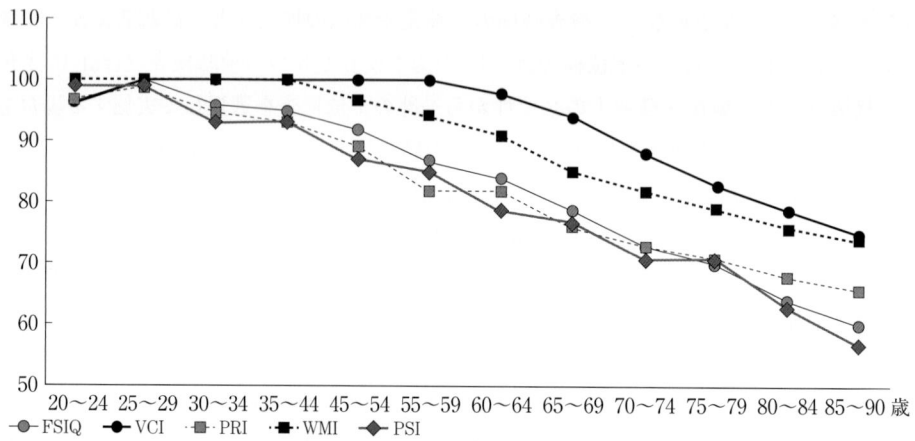

FSIQ；全検査 IQ, VCI；言語理解指標, PRI；知覚推理指標, WMI；ワーキングメモリー指標, PSI；処理速度指標

（松田　修：WAIS-Ⅳの高齢者への使用の可能性と課題；検査能と検査者能の観点から．日本版 WAIS-Ⅳ知能検査 テクニカルレポート＃2, 1-6, 日本文化科学社, 東京, 2020 より日本文化科学社から許諾を得て掲載）

図7　各年齢群の中央値の粗点を基準年齢群の尺度換算表を用いて算出した合成得点

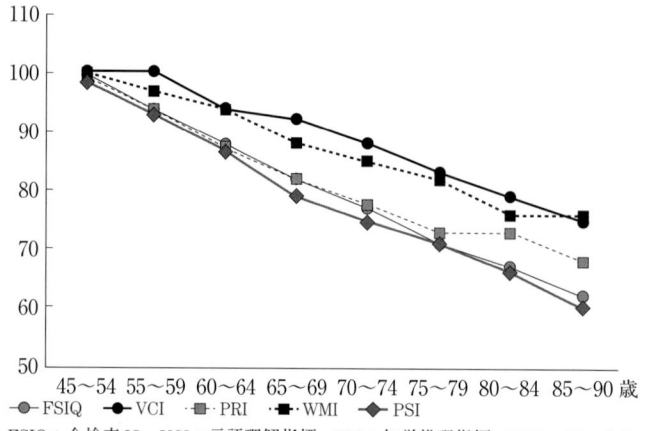

FSIQ；全検査 IQ, VCI；言語理解指標, PRI；知覚推理指標, WMI；ワーキングメモリー指標, PSI；処理速度指標

（松田　修：WAIS-Ⅳの高齢者への使用の可能性と課題；検査能と検査者能の観点から．日本版 WAIS-Ⅳ知能検査 テクニカルレポート＃2, 1-6, 日本文化科学社, 東京, 2020 より日本文化科学社から許諾を得て掲載）

図8　各年齢群の中央値の粗点を 45～54 歳の尺度換算表を用いて算出した合成得点

成績が低いこと，そして，個人内差に注目すると PSI が他の指標得点よりも目立って低く，下位検査レベルでは比較的保持されている VCI 下位検査のなかで知識が相対的に低いのが軽度 AD の特徴のようにみえる．

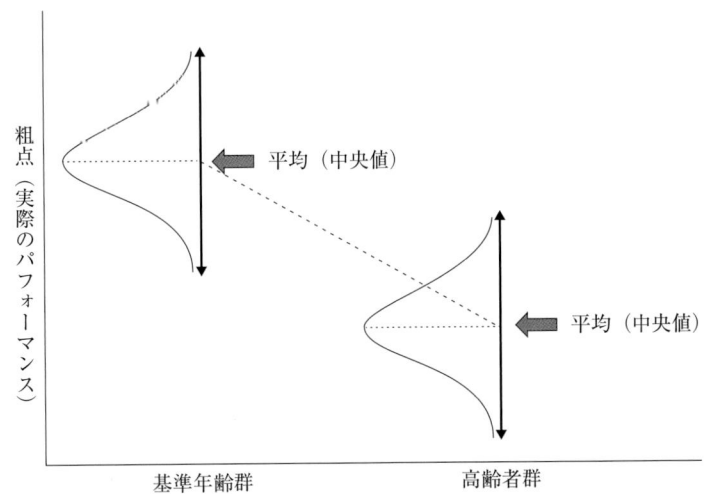

（松田　修：知能：ウェクスラー成人知能検査（WAIS-Ⅳ）．老年精神医学雑誌，31
（6）：570-588，2020）

**図9　粗点（実際のパフォーマンス）と年齢群別評価点を用いた場合の標
準得点平均（中央値）の位置**

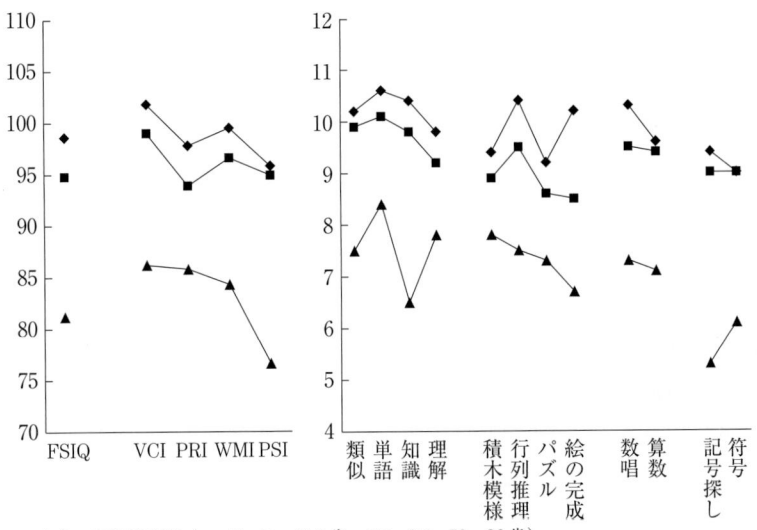

→◆ 大うつ病性障害群（n＝41，M＝62.8歳，SD＝8.7，50〜86歳）
─■ MCI群（n＝53，M＝73.7歳，SD＝7.3，59〜90歳）
─▲ 軽度AD群（n＝44，M＝77.2歳，SD＝7.8，58〜90歳）

FSIQ；全検査IQ，VCI；言語理解指標，PRI；知覚推理指標，WMI；ワーキングメモリー指
標，PSI；処理速度指標，MCI；軽度認知障害，AD；アルツハイマー病

（Wechsler D：WAIS-Ⅳ Technical and Interpretive Manual. NCS Pearson, San Antonio, TX,
2008；Wechsler D/ 日本版WAIS-Ⅳ刊行委員会　上野一彦，石隈利紀，大六一志，山中克
夫ほか：日本版WAIS-Ⅳ知能検査　理論・解釈マニュアル．日本文化科学社，東京，2018
の各理論・解釈マニュアルをもとに筆者が作成）

図10　臨床群（MCI，軽度AD，大うつ病）のWAIS-Ⅳプロフィール

（2）レーヴン色彩マトリックス検査（RCPM）

レーヴン色彩マトリックス検査（Raven's Coloured Progressive Matrices；RCPM）は，非言語性流動性推理課題で構成された検査で，文化的背景の影響を受けにくい．簡便さと言語を介さずに答えることができることから，認知症，失語症の検査として利用できる．原著者はRaven で，日本版作成者は杉下と山崎[133]である．

（3）コース立方体組み合わせテスト

コース立方体組み合わせテストは，4色に振り分けられた立方体の積木で指定された模様を作る課題で構成された非言語性の知能検査である．原著者はKohs で，日本版作成者は大脇（1959）である．聴覚障害，言語障害，高次脳機能書障害の知的能力の評価に適用可能で，リハビリテーションの現場で多く利用されている．近年では，MCI のスクリーニングにも応用されている[164]．

（4）Japanese Adult Reading Test（JART）

Japanese Adult Reading Test（JART）[93]は，Nelson が作成した National Adult Reading Test（NART）をもとに作成された知能検査である．熟語の音読課題50語で構成され，その結果から推定IQを算出する．通常であれば検査は10分以内で終了する．NART の推定IQ は，老化や認知症やうつなどに伴って生じる認知機能障害に影響されにくいことから，認知機能障害を呈する前の受検者の知能（病前知能）を推定できるとされている[18]．JART も同様の目的の利用が期待されているが，認知機能の低下に伴い JART の算出する推定IQ も低下するとの指摘がある[18]．

F）記憶機能の評価

（1）WMS-R 日本版ウェクスラー記憶検査法

ウェクスラー記憶検査法（Wechsler Memory Scale-Revised；WMS-R）は，Wechsler が開発した記憶検査バッテリーで，日本版は杉下[162]が作成した．適用年齢は16〜74歳である．WMS-R は13の下位検査で構成され，「一般的記憶」と「注意／集中力」という2つの主要な指標と，「一般的記憶」を細分化した「言語性記憶」と「視覚性記憶」の指標が得られる．さらに一部の下位検査の遅延再生を求め，その成績から「遅延再生」指標を求めることもできる．これらの指標はWAIS と同様に平均が100，標準偏差が15に設定されている．実施時間は45〜60分である．ただし，時間が限られている場合や「遅延再生」指標を必要としない場合は，約30分を要する短縮版を行うことができる．なお，原版は改訂が重ねられ，2009 年にWMS-Ⅳが刊行されている．

（2）日本版RBMT リバーミード行動記憶検査（RBMT）

リバーミード行動記憶検査（The Rivermead Behavioural Memory Test；RBMT）は，単語を覚える等の机上のテストではなく，日常生活に類似の状況を作り出し，そこでの記憶課題の成績から記憶機能を評価する検査である．原著者はWilson らで，日本版は綿森ら[161]が作成した．RMBT は，①姓名，②持ち物，③約束，④絵，⑤物語，⑥顔写真，⑦道順，⑧用件，⑨見当識と日付から構成されている．RMBT には4種類の並行検査が用意されており，練

習効果を排除して記憶障害を評価できる.

(3) 三宅式記銘力検査（東人脳研式記銘力検査）

三宅式記銘力検査（東大脳研式記銘力検査）[97]は，意味的関連の深い名詞（有関係対語）10 対と，意味的関連の希薄な名詞（無関係対語）10 対で構成される聴覚性言語性記憶検査である[73].　受検者は検査者が読み上げた対語を覚える.　結果は，正答数，誤答数，回答時間などから記銘力の程度を評価する.

(4) 標準言語性対連合学習検査（S-PA）

標準言語性対連合学習検査（Standard verbal paired-associate learning test ; S-PA）は，有関係対語試験と無関係対語試験から構成された記憶検査である.　日本高次脳機能障害学会Brain Function Test 委員会新記憶検査作製小委員会が 2014 年に刊行した[116].　使用する対語は三宅式と比べて，時代を考慮したものとなっており，使いやすい.　適応年齢は 16〜84 歳，所要時間は 10 分程度とされている.　3 種類の並行テストがあり，繰り返しの実施が可能である.　健常者の年齢別の平均値があり，結果の解釈に役立てることができる.

(5) Rey 聴覚性言語学習検査（RAVLT）

Rey 聴覚性言語学習検査（Rey Auditory Verbal Learning Test ; RAVLT）は，15 語からなる単語リストを記憶する聴覚性言語性記憶の検査である.　単純な検査だが，エピソード記憶を簡易に評価することが可能な検査である.　日本では，若松ら[158]が作成したリストを使用することができる.

(6) Rey-Osterrieth 複雑図形検査（ROCFT）

Rey-Osterrieth 複雑図形検査（Rey-Osterrieth Complex Figure Test ; ROCFT）は，視覚性記憶，視覚構成能力，さらには遂行機能（実行機能）のひとつである計画能力を評価できる検査である[61].　1941 年に Rey[125]によって考案され，1944 年に Osterrieth[122]が標準化した[69].

(7) BVRT ベントン視覚記銘検査

ベントン視覚記銘検査（Benton Visual Retention Test ; BVRT）は，図版を用いた視覚性記憶検査である.　原著者は Benton で，日本版は高橋が作成した[6].　同質のセットが 3 種類あり，再検査に使用できる.　視覚性記憶のほか，視覚認知，視覚構成・描画の力が結果に反映される.

G）言語機能・コミュニケーション能力の評価

(1) 標準失語症検査（SLTA）

標準失語症検査（Standard Language Test of Aphasia ; SLTA）は，わが国を代表する言語障害の検査である.　2003 年に日本高次脳機能障害学会 Brain Function Test 委員会による改訂第 2 版が刊行された[112].　SLTA は 26 項目の下位検査で構成されており，「聴く」「話す」「読む」「書く」「計算」を評価する.　評価は単なる○×ではなく，6 段階で行う.　なお，SLTA の 26 項目の難易度だけではカバーできない軽度の失語症の症状把握や Deep Test（掘り下げテスト）を目的とする標準失語症検査 補助テスト（SLTA-ST）[115]が 2011 年に刊行され，言語訓練課題やコミュニケーション手段の設定に有用な情報が得られるようになった.

（2）WAB 失語症検査日本語版

WAB 失語症検査日本語版は，Kertesz A が作成した Western Aphasia Battery（WAB）の日本語版である [157]．検査は，「自発話」「話し言葉の理解」「復唱」「呼称」「読み」「書字」「行為」「構成行為・視空間行為，計算」の 8 項目で構成され，検査手引きには，ほとんどの患者で 1 時間以内で施行可能と記載されている [157]．「自発話」「話し言葉の理解」「復唱」「呼称」の下位検査得点から算出される失語指数（AQ）は，個人内における失語症の回復や増悪を評価する指標である [132]．非言語性検査も含めたすべての下位検査の合計から全認知機能の総括点である大脳皮質指数（CQ）を算出できる [157]．また，検査得点から失語症のタイプ（全失語，ブローカ失語，ウェルニッケ失語，健忘失語）を分類するための基準が設けられている．

（3）認知症コミュニケーションスクリーニング検査（CSTD）

認知症コミュニケーションスクリーニング検査（Communication Screening Test for Dementia；CSTD）は，認知症者のコミュニケーション能力の全体像を把握し，支援の指針を得るために活用可能な検査である [39]．CSTD では，言語機能の 4 つのモダリティ（「聴覚的理解」「視覚的理解」「発話」「書字」）をスクリーニングし，コミュニケーション手段として使える残存能力を探すことを目的としている [40]．対象は，軽度～重度の認知症患者で，平均所要時間は 7 分程度である [40]．

H）注意機能の評価

（1）標準注意検査法（CAT）・標準意欲評価法（CAS）

標準注意検査法（Clinical Assessment for Attention；CAT）と標準意欲評価法（Clinical Assessment for Spontaneity；CAS）は，日本高次脳機能障害学会 Brain Function Test 委員会が 2006 年に刊行した検査バッテリーである [114]．両者を合わせて Clinical Assessment for Attention and Spontaneity（CATS）と呼ぶ．CAT は 7 つの下位検査から構成されており，CAS は 5 つの下位検査から構成されている．

（2）Trail Making Test 日本版（TMT-J）

Trail Making Test（TMT）は，日本でも臨床や研究で長年にわたり使用されてきたにもかかわらず，正式に出版されたものはなかったが，日本高次脳機能障害学会 Brain Function Test 委員会により標準化された TMT-J が 2019 年に刊行された [118]．TMT-J は，「幅広い注意」「ワーキングメモリ」「空間的探索」「処理速度」「保続」「衝動性」などを総合的に測定できる．適用年齢は 20～89 歳，使用時間は 15 分程度である．TMT-J の課題は，数字を 1 から 25 まで順番に結んでいく Part A と，数字と五十音を交互に「1- あ -2- い……」のように「……し -13」まで結んでいく Part B の 2 つからなる．実施は，Part A → B の順番で，それぞれ，練習を行ったあと本試験を実施する．

（3）BIT 行動性無視検査日本版

行動性無視検査（Behavioural Inattention Test；BIT）日本版は，1987 年に Wilson らによって開発された BIT の日本版として 1999 年に刊行された [7]．BIT 日本版は健常人ならび

に脳損傷患者のデータをもとに正常値と妥当性が確立されている．高齢者への使用も可能である．検査は「通常検査」と日常生活場面を想定した「行動検査」から構成される．通常検査には，「線分抹消試験」「文字抹消試験」「星印抹消試験」「模写試験」「線分二等分試験」「描画試験」が含まれる．行動検査には，「写真課題」「電話課題」「メニュー課題」「音読課題」「時計課題」「硬貨課題」「書写課題」「地図課題」「トランプ課題」が含まれる．所要時間時間は45分程度である．

　Ⅰ）前頭葉機能（転換，遂行機能）の評価

（1）慶應版ウィスコンシンカード分類検査（KWCST）

　慶應版ウィスコンシンカード分類検査（Wisconsin Card Sorting Test Keio Version；KWCST）は，前頭葉症状のなかでもとくに概念ないしセットの転換の障害（高次の保続）を評価するために使用される Wisconsin Card Sorting Test（WCST）に，いくつかの変更や追加が行われて作成された検査である [53]．KWCST では，従来の WCST の問題点（使用する反応カードの多さによる受検者の疲労亢進や受検者の分類カテゴリーを同定し得ないという問題）を改善するための変更が加えられた．この変更により，ほとんどの脳損傷患者にも施行が可能となり，また，受検者の分類カテゴリーの同定も確実に行えるようになった．

　KWCST では，「色」「形」「数」の3つの分類カテゴリーで分類することを受検者に求める．検査では実際のカードを使用する．受検者は，「色」「形」「数」の3つの分類カテゴリーのいずれかに従って反応カードを置いていくことが求められる．受検者は検査者の正誤の返答のみを手がかりに，検査者の考えている分類カテゴリーを推測し，反応カードを置いていかねばならない．正しい反応が6枚続いたら，検査者は分類カテゴリーを受検者に予告なく変更する．このような手続きによって，分類カテゴリーの転換の程度や保続の程度などが評価される [55]．施行時間は30分程度である．

（2）BADS 遂行機能障害症候群の行動評価 日本版

　BADS 遂行機能障害症候群の行動評価 日本版は，Wilson らによって1996年に刊行された Behavioural Assessment of the Dysexecutive Syndrome（BADS）の日本版で，遂行機能障害症候群によって生じる日常生活上の問題を予測するための検査バッテリーである [51]．

　鹿島によると，遂行機能（実行機能：executive function）とは，自ら目標を設定し，計画を立て，実際の行動を効果的に行う能力とされており，日常生活で何らかの問題に遭遇した際，それを解決していくために動員される，一連の複雑な認知・行動機能の総称と考えられるものである（鹿島ら [51] の p.1 より）．遂行機能障害は日常生活におけるさまざまな問題解決場面で気づかれることが多いが，遂行機能の検査として広く用いられているものに WCST，ストループテスト，TMT などがあるが，通常の神経心理検査には反映されにくく，たとえこれらの検査成績が正常でも，遂行機能が明らかに障害されている患者がいる [51]．BADS は，こうした通常の検査には反映されにくい日常生活の遂行機能障害の総合的な評価に有用で，リハビリテーションの計画・実施，環境設定，予後の評価に活用できる [51]．

　検査マニュアルには，BADS 総プロフィール得点を標準得点（平均＝100，標準偏差＝

15）に変換し，年齢によって検査成績を「障害あり」「境界域」「平均下」「平均」「平均上」「優秀」「きわめて優秀」という7つに区分した表が掲載されており，臨床的にはこの表を用いて障害を区分することができる[51]．

（3）Frontal Assessment Battery（FAB）

Frontal Assessment Battery（FAB）は，フランスのDuboisらによって開発された前頭葉機能検査である[104]．Duboisら[12]によると，FABは，認知と運動行動の両方に影響を与える遂行機能障害症候群（dysexecutive syndrome）の有無や重症度を評価するためのベッドサイドバッテリーとして考案された．FABは「類似性（概念化）」「語の流暢性（心の柔軟性）」「運動系列（運動プログラミング）」「葛藤指示（干渉刺激に対する敏感さ）」「GO/NO-GO課題（抑制コントロール）」「把握行動（環境に対する被影響性）」の6項目で構成されている．これらの項目は，前頭葉機能に含まれる注意・概念の転換（保続と反応抑制），流暢性・発散的思考などの機能と関連するが，問題解決機能や意思決定能力，社会的な行動障害などを測定する項目は含まれていない[104]．WCSTのような他の前頭葉機能検査に比べて受検者への負担は少ないため，高齢者にも使いやすい．

　加齢によるFABの検査成績への影響を検討した寺田ら[154]の報告によれば，50〜70歳ではFABの平均点は14.7点であった．この結果から，仲秋ら[104]は，50歳以上の場合，FABの得点が14点以上であれば正常と判断してもよいかもしれないと述べている．また，前頭側頭型認知症前頭葉型（frontal variant of frontotemporal dementia；fv-FTD）とADの鑑別に際しては，10点もしくは11点をカットオフ値とすると感度，特異度とも高く，MMSEが比較的良好であるにもかかわらず，FABの得点が10点以下の場合には前頭葉機能を反映する注意や思考障害が疑われる[105]．

　J）視覚−運動機能の評価

（1）標準高次動作性検査（SPTA）

標準高次動作性検査（Standard Performance Test for Apraxia；SPTA）は，失行の症状を評価するために，日本高次脳機能障害学会が作成した検査バッテリーである[111]．SPTAの特徴としては，高次動作性障害の臨床像が検査成績から客観的に把握できること，麻痺，失調，異常運動などの運動障害，老化に伴う運動障害や知能障害，全般的精神障害などと失行症との境界症状の把握ができること，行為を完了するまでの動作過程の詳細な評価ができることが挙げられる[111]．この検査は，「顔面動作」「物品を使う顔面動作」「上肢（片手）習慣的動作」「上肢（片手）手指構成模倣」「上肢（両手）客体のない動作」「上肢（片手）連続的動作」「上肢・着衣動作」「上肢・物品を使う動作」「上肢・系列的動作」「下肢・物品を使う動作」「上肢・描画（自発）」「上肢・描画（模倣）」「積木テスト」という13の大項目から構成されている[111]．検査結果から介入には成績のよい指示様式を選択したり，質的エラーの内容から介入の仕方を検討したりすることができる[149]．

（2）標準高次視知覚検査（VPTA）/ 標準高次視知覚検査 熟知相貌検査第2版（VPTA-FFT ver.2）

　標準高次視知覚検査（Visual Perception Test for Agnosia；VPTA）は，高次視知覚機能障害の包括的な評価が可能な検査バッテリーとして日本失語症学会（現在の日本高次脳機能障害学会）が1997年に刊行した．VPTA はその改訂版が日本高次脳機能障害学会から2003年に刊行されている[113]．VPTA では，視覚失認と視空間失認という2つの高次視知覚機能障害を評価することができる[113]．この検査は，「視知覚の基本機能」「物体・画像認知」「相貌認知」「色彩認知」「シンボル認知」「視空間の認知と操作」「地誌的見当識」という7つの大項目から構成されている．検査の所要時間は90分強である．受検者の疲労を考慮して複数回に分けて実施してもよいが，検査開始から終了までの期間は原則2週間とすることが望ましい．なお，受検者が若年の場合には，比較的最近の有名人の写真で構成された標準高次視知覚検査 熟知相貌検査第2版（Visual Perception Test for Agnosia Famous Face Test version 2；VPTA-FFT ver.2）[117]を使用する．

（3）パレイドリアテスト

　パレイドリアテストは，風景画像を患者に提示し，壁のしみや雲の形が人の顔や動物に見える錯視現象であるパレイドリアがどの程度誘発されるかを調べることのできる検査である[156]．レビー小体型認知症（dementia with Lewy bodies；DLB）の早期発見，DLB と AD の鑑別，DLB に起こる幻視の病態解明に活用されることが期待されている．

（4）時計描画テスト（CDT）

　時計描画テスト（Clock Drawing Test；CDT）は，時計の絵および指定された時刻に針を配置する描画検査で，構成能力や視空間能力，言語理解能力，知的機能，視覚性記憶想起および視覚イメージの再構成，遂行機能，プランニング，抽象化能力，知覚刺激干渉に対する抑制など，さまざまな認知機能を評価することができる[168]．

（5）ベンダーゲシュタルトテスト（BGT）

　ベンダーゲシュタルトテスト（Bender-Gestalt Test；BGT）は，1946年に Bender によって発表された図形模写のテストである[141]．実施時間は5分程度である．この検査では受検者に9個の幾何図形を模写させ，それを評価基準に従って採点する．成人でパスカル‐サッテル（Pascal-Suttell）法と呼ばれる採点法を用いて，視覚・運動ゲシュタルト機能や精神発達の程度，神経機能や脳障害を評価することが多い．BGT を用いて DLB とアルツハイマー型認知症との鑑別が試みられている．村山ら[101]によると，DLB 患者の多くにゲシュタルト崩壊を示す「歪み」が認められ，この点はアルツハイマー型認知症患者と最も異なる点であった．また，DLB 患者はアルツハイマー型認知症患者や健常高齢者と比較して強い「ふるえ」を示すことが多く，パーキンソニズムの影響が示唆されると報告されている．

2）認知症・認知機能低下の重症度・ステージの評価

　臨床像の全体的な把握には，検査室で観察された行動だけでなく，実生活における患者の

行動の測定も不可欠である．とくに，認知機能と生活機能の両面からの状態把握が不可欠な認知症の重症度や進行段階の把握では，実生活における患者の様子をよく知る人からの情報を加味した評価が必要である．こうした目的で使用する検査は，一部の質問で患者へ質問を要するものもあるが，多くは家族や介護者など，患者の実生活の様子をよく知る関係者に質問することで情報を得ることができることから，質問して回答を得るタイプの検査の実施が困難な患者に対して使用可能である[27]．

A）Clinical Dementia Rating（CDR）

Clinical Dementia Rating（CDR）は，1982 年に Hughes らによって考案された尺度で，「記憶」「見当識」「判断力と問題解決」「社会適応」「家庭状況および趣味・関心」「介護状況」の 6 項目で構成される[29]．これら 6 項目について，患者本人への面接と本人の日常をよく知る関係者からの情報に基づいて，CDR 0（健康），CDR 0.5（認知症の疑い），CDR 1（軽度認知症），CDR 2（中等度認知症），CDR 3（重度認知症）の 5 段階で評価する．各項目の評価結果をもとに総合評価を行って認知症の重症度を判定する．日本では，本間[29]，目黒[94,95]がそれぞれ翻訳版を作成している．目黒[96]は，社会適応を「地域生活」，家庭状況および趣味・関心を「家庭生活」とし，これら 2 項目が認知症の重要な症状である「遂行機能」や「手段的日常生活動作（IADL）」に対応すると指摘している．

B）N 式老年者用精神状態尺度（NM スケール）

N 式老年者用精神状態尺度（Nishimura's scale for rating of mental states of the elderly；NM スケール）は，1988 年に小林ら[66]によって考案された観察式の精神機能評価尺度で，NM スケールは，高齢者の日常生活場面における実際的な生活能力や状態像の多面的評価に利用できる．尺度は「家事・身辺整理」「関心・意欲・交流」「会話」「記銘・記憶」「見当識」の 5 項目で構成され，それぞれについて，0 点，1 点，3 点，5 点，7 点，9 点，10 点の 7 段階の区分で評価する[66,67]．各項目の得点を合計した NM スケール評価点によって，「正常」「境界」「軽症認知症」「中等症認知症」「重症認知症」の 5 段階の重症度評価ができる[17]．

C）Functional Assessment Staging（FAST）

Functional Assessment Staging（FAST）は，アルツハイマー型認知症のステージを，患者の生活機能の自立がどの程度障害されているかによって評価する尺度である．考案者はReisberg ら[123]で，日本では本間[28]による翻訳版がある．FAST では患者の社会生活や日常生活の障害の程度に基づいて，アルツハイマー型認知症のステージを，「1. 認知機能の障害なし（正常）」「2. 非常に軽度の認知機能の低下（年齢相応）」「3. 軽度の認知機能低下（境界状態）」「4. 中等度の認知機能低下（軽度のアルツハイマー型認知症）」「5. やや高度の認知機能低下（中等度のアルツハイマー型認知症）」「6. 高度の認知機能低下（やや高度のアルツハイマー型認知症）」「7. 非常に高度の認知機能低下（高度のアルツハイマー型認知症）」の 7 段階で分類する（括弧内の表記が臨床診断）[28]．各段階の臨床的特徴が具体的に記述されており，それをもとにどのステージにあるかを判断する．

D) Mental Function Impairment Scale（MENFIS）

Mental Function Impairment Scale（MENFIS）は，1991 年に本間ら[32]によって考案された尺度で，抗認知症薬の治験等で使われている CIBIC plus-J（Clinician's Interview-Based Impression of Change plus-Japan）に含まれる 3 つの下位尺度のひとつである（残りは，Disability Assessment for Dementia〈DAD〉と BEHAVE-AD である）[36]．MENFIS では，「認知機能障害」「動機づけ機能障害」「感情機能障害」の 3 つの領域の機能障害の程度を，患者をよく知る関係者（主として介護者）からの情報に基づいて評価する．認知機能障害は，「場所の見当識障害」「時間の見当識障害」「最近の記憶の障害」「昔の記憶の障害」「会話理解の障害」「意思表示の障害」「判断の障害」の 7 項目，動機づけ機能障害は，「自発性の障害」「興味・関心の障害」「気力の障害」の 3 項目，感情機能障害は，「感情表現の多様性の障害」「感情表現の安定性の障害」「感情表現の適切性の障害」の 3 項目で構成される．これら 13 項目について，0〜6 の 7 段階で評価する．

E) Informant Questionnaire on Cognitive Decline in the Elderly（IQCODE）

Informant Questionnaire on Cognitive Decline in the Elderly（IQCODE）は，1989 年に Jorm ら[46]が，介護者など，評価対象者（高齢者）をよく知る情報提供者の評価に基づいて，高齢者の認知機能低下のスクリーニングや評価を目的に考案した質問票である．質問項目は，「記憶」「見当識」「家電の使用」「金銭管理」「実行機能」など，認知機能や生活機能に関する項目で構成されている．当初は 26 項目で構成されていたが，その後，16 項目の短縮版 IQCODE が発表された．情報提供者は，評価対象者の現在の状態を 10 年前と比較し，各項目の変化を「1. たいへん改善」〜「5. たいへん悪化」の 5 段階で回答する．したがって，患者とのかかわりが一定の年数以上の関係者でないと評価がむずかしい．邦訳は，新井[1]や谷向[150]を参照されたい．

F) 地域包括ケアシステムにおける認知症アセスメントシート（DASC-21）

地域包括ケアシステムにおける認知症アセスメントシート（The Dementia Assessment Sheet for Community-based Integrated Care System-21 items ; DASC-21）は，2015 年に粟田ら[5]が地域包括ケアシステムにおける認知症アセスメントシートとして考案した観察式評価尺度で，地域のなかで認知機能障害と生活障害の把握や，認知症の検出およびその重症度評価に利用できる．

3）精神症状・行動症状の評価

高齢者の精神医学的問題の診療や研究では，認知機能以外の精神機能の評価も重要である．ここには，老年期うつ病のスクリーニングや評価を目的とする尺度や，認知症に伴う行動・心理症状（BPSD）の評価を目的とする尺度などが含まれる．

A) Geriatric Depression Scale（GDS）

高齢者のうつ症状は特有の症状を呈することが多く，一般的なうつ症状の尺度での評価はむずかしい場合がある[47〜50]．Geriatric Depression Scale（GDS）は，高齢者に的を絞ったう

つ病の尺度として考案された自記式尺度で[8, 167]，30項目の質問に「はい」「いいえ」で回答する．その後，15項目からなる短縮版（GDS-15）が発表され[128]，世界的に使用されている[135]．日本にはいくつかの翻訳版が存在する[47, 135, 166]．そのひとつが，2017年に杉下ら[135]によって作成された老年期うつの検査-15-日本版（GDS-15-J）である．GDS-15-Jは，国際的な研究での使用に耐えうるように作成された．うつ状態のスクリーニングとして用いる場合の最適なカットオフ値は6/7点で，7点以上はうつの存在を示唆する[135]．

B）Neuropsychiatric Inventory（NPI）

Neuropsychiatric Inventory（NPI）は，1994年にCummingsら[11]によって考案された尺度である．日本語版は，博野ら[25]によって作成された．NPIは認知症でよく認められる10項目の精神症状，すなわち，「妄想」「幻覚」「興奮」「うつ」「不安」「多幸」「無関心」「脱抑制」「易怒性」「異常行動」の有無と重症度を評価する．現在は「夜間行動」「食行動」の2項目が追加された12項目版が使用できる．NPIは，患者の行動をよく知る人に面接を行って，BPSDの頻度と重症度および介護者の負担度を評価する．なお，NPIには評価方法や情報提供者が異なる改訂版（NPI-Q，NPI-NH）がある[26]．質問紙形式で評価するNPI-Qは，介護者自身が質問紙に回答することで，対象者（患者）のBPSDの頻度と重症度および介護者の負担度を評価する．介護施設用のNPI-NHは，施設で介護に当たる職員を対象に面接を行い，入所中の患者のBPSDの頻度と重症度および介護者の負担度を評価する．

C）Behavioral Pathology in Alzheimer's Disease（BEHAVE-AD）

Behavioral Pathology in Alzheimer's Disease（BEHAVE-AD）は，1987年にReisbergら[124]によって考案された尺度で，認知症疾患のなかでもとくにADの異常行動や精神症状の評価を念頭に開発された．日本語版は朝田ら[4]によって作成されている．介護者を対象とした半構造化面接をもとに25項目の症状とそれらを総合した全体像の評価（全般評価）を行う．25項目は7つの下位カテゴリー，すなわち，「妄想観念」「幻覚」「行動障害」「攻撃性」「日内リズム障害」「感情障害」「不安および恐怖」に分けられる．各項目について，「0：なし」～「3：最重度」という4段階の重症度で評価する．全般評価では，介護負担と患者自身の危険度に対して4段階で評価する．

D）問題行動評価票（TBS）

問題行動評価票（Troublesome Behavior Scale；TBS）は，1994年に朝田ら[3]によって考案された尺度である．これは，認知症患者に比較的よくみられる行動症状を介護者自らが過去1か月間に観察した頻度に基づいて5段階で評価する尺度である．在宅患者用と病院・施設用がある．在宅の場合は主たる介護者が，病院・施設では日勤・夜勤ともにしているケアスタッフが回答者となる．在宅患者用と病院・施設患者用とでは内容が一部異なるが，ともに14項目で構成される．在宅用では「介護者に向かう行為」「1人で没頭する行為」「分化した行為」の3因子，病院・施設用では「職務妨害の行為」「観察し保護する行為」「紛失物をめぐる行為」の3因子が抽出されている[3]．

E）常同行動評価尺度（SRI）

常同行動評価尺度（The Stereotypy Rating Inventory ; SRI）は，前頭側頭葉変性症（fronto-temporal lobar degeneration ; FTLD）に特徴的な症状を評価する目的で，2002 年に Shigenobu ら[130]によって考案された尺度である．評価項目は，「食行動」「周遊」「言語」「動作・行動」「生活リズム」の 5 つである．各症状の頻度を 4 段階，重症度を 3 段階で評価する．点数が高いほど，頻度，重症度が高いことを示す．頻度と重症度の積で総合的な評価を行うことができる[129]．

4）生活機能の評価（ADL，IADL，適応行動）

高齢者の精神医学的問題は，しばしば，患者の社会生活や日常生活の自立を阻害する．これらの機能障害を生活機能の障害（生活障害）といい，ここには日常生活動作能力（activities of daily living ; ADL），手段的日常生活動作能力（instrumental activities of daily living ; IADL），さらには適応行動などが含まれる．ADL 評価の詳細は，本間[34, 35]を参照されたい．

A）N 式老年者用日常生活動作能力評価尺度（N-ADL）

N 式老年者用日常生活動作能力評価尺度（Nishimura's scale for rating of activities of daily living of the elderly ; N-ADL）は，1988 年に小林ら[66]によって作成された．患者の様子をよく知る家族や介護者からの情報をもとに，「歩行・起坐」「生活圏」「着脱衣・入浴」「摂食」「排泄」の 5 項目について，0 点，1 点，3 点，5 点，7 点，9 点，10 点という 7 段階で評価する[66, 68]．10 点は正常な機能を有する（自立状態）ことを表し，0 点は全面介助を要し，活動性や反応性がまったく失われた最重度の状態であることを表す[66, 68]．合計得点（N-ADL 評価点）を算出することができる．

B）Physical Self-Maintenance Scale（PSMS）

Physical Self-Maintenance Scale（PSMS）は，1969 年に Lawton と Brody[80]が Langley-Porter Scale（Lowenthal, 1964）に基づいて作成した ADL の尺度である．日本では，本間[31]による翻訳を使用することができる．PSMS は，基本的な日常生活における行動を評価する尺度であり，「排泄」「食事」「着替」「身繕い」「移動能力」「入浴」の 6 項目で構成される．各項目について，患者の様子をよく知る関係者が 5 段階で評価する．各項目の行動が自立している場合には 1 点，それ以外は 0 点が与えられる．ADL の簡便な尺度として利用されている．

C）Instrumental Activities of Daily Living Scale（IADL）

Instrumental Activities of Daily Living Scale（IADL）は，PSMS よりもさらに高次の日常生活における行動を評価する尺度として．1969 年に Lawton と Brody[80]が考案した IADL の尺度である．日本では，本間[30]による翻訳を使用することができる．本尺度は，「電話の使い方」「買い物」「食事の支度」「家事」「洗濯」「移動・外出」「服薬の管理」「金銭の管理」の 8 項目で構成されているが，評価対象が男性の場合は，「食事の支度」「洗濯」「家事」については評価しないことになっている．

D）Disability Assessment for Dementia（DAD）

Disability Assessment for Dementia（DAD）は，1999年に Gélinas ら[20]が地域在住の AD 患者の生活障害を評価するために開発した尺度である．日本では，本間[35]による翻訳がある．DAD は，ADL と IADL にまたがる10項目（「衛生」「着衣」「排泄」「摂食」「食事の用意」「電話をかける」「外に出かける」「金銭の取り扱いと通信」「服用」「余暇と家事」）で構成されている．DAD は，各項目の行動について，実行機能障害との関連から評価するという特徴がある．一部例外はあるが，各項目の行動の過程を「行動の開始」「計画・段取り」「有効な遂行」の3段階で評価し，これらのどの過程に困難があるのかを評価する仕組みになっている．

E）老研式活動能力指標（TMIG）

老研式活動能力指標（TMIG Index of Competence ; TMIG）は，Lawton[82, 83]の活動能力の体系に依拠して，ADL の測度ではとらえられない高次の生活機能を評価するために，古谷野ら[75]によって作成された13項目の自記式尺度である[77]．TMIG は，「手段的自立」（5項目，例：バスや電車を使っての外出），「知的能動性」（4項目，例：読書など），「社会的役割」（4項目，例：家族や友人の相談にのる）の3つの下位次元で構成されている．自記式であるが，家族など評価対象者をよく知る他者が評価することも可能である[77]．

F）JST 版活動能力指標（JST-IC）

JST 版活動能力指標（JST-Index of Competence ; JST-IC）は，高齢化や生活環境の変化，高齢者の健康状態，ライフスタイルの変化に応じた高次生活機能のなかでもより高い能力を測定可能な尺度を開発するために，TMIG を基盤としつつ，現代そして近い将来の日本の高齢者における高次生活機能のなかでもより高い能力，すなわち「一人暮らし高齢者が自立し活動的に暮らす」ために必要な能力を測定する尺度として Iwasa ら[44, 45]が開発した尺度である．JST-IC は16項目から構成され，各項目の活動の状況を「はい」「いいえ」で回答する．4項目ずつ4つの下位領域（「新機器利用」「情報収集」「生活マネジメント」「社会参加」）を含んでいる[139]．「新機器利用」は生活に使う新しい機器を使いこなす能力，「情報収集」はよりよい生活を送るため自ら情報収集し活用する能力，「生活マネジメント」は自分や家族，周辺の人々の生活を見渡して管理（マネジメント）する能力，「社会参加」は活動に参加して地域での役割を果たす能力を示している[140]．

G）Vineland-Ⅱ適応行動尺度

Vineland-Ⅱ適応行動尺度は，Sparrow SS，Cicchetti DV，Balla DA によって開発された検査で，0〜92歳と幅広い年齢の人の適応行動を評価するために世界的に使用されている．日本版は2014年に刊行された[155]．対象者の様子をよく知っている回答者（保護者や介護者など）に半構造化面接を行い，その結果をもとに4つの適応行動領域（「コミュニケーション」「日常生活スキル」「社会性」「運動スキル」）と不適応行動領域を評価することができる．

5）QOL，主観的幸福感，生活満足度の評価

　高齢者の QOL（quality of life）の評価には，主観的幸福感や生活満足度に関する自記式の尺度が用いられてきた．これらは幸福な老いの測定に関する研究のなかで開発されてきたものである[77]．しかし，自記式尺度は，質問文を読み，自分の状況と照合して回答することが求められるため，中等度〜重度の認知症患者は文の理解力や自己評価の信頼性に問題があることから，一般的な尺度の適用には困難があった．こうしたなか，近年，認知症の人にも適用可能な QOL の尺度が開発され，認知症の治療やケアの重要なアウトカムのひとつとして注目されている[103, 151]．

　A）Philadelphia Geriatric Center Morale Scale（PGC モラール・スケール）

　Philadelphia Geriatric Center Morale Scale（PGC モラール・スケール）は，1970 年代に Lawton[81〜83]によって考案された尺度で，その改訂版である改訂版 PGC モラール・スケールは，高齢者の主観的幸福感の尺度として広く使われている．日本には複数の翻訳がある[78]．改訂版は 17 項目，3 因子（「心理的動揺」「老いに対する感度」「孤独感・不満足感」）で構成されている[78, 83]．知的機能の著しく低下した高齢者でなければ調査票への記入は可能である[78]．

　B）生活満足度尺度 A（LSIA）

　生活満足度尺度 A（Life Satisfaction Index A ; LSIA）は，1961 年に Neugarten ら[110]によって幸福な老いの測度として開発された自記式尺度である．原版は 20 項目だが，その後，いくつかの改訂版（18 項目，13 項目，8 項目）が発表されている[78]．日本には複数の翻訳がある[78]．知的機能の著しく低下した高齢者でなければ調査票への記入は可能である[78]．

　C）生活満足度尺度 K（LSIK）

　生活満足度尺度 K（Life Satisfaction Index K ; LSIK）は，1983 年に古谷野[74]によって考案された主観的 QOL の自記式尺度である．全9 項目，3 因子（「人生全体についての満足感」「心理的安定」「老いについての評価」）で構成されている[76, 78]．65〜69 歳，70〜74 歳，75〜79 歳，80 歳以上の各年齢群の平均（SD）が全体・男女別に公表されている[78, 79]．

　D）Quality of life questionnaire for dementia（QOL-D）

　Quality of life questionnaire for dementia（QOL-D）は，日本で開発された認知症患者の QOL 尺度で，2002 年に Terada ら[152]によって発表された．QOL-D は 31 項目で構成され，6 領域（「陽性感情」「陰性感情 / 陰性行動」「コミュニケーション」「落ち着きのなさ」「人との触れ合い」「自発性 / 活動性」）を評価する．評価は，対象となる認知症患者の日常をよく知る介護者などの関係者が行う．2013 年には Terada ら[153]によって 9 項目の短縮版が発表された．

　E）Quality of life in Alzheimer's disease（QOL-AD）

　Quality of life in Alzheimer's disease（QOL-AD）は，認知症患者の QOL を評価するために，1999 年に Logsdon ら[84]によって考案された尺度である．QOL-AD は，患者自身による評価と，介護者による評価の双方から，患者の QOL を評価する．日本では，2006 年に Matsui

ら[92]が作成した日本語版がある。13項目で構成され，認知症患者の心理的な幸福感，生活環境，人間関係などの生活にかかわるQOLを評価する[103]。

6）パーソナリティの評価

人格検査は，思考，価値観，感情表出の仕方といった個人の心理傾向を把握するための心理検査である。人格検査には，質問文に対して該当するかどうかを受検者自身が回答する形式の検査（質問紙法，尺度法）と，刺激から連想・イメージされ，言語や描画によって表現された反応をデータとして分析する形式の検査（投影法）がある[148]。尺度法形式の検査は患者が自覚している人格の表層部分を主に反映し，どのように見られたいかといった心理が回答に影響する可能性がある。他方，投影法形式の検査は，患者の深層心理の把握に有用だが，検査の実施と解釈に習熟するにはかなりの時間を要するため，十分な知識と技能を有する心理師がいなければ検査道具があっても実施できないというむずかしさがある。

A）NEO PI-R 人格検査/NEO FFI 人格検査

NEO PI-R 人格検査はCostaとMcCraeの一連の研究に基づいて開発された質問紙法による5因子人格検査で，世界標準の人格検査として使用されている。日本版は下仲ら[131]によって標準化された。この検査は，青年から老年までの幅広い年齢層に適用可能で，高齢者を対象とした臨床だけでなく，人格の生涯発達や高齢者の人格特性などの研究にも利用できる。検査は，「神経症傾向（N）」「外向性（E）」「開放性（O）」「調和性（A）」「誠実性（C）」という5つの次元と，各次元の下にある6つの下位次元から構成されている。下位次元も加味して詳細な人格プロフィールを把握することができる。検査は240項目の質問から構成され，実施時間は30〜40分である。受検者にとって負担が大きいと考えられる場合には，5つの次元のみを測定する短縮版であるNEO-FFI人格検査を使用するとよい。短縮版は60項目で，実施時間は10分程度である。

B）バウムテスト

バウムテストは，受検者が描く樹木画からその個人の心理状態や性格傾向等を判定する投影法のひとつで，1949年にスイスのKochが創案した[19]。受検者が描いた「実のなる木」をさまざまな視点から解釈する。筆記に支障がなければ，短時間で実施可能なので高齢者にも適用可能である。認知症患者にも使用されている。人格傾向や心理状態だけでなく，認知機能の状態の把握にも利用される。精神療法の効果評価に活用することもある[85]。

C）ロールシャッハ・テスト

ロールシャッハ・テストは，1921年にスイスの精神科医Rorschach Hによって考案された投影法の人格検査である。この検査はインクのしみという曖昧な視覚刺激が書かれた10枚の図版を使用し，そのしみがなにに見えるかを受検者に質問し，その反応から受検者のパーソナリティを評価する。自我機能，現実検討能力，病態水準の評価などの目的で使用されている。検査結果の解釈には片口法[56]，名大法[102]，エクスナー法（包括システム）[14]などがある。結果の解釈には高度の専門性を必要とするため，実施・解釈を行うには習熟した専

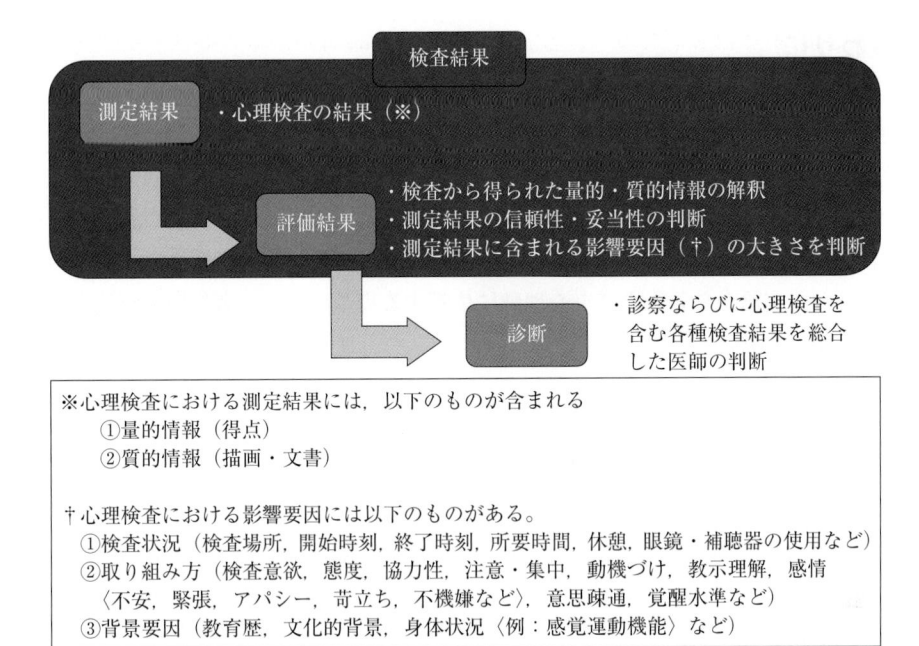

図11　心理検査を用いた医師の判断までの過程

門家の存在が欠かせない.

7）介護者等，関係者の評価

A）Zarit 介護負担尺度日本語版（J-ZBI）

　Zarit 介護負担尺度日本語版（Japanese version of the Zarit Caregiver Burden Interview ; J-ZBI）は，Zarit ら[169, 170]が作成した要介護高齢者の家族介護者の介護負担を評価する Zarit Caregiver Burden Interview（ZBI）の日本語版として荒井が作成した尺度である．J-ZBI は，ZBI と同じく 22 項目で構成されているが，J-ZBI_8 は 8 項目からなる短縮版である．家族介護者の抑うつ症状の判定や家族介護者による不適切処遇の予測に活用することができるとされている[2].

B）The General Health Questionnaire（GHQ 精神健康調査票）

　The General Health Questionnaire（GHQ 精神健康調査票 ; GHQ）は，1978 年に英国の Goldberg[21]によって開発された精神健康調査票で，神経症者の状態把握や評価に有効なスクリーニングテストである．日本語版は中川と大坊[106〜108]によって開発され，販売されている．GHQ は 60 項目のオリジナル版（GHQ60）のほかに，30 項目（GHQ30），28 項目（GHQ28），12 項目（GHQ12）の短縮版がある．2〜3 週間前から現在までの健康状態で「精神的・身体的問題があるかどうか」についての質問文で構成されている．介護者の精神的健康を評価する尺度として利用可能である.

4．おわりに

　医師が心理検査の結果を自らの臨床判断に役立てるための大前提は，質の高い検査結果を得ることである（図 11）．質の高い検査結果を得るには，検査能の高い検査を検査者能の高い検査者が実施する必要がある．おそらく心理検査ほど「検査者能」が検査結果の質を決定づける検査はないだろう．医師が検査を実施する場合は自身の検査者能の向上に努めることが必要であり，実施から報告までを心理職に依頼する場合は，検査者能の高い検査者に依頼することが望まれる．

文　献

1）新井平伊：観察法による痴呆の行動評価（2）．老年精神医学雑誌，**7**（7）：805-815（1996）．

2）荒井由美子：J-ZBI/J-ZBI_8 Zarit 介護負担尺度日本語版／短縮版 使用手引．三京房，京都（2018）．

3）朝田　隆，吉岡　充，森川三郎ほか：痴呆患者の問題行動評価票（TBS）の作成．日本公衆衛生雑誌，**41**（6）：518-527（1994）．

4）朝田　隆，本間　昭，木村通宏ほか：日本語版 BEHAVE-AD の信頼性について．老年精神医学雑誌，**10**（7）：825-834（1999）．

5）粟田主一，杉山美香，井藤佳恵ほか：地域在住高齢者を対象とする地域包括ケアシステムにおける認知症アセスメントシート（DASC-21）の内的信頼性・妥当性に関する研究．老年精神医学雑誌，**26**（6）：675-686（2015）．

6）Benton AL（高橋剛夫訳）：新訂版 視覚記銘検査日本語版使用手引．三京房，京都（2010）．

7）BIT 日本版作製委員会：BIT 行動性無視検査日本版．新興医学出版社，東京（1999）．

8）Brink TL, Yesavage JA, Lum O, et al.: Screening tests for geriatric depression. *Clin Gerontol*, **1**：37-43（1982）．

9）Choe JY, Youn JC, Park JH, et al.: The Severe Cognitive Impairment Rating Scale ; An instrument for the assessment of cognition in moderate to severe dementia patients. *Dement Geriatr Cogn Disord*, **25**（4）：321-328（2008）．

10）Cohen J, Swerdlik ME : Psychological Testing and Assessment ; An Introduction to Tests and Measurement. 9th ed., Ronald McGraw-Hill College Education, New York（2017）．

11）Cummings JL, Mega M, Gray K, et al.: The Neuropsychiatric Inventory ; Comprehensive assessment of psychopathology in dementia. *Neurology*, **44**（12）：2308-2314（1994）．

12）Dubois B, Slachevsky A, Litvan I, et al.: The FAB ; A Frontal Assessment Battery at bedside. *Neurology*, **55**（11）：1621-1626（2000）．

13）Folstein MF, Folstein SE, McHugh PR : "Mini-mental state" ; A practical method for grading the cognitive state of patients for the clinician. *J Psychiatr Res*, **12**（3）：189-198（1975）．

14）藤岡淳子，中村紀子，佐藤　豊ほか：エクスナー法によるロールシャッハ解釈の実際．金剛出版，東京（1995）

15）Fujiwara Y, Suzuki H, Yasunaga M, et al.: Brief screening tool for mild cognitive impairment in older Japanese ; Validation of the Japanese version of the Montreal Cognitive Assessment. *Geriatr Gerontol Int*, **10**（3）：225-232（2010）．

16）福永知子，西村　健，播口之朗ほか：新しい老人用精神機能検査の作成；N 式精神機能検査．老年精神医学，**5**：221（1988）．

17）福永知子：N-D test，NM スケール，N-ADL．（山内俊雄，鹿島晴雄総編集）精神・心理機能評価ハンドブック．432-436，中山書店，東京（2015）．

18）福榮太郎，福榮みか，石束嘉和：Japanese Adult Reading Test（JART）と認知機能障害との関

連．総合病院精神医学，**25**（1）：55-62（2013）．

19）福住昌美，森川将行，岡本　希ほか：高齢者を対象としたバウムテストにおける教示の比較研究．心理学研究，**82**（2）：183-188（2011）．

20）Gélinas I, Gauthier L, McIntyre M, et al.: Development of a functional measure for persons with Alzheimer's disease ; The disability assessment for dementia. *Am J Occup Ther*, **53**（5）：471-481（1999）．

21）Goldberg D : Manual of the General Health Questionnaire. Nfer-Nelson, Windsor（1978）．

22）南風原朝和：心理統計学の基礎；統合的理解のために．有斐閣，東京（2002）．

23）長谷川和夫，加藤伸司：改訂長谷川式簡易知能評価スケール［HDS-R］の手引き；臨床現場における正しい使い方と活かし方［DVD 付き］．中央法規出版，東京（2020）．

24）林　　創：標準心理検査の種類．（下山晴彦編集代表）誠信心理学辞典［新版］．554-557，誠信書房，東京（2014）．

25）博野信次，森　悦朗，池尻義隆ほか：日本語版 Neuropsychiatric Inventory；痴呆の精神症状評価法の有用性の検討．脳と神経，**49**（3）：266-271（1997）．

26）博野信次：NPI．（山内俊雄，鹿島晴雄総編集）精神・心理機能評価ハンドブック，456-458，中山書店，東京（2015）．

27）本間　昭：痴呆の行動評価．老年精神医学雑誌，**1**（4）：403-424（1990）．

28）本間　昭：Functional Assessment Staging（FAST）．（大塚俊男，本間　昭監）高齢者のための知的機能検査の手引き，59-64，ワールドプランニング，東京（1991）．

29）本間　昭：Clinical Dementia Rating（CDR）．（大塚俊男，本間　昭監）高齢者のための知的機能検査の手引き，65-69，ワールドプランニング，東京（1991）．

30）本間　昭：Instrumental Activities of Daily Living Scale（IADL）．（大塚俊男，本間　昭監）高齢者のための知的機能検査の手引き，95-97，ワールドプランニング，東京（1991）．

31）本間　昭：Physical Self-Maintenance Scale（PSMS）．（大塚俊男，本間　昭監）高齢者のための知的機能検査の手引き，99-101，ワールドプランニング，東京（1991）．

32）本間　昭，新名理恵，石井徹郎ほか：老年期痴呆を対象とした精神機能障害評価票の作成．老年精神医学雑誌，**2**（10）：1217-1220（1991）．

33）本間　昭，福沢一吉，塚田良雄ほか：Alzheimer's Disease Assessment Scale（ADAS）日本版の作成．老年精神医学雑誌，**3**（6）：647-655（1992）．

34）本間　昭：日常生活動作（ADL）を評価するための測度（1）．老年精神医学雑誌，**7**（1）：59-63（1996）．

35）本間　昭：日常生活動作（ADL）を評価するための測度（2）．老年精神医学雑誌，**7**（2）：201-209（1996）．

36）本間　昭，朝田　隆，新井平伊ほか：老年期痴呆の全般臨床評価法；Clinician's Interview-Based Impression of Change plus-Japan（CIBIC plus-J）解説と評価マニュアル．老年精神医学雑誌，**8**（8）：855-869（1997）．

37）細木照敏：心理テストの選択と適用．（島薗安雄，保崎秀夫編集主幹，野上芳美研修企画）精神科 MOOK・10；心理検査法，1-6，金原出版，東京（1985）．

38）Hsieh S, Schubert S, Hoon C, et al.: Validation of the Addenbrooke's Cognitive Examination Ⅲ in frontotemporal dementia and Alzheimer's disease. *Dement Geriatr Cogn Disord*, **36**（3-4）：242-250（2013）．

39）飯干紀代子：認知症コミュニケーションスクリーニング検査；Communication Screening Test for Dementia（CSTD）．エスコアール，木更津（2013）．

40）飯干紀代子：言語．（三村　將，飯干紀代子編著）認知症コミュニケーション障害；その評価と支援，51-55，医歯薬出版，東京（2013）．

41）今村　徹：神経心理学的検査と症候学．（池田　学編著）日常診療に必要な認知症症候学，9-17，新興医学出版社，東京（2014）．

42）今村　徹：E は診察の E（E is examination）；神経心理学的診察法．神経心理学，**31**（2）：108-

115（2015）.

43）今村　徹：神経心理検査バッテリー；結果の解釈と落とし穴．老年精神医学雑誌，**31**（6）：561-569（2020）.

44）Iwasa H, Masui Y, Inagaki H, et al.: Development of the Japan Science and Technology Agency Index of Competence to Assess Functional Capacity in Older Adults ; Conceptual Definitions and Preliminary Items. *Gerontol Geriatr Med*, **1** : 2333721415609490（2015）.

45）Iwasa H, Masui Y, Inagaki H, et al.: Assessing competence at a higher level among older adults ; Development of the Japan Science and Technology Agency Index of Competence（JST-IC）. *Aging Clin Exp Res*, **30**（4）: 383-393（2018）.

46）Jorm AF, Scott R, Jacomb PA : Assessment of cognitive decline in dementia by informant questionnaire. *Int J Geriatr Psychiatry*, **4** : 35-39（1989）.

47）笠原洋勇，加田博秀，柳川裕紀子：うつ状態を評価するための測度（1）．老年精神医学雑誌，**6**（6）：757-766（1995）.

48）笠原洋勇，加田博秀，柳川裕紀子：うつ状態を評価するための測度（2）．老年精神医学雑誌，**6**（7）：905-914（1995）.

49）笠原洋勇，柳川裕紀子，加田博秀：うつ状態を評価するための測度（3）．老年精神医学雑誌，**6**（8）：1025-1031（1995）.

50）笠原洋勇，柳川裕紀子，加田博秀：うつ状態を評価するための測度（4）．老年精神医学雑誌，**6**（9）：1157-1163（1995）.

51）鹿島晴雄（監訳），三村　將，田渕　肇，森山　泰ほか（訳）：BADS 遂行機能障害症候群の行動評価 日本版．新興医学出版社，東京（2003）.

52）鹿島晴雄：神経心理検査の意義；定量的，定性的アプローチと施行，評価上の留意点．精神科治療学，**19**（1）：3-9（2004）.

53）鹿島晴雄，加藤元一郎：慶應版ウィスコンシンカード分類検査 KWCST．三京房，京都（2013）.

54）鹿島晴雄：臨床評価法とは．（山内俊雄，鹿島晴雄総編集）精神・心理機能評価ハンドブック，2-3，中山書店，東京（2015）.

55）鹿島晴雄：ウィスコンシンカード分類検査（WCST）．（山内俊雄，鹿島晴雄総編集）精神・心理機能評価ハンドブック，124-126，中山書店，東京（2015）.

56）片口安史：改訂 新・心理診断法：ロールシャッハ・テストの解説と研究．金子書房，東京（1987）.

57）加藤伸司，下垣　光，小野寺敦志ほか：改訂長谷川式簡易知能評価スケール（HDS-R）の作成．老年精神医学雑誌，**2**（11）：1339-1347（1991）.

58）加藤伸司，長谷川和夫，下垣　光ほか：改訂長谷川式簡易知能評価スケールの作成（補遺）．老年社会科学，**14**〔Suppl.〕：91-99（1992）.

59）加藤伸司：質問式による認知機能障害の評価測度（1）．老年精神医学雑誌，**7**（9）：1037-1044（1996）.

60）加藤伸司：改訂長谷川式簡易知能評価スケールの実施法と臨床的有用性．老年精神医学雑誌，**29**（11）：1138-1144（2018）.

61）剣持龍介，小林知世，山岸　敬ほか：Rey 複雑図形模写課題における認知症患者の遂行機能障害の評価；簡易尺度の作成と妥当性の検討．高次脳機能研究，**33**（2）：236-244（2013）.

62）Kiernan RJ, Mueller J, Langston JW, et al.: The Neurobehavioral Cognitive Status Examination ; A brief but differentiated approach to cognitive assessment. *Ann Intern Med*, **107**（4）: 481-485（1987）.

63）Kinsbourne M : Contrasting patterns of memory span decrement in ageing and aphasia. *J Neurol Neurosurg Psychiatry*, **35**（2）: 192-195（1972）.

64）北村俊則：Mini-Mental State（MMS）．（大塚俊男，本間　昭監）高齢者のための知的機能検査の手引き，35-38，ワールドプランニング，東京（1991）.

65）北村俊則：精神・心理症状学ハンドブック［第 2 版］. 3-6, 日本評論社, 東京（2003）.

66）小林敏子, 播口之朗, 西村　健ほか：行動観察による痴呆患者の精神状態評価尺度（NM スケール）および日常生活動作能力評価尺度（N-ADL）の作成. 臨床精神医学, **17**（11）：1653-1668（1988）

67）小林敏子：N 式老年者用精神状態尺度（NM スケール）.（大塚俊男, 本間　昭監）高齢者のための知的機能検査の手引き, 81-86, ワールドプランニング, 東京（1991）.

68）小林敏子：N 式老年者用日常生活動作能力評価尺度（N-ADL）.（大塚俊男, 本間　昭監）高齢者のための知的機能検査の手引き, 89-93, ワールドプランニング, 東京（1991）.

69）是木明宏：ROCFT.（山内俊雄, 鹿島晴雄総編集）精神・心理機能評価ハンドブック, 64-66, 中山書店, 東京（2015）.

70）厚生労働省：平成 27 年度 厚生労働科学研究費補助金（厚生労働科学特別研究事業）認知症に対するかかりつけ医の向精神薬使用の適正化に関する調査研究班「かかりつけ医のための BPSD に対応する向精神薬使用ガイドライン（第 2 版）」.（2018）.

71）厚生労働省：令和 2 年度診療報酬改定について：第 3 部　検査. 令和 2 年厚生労働省告示第 57 号.

72）小海宏之ほか：日本語版 Mini-Mental State Examination-Aino の重症度判別基準. 藍野学院紀要, **14**：59-66（2001）.

73）小海宏之：神経心理学的アセスメント・ハンドブック. 第 2 版, 111-114, 金剛出版, 東京（2019）.

74）古谷野亘：モラール・スケール, 生活満足度尺度および幸福度尺度の共通次元と尺度間の関連性（その 2）. 老年社会科学, **5**：129-142（1983）.

75）古谷野亘, 柴田　博, 中里克治ほか：地域老人における活動能力の測定；老研式活動能力指標の開発. 日本公衆衛生雑誌, **34**（3）：109-114（1987）.

76）古谷野亘, 柴田　博, 芳賀　博ほか：生活満足度尺度の構造；因子構造の不変性. 老年社会科学, **12**：102-116（1990）.

77）古谷野亘：QOL などを測定するための測度（1）. 老年精神医学雑誌, **7**（3）：315-321（1996）.

78）古谷野亘：QOL などを測定するための測度（2）. 老年精神医学雑誌, **7**（4）：431-441（1996）.

79）Koyano W, Shibata H：Development of a measure of subjective well-being in Japan. *Facts and Research in Gerontology*, **8**〔Suppl.〕：181-187（1994）.

80）Lawton MP, Brody EM：Assessment of older people；Self-maintenance and instrumental activities of daily living. *Gerontologist*, **9**（3）：179-186（1969）.

81）Lawton MP：Assessing the competence of older people. *In* Research Planning and Action for the Elderly；The Power and Potential of Social Science, ed. by Kent DP, Kastenbaum R, Sherwood S, 122-143, Behavioral Publications, New York（1972）.

82）Lawton MP：The dimensions of morale. *In* Research Planning and Action for the Elderly；The Power and Potential of Social Science, ed. by Kent DP, Kastenbaum R, Sherwood S, 144-165, Behavioral Publications, New York（1972）.

83）Lawton MP：The Philadelphia Geriatric Center Morale Scale；A revision. *J Gerontol*, **30**（1）：85-89（1975）.

84）Logsdon RG, Gibbons LE, Mccurry SM, et al.：Quality of Life in Alzheimer's disease；Patient and Caregiver Reports. *J Ment Health Aging*, **5**（1）：21-32（1999）.

85）松田千広, 西村嘉子, 中辻知佳ほか：外来における認知活性化療法（CST-J）の実践報告と効果 2：認知機能と心理的側面の変化に着目して. 日本老年臨床心理学会第 1 回大会プログラム要旨集, 21（2019）.

86）松田　修, 中谷三保子：日本語版 COGNISTAT 検査マニュアル. ワールドプランニング, 東京（2004）.

87）松田　修：知能：ウェクスラー成人知能検査（WAIS-Ⅳ）. 老年精神医学雑誌, **31**（6）：570-588（2020）.

88) 松田 修：WAIS-IVの高齢者への使用の可能性と課題；検査能と検査者能の観点から．日本版 WAIS-IV知能検査 テクニカルレポート＃2，1-6，日本文化科学社，東京（2020）．

89) 松田 修：実践者能という変数の統制をどう考えるか；臨床心理学研究の妥当性向上のために．老年臨床心理学研究，**2**：4-6（2021）．

90) 松田 修，滝沢 龍：認知機能の減退．（松田 修，滝沢 龍編）現代の臨床心理学2；臨床心理アセスメント，103-123，東京大学出版会，東京（2022）．

91) 松田 修，滝沢 龍：テストバッテリーの考え方と組み方．（松田 修，滝沢 龍編）現代の臨床心理学2；臨床心理アセスメント，149-159，東京大学出版会，東京（2022）．

92) Matsui T, Nakaaki S, Murata Y, et al.: Determinants of the quality of life in Alzheimer's disease patients as assessed by the Japanese version of the Quality of Life‐Alzheimer's disease scale. *Dement Geriatr Cogn Disord*, **21**（3）：182-191（2006）.

93) 松岡恵子，金 吉晴：知的機能の簡易評価実施マニュアル；Japanese Adult Reading Test（JART）．新興医学出版社，東京（2006）．

94) 目黒謙一：痴呆の臨床；CDR判定用ワークシート解説．医学書院，東京（2004）．

95) 目黒謙一：認知症早期発見のためのCDR判定ハンドブック．医学書院，東京（2008）．

96) 目黒謙一：CDR．（山内俊雄，鹿島晴雄総編集）精神・心理機能評価ハンドブック，437-439，中山書店，東京（2015）．

97) 三宅鑛一，内田勇三郎：記憶ニ関スル臨牀的実験成績（上）．神経学雑誌，**23**：458-488（1923）．

98) Mohs RG, Rosen WG, Davis KL : The Alzheimer's Disease Assessment Scale ; An instrument for assessing treatment efficacy. *Psychopharmacol Bull*, **19**（3）：448-450（1983）.

99) 森 悦朗，三谷洋子，山鳥 重：神経疾患患者における日本語版 Mini-Mental State テストの有用性．神経心理学，**1**（2）：82-90（1985）．

100) Mueller J, Kiernan RJ, Flanagan R : 2015 Cognistat Five Manual.（2015）.

101) 村山憲男，井関栄三，杉山秀樹ほか：ベンダーゲシュタルトテストによるレビー小体型認知症の簡易鑑別法の開発．老年精神医学雑誌，**18**（7）：761-770（2007）．

102) 名古屋ロールシャッハ研究会：ロールシャッハ法解説；名古屋大学式技法．金子書房，東京（2018）．

103) 仲秋秀太郎，佐藤順子：QOL-AD．（山内俊雄，鹿島晴雄総編集）精神・心理機能評価ハンドブック，470-472，中山書店，東京（2015）．

104) 仲秋秀太郎，佐藤順子，山田峻寛ほか：Frontal Assessment Battery（FAB）の有用性．老年精神医学雑誌，**29**（11）：1167-1174（2018）．

105) Nakaaki S, Murata Y, Sato J, et al.: Reliability and validity of the Japanese version of the Frontal Assessment Battery in patients with the frontal variant of frontotemporal dementia. *Psychiatry Clin Neurosci*, **61**（1）：78-83（2007）.

106) 中川泰彬，大坊郁夫：日本版GHQ精神健康調査票手引．日本文化科学社，東京（1985）．

107) 中川泰彬，大坊郁夫：日本版GHQ精神健康調査票手引（改訂版）．日本文化科学社，東京（1996）．

108) 中川泰彬，大坊郁夫：日本版GHQ精神健康調査票手引（増補版）．日本文化科学社，東京（2013）．

109) Nasreddine ZS, Phillips NA, Bedirian V, et al.: The Montreal Cognitive Assessment, MoCA ; A brief screening tool for mild cognitive impairment. *J Am Geriatr Soc*, **53**（4）：695-699（2005）.

110) Neugarten BL, Havighurst RJ, Tobin SS : The measurement of life satisfaction. *J Gerontol*, **16**：134-143（1961）.

111) 日本高次脳機能障害学会（編），日本高次脳機能障害学会 Brain Function Test 委員会（著）：改訂第二版標準高次動作性検査；失行症を中心として．新興医学出版社，東京（1999）．

112) 日本高次脳機能障害学会（編），日本高次脳機能障害学会 Brain Function Test 委員会（著）：標準失語症検査（Standard Language Test of Aphasia : SLTA）．新興医学出版社，東京（2003）．

113) 日本高次脳機能障害学会（編），日本高次脳機能障害学会 Brain Function Test 委員会（著）：標準高次視知覚検査 改訂版．新興医学出版社，東京（2003）．

114) 日本高次脳機能障害学会（編），日本高次脳機能障害学会 Brain Function Test 委員会（著）：標準注意検査法・標準意欲評価法．新興医学出版社，東京（2006）．

115) 日本高次脳機能障害学会（編），日本高次脳機能障害学会 Brain Function Test 委員会（著）：標準失語症検査 補助テスト（SLTA-ST）．新興医学出版社，東京（2011）．

116) 日本高次脳機能障害学会（編），日本高次脳機能障害学会 Brain Function Test 委員会新記憶検査作製小委員会（著）：標準言語性対連合学習検査（S-PA）．新興医学出版社，東京（2014）．

117) 日本高次脳機能障害学会（編），日本高次脳機能障害学会 Brain Function Test 委員会，VPTA・既知相貌検査部分改訂小委員会（著）：標準高次視知覚検査 熟知相貌検査第 2 版．新興医学出版社，東京（2015）．

118) 日本高次脳機能障害学会（編），日本高次脳機能障害学会 Brain Function Test 委員会（著）：Trail Making Test 日本版（TMT-J）．新興医学出版社，東京（2019）．

119) 一般社団法人日本心理臨床学会：倫理基準．制定：2009 年 4 月 11 日，最近改正：2016 年 3 月 27 日．

120) 新名理恵，本間　昭，須貝佑一ほか：SIB 日本語版および改訂 ADCS-ADL 日本語版の信頼性・妥当性・臨床的有用性の検討．老年精神医学雑誌，**16**（6）：683-691（2005）．

121) 沼田悠梨子：Alzheimer's Disease Assessment Scale-Cognitive Subscale Japanese version（ADAS-J cog）．老年精神医学雑誌，**29**（11）：1150-1155（2018）．

122) Osterrieth PA : Le test de copie d'une figure complexe ; Contribution à l'étude de la perception et de la mémoire. *Arch Psychol*, **30** : 206-356（1944）．

123) Reisberg B, et al.: Functional staging of dementia of Alzheimer's type. *Ann N Y Acad Sci*, **435** : 481-483（1984）．

124) Reisberg B, Borensteib J, Georgotas A : Behavioral symptoms in Alzheimer's disease ; Phenomenology and treatment. *J Clin Psychiatry*, **48**〔Suppl.〕: 9-15（1987）．

125) Rey A : L'examen psychologique dans les cas d'encephalopathie traumatique. *Arch Psychol*, **28** : 286-340（1941）．

126) 斎藤文恵，三村　將：認知症診療における認知機能テストの使い方．老年精神医学雑誌，**29**（11）：1129-1132（2018）．

127) 斎藤正彦：精神療法と環境療法．（本間　昭，武田雅俊編）臨床精神医学講座・第 12 巻；老年期精神障害，353-363，中山書店，東京（1998）．

128) Sheikh JI, Yesavage JA : Geriatric Depression Scale（GDS）; Recent evidence and development of a shorter version. *In* Clinical Gerontology ; A Guide to Assessment and Intervention, ed. by Brink TL, The Haworth Press, New York（1986）．

129) 繁信和恵：常同行動評価尺度（SRI）．（山内俊雄，鹿島晴雄総編集）精神・心理機能評価ハンドブック，458-461，中山書店，東京（2015）．

130) Shigenobu K, Ikeda M, Fukuhara R, et al.: The Stereotypy Rating Inventory for frontotemporal lobar degeneration. *Psychiatry Res*, **110**（2）：175-187（2002）．

131) 下仲順子，中里克治，権藤恭之ほか：日本版 NEO-PI-R の作成とその因子的妥当性の検討．性格心理学研究，**6**（2）：138-147（1998）．

132) 杉下守弘，亀和田文子：カレントスピーチ　WAB 失語症検査．失語症研究，**7**（3）：222-226（1987）．

133) 杉下守弘，山崎久美子：レーヴン色彩マトリックス検査．日本文化科学社，東京（1993）．

134) 杉下守弘：精神状態短時間検査-日本版（MMSE-J）．日本文化科学社，東京（2012）．

135) 杉下守弘，朝田　隆，杉下和行：老年期うつの検査-15-日本版（GDS-15-J）．新興医学出版社，東京（2017）．

136) 杉下守弘，腰塚洋介，須藤慎治ほか：MMSE-J（精神状態短時間検査-日本版）原法の妥当性と信頼性．認知神経科学，**20**（2）：91-110（2018）．

137) 杉下守弘：精神状態短時間検査-改訂日本版（MMSE-J）．日本文化科学社，東京（2019）．

138) 鈴木宏幸，安永正史，長沼 亨ほか：認知機能の継時的変化を評価する際の日本語版 Montreal Cognitive Assessment（MoCA-J）の有用性；MCI と軽度アルツハイマー病患者を対象とした縦断的検討．老年精神医学雑誌，**22**（2）：211-218（2011）．

139) 鈴木隆雄，稲垣宏樹，増井幸恵ほか：JST 版 活動能力指標 利用マニュアル．第 2 版（2017）．

140) 鈴木隆雄：高齢期の生活機能の維持．公益財団法人長寿科学振興財団，公開日：2018 年 1 月 12 日 09 時 49 分，更新日：2019 年 7 月 30 日 13 時 05 分．

141) 髙橋省己：ベンダー・ゲシュタルト・テスト ハンドブック．三京房，京都（1968）．

142) 髙山敏樹，髙山 豊，柴田展人ほか：日本語版 Cognistat Five 作成に係る信頼性，妥当性および有用性の検討．老年精神医学雑誌，**30**（7）：785-793（2019）．

143) 竹之下慎太郎，寺田整司，三木知子ほか：認知障害の評価における Addenbrooke's Cognitive Examination（ACE-R，ACE-Ⅲ，M-ACE）の有用性．老年精神医学雑誌，**29**（11）：1156-1160（2018）．

144) Takenoshita S, Terada S, Yoshida H, et al.: Validation of Addenbrooke's Cognitive Examination Ⅲ for detecting mild cognitive impairment and dementia in Japan. *BMC Geriatrics*, **19**（1）：123（2019）．

145) 田中寛之，永田優馬，石丸大貴ほか：重度認知症者のための認知機能検査；Cognitive Test for Severe Dementia，Severe Cognitive Impairment Rating Scale．老年精神医学雑誌，**29**（11）：1175-1181（2018）．

146) Tanaka H, Nagata Y, Uematsu M, et al.: Development of the Cognitive Test for Severe Dementia. *Dement Geriatr Cogn Disord*, **40**（1-2）：94-106（2015）．

147) Tanaka H, Nagata Y, Ishimaru D, et al.: Clinical Utility of the Cognitive Test for Severe Dementia ; Factor Analysis, Minimal Detectable Change, and Longitudinal Changes. *Dement Geriatr Cogn Disord Extra*, **8**（2）：214-225（2018）．

148) 田中志帆：パーソナリティ検査．（下山晴彦編集主幹）公認心理師技法ガイド；臨床の場で役立つ実践のすべて，151-159，文光堂，東京（2019）．

149) 種村留美：標準高次動作性検査（SPTA）．（山内俊雄，鹿島晴雄総編集）精神・心理機能評価ハンドブック，88-91，中山書店，東京（2015）．

150) 谷向 知：IQCODE．（山内俊雄，鹿島晴雄総編集）精神・心理機能評価ハンドブック，426-427，中山書店，東京（2015）．

151) 寺田整司：QOL-D．（山内俊雄，鹿島晴雄総編集）精神・心理機能評価ハンドブック，469-470，中山書店，東京（2015）．

152) Terada S, Ishizu H, Fujisawa Y, et al.: Development and evaluation of a health-related quality of life questionnaire for the elderly with dementia in Japan. *Int J Geriatr Psychiatry*, **17**（9）：851-858（2002）．

153) Terada S, Oshima E, Yokota O, et al.: Person-centered care and quality of life of patients with dementia in long-term care facilities. *Psychiatry Res*, **30**（1-2）：103-108（2013）．

154) 寺田達弘，小尾智一，杉浦 明ほか：Frontal Assessment Battery（FAB）の年齢による効果．神経心理学，**25**（1）：51-56（2009）．

155) 辻井正次，村上 隆（監），黒田美保，伊藤大幸，萩原 拓ほか（訳）：日本版 Vineland-Ⅱ適応行動尺度 マニュアル．日本文化科学社，東京（2014）．

156) Uchiyama M, Nishio Y, Yokoi K, et al.: Pareidolias ; Complex visual illusions in dementia with Lewy bodies. *Brain*, **135**（8）：2458-2469（2012）．

157) WAB 失語症検査（日本語版）作製委員会：WAB 失語症検査日本語版．医学書院，東京（1987）．

158) 若松直樹，穴水幸子，加藤元一郎：Rey Auditory Verbal Learning Test（RAVLT）．日本臨牀，**61**（増刊号 9 痴呆症学（1）- 高齢社会と脳科学の進歩）：279-284（2003）．

159) Walsh K : Neuropsychology ; A clinical approach. 3rd ed., Churchill Livingstone, Edinburgh

(1994).（垣添晴香：神経心理学的評価. 河内十郎, 相馬芳明監訳, 神経心理学；臨床的アプローチ, 第 2 版, 312, 医学書院, 東京, 1997）

160）渡邊芳之：心理学的測定と構成概念. 北海道医療大学看護福祉学部紀要, **3**：125-132（1996）.

161）綿森淑子, 原　寛美, 宮森孝史ほか：日本版 RBMT リバーミード行動記憶検査. 千葉テストセンター, 東京（2002）.

162）Wechsler D（著）, 杉下守弘（訳著）：日本版ウエクスラー記憶検査法. 日本文化科学社, 東京（2001）.

163）Wechsler D/ 日本版 WAIS-Ⅳ刊行委員会　上野一彦, 石隈利紀, 大六一志ほか：日本版 WAIS-Ⅳ知能検査　理論・解釈マニュアル. 日本文化科学社, 東京（2018）.

164）山上徹也, 田井中みはる, 松田祐一ほか：Kohs 立方体組み合わせテストは mild cognitive impairment のスクリーニングに使えるか；MMS・かなひろいテストとの比較検討. 老年精神医学雑誌, **12**（6）：671-678（2001）.

165）山口加代子：アセスメントの基本.（緑川　晶, 山口加代子, 三村　將編）公認心理師カリキュラム準拠 臨床神経心理学［神経・生理心理学］, 53-68, 医歯薬出版, 東京（2018）.

166）Yatomi N：The factor structure and item characteristics of the GDS short version in a Japanese elderly sample. *Tokyo Metropolitan Institute of Gerontology*, **16**：29-36（1994）.

167）Yesavage JA, Brink TL, Rose TL, et al.: Development and validation of a geriatric depression scale ; A preliminary report. *J Psychitar Res*, **17**（1）：37-49（1983）.

168）吉村貴子, 前島伸一郎, 大沢愛子ほか：Clock Drawing Test（CDT）の評価法に関する臨床的検討. 高次脳機能研究, **28**（4）：361-372（2008）.

169）Zarit SH, Reever KE, Bach-Peterson J：Relatives of the impaired elderly ; Correlates of feelings of burden. *Gerontologist*, **20**（6）：649-655（1980）.

170）Zarit SH, Zarit JM：The Memory and Behaviour Problems Checklist 1987R and the Burden Interview. Pennsylvania State University Gerontology Center, University Park, PA（1990）.

8

高齢者のリエゾン・コンサルテーションと救急

Ⅰ. 高齢者・認知症者のリエゾン・コンサルテーション精神医学

1. 一般病院入院高齢患者に対するリエゾン・コンサルテーション

　厚生労働省の患者調査によると，わが国の医療機関における入院患者数は 2008 年から減少し，外来患者数は 2011 年からほぼ横ばいとなっている．しかし，年齢階級別にみると，入院・外来患者数ともに 65 歳以上高齢者は増加傾向がみられる [4]．医療に占める高齢者割合および患者数の増加とともに，高齢患者の精神・行動面にかかわる諸問題に対する精神医学的対応の重要性も増している．米国の学生医学教育を例に挙げると，医師が卒後適切な高齢者診療を行うために必要最低限の到達目標（minimum geriatric competencies）を設定しており，認知行動障害と緩和ケア，入院ケアの各分野において精神医学的知識の必要性が取り上げられている．認知行動障害の分野では，せん妄，認知症，うつ病の臨床的特徴の理解と鑑別，せん妄の原因検索，記憶障害を有する高齢者の認知機能評価の実践，せん妄・認知症患者に対する非薬物療法の立案について，緩和ケアの分野では，心理・社会・スピリチュアルな領域でのニーズの確認とチーム医療への誘導について，入院ケアの分野では，身体・薬物的拘束の適応と禁忌が記載されている [9]．現在，わが国ではこうした高齢入院患者の認知行動障害や緩和ケア，入院ケアに関する諸問題に対して，精神科や心療内科への併診のほか，精神科リエゾンチーム，認知症サポートチーム，緩和ケアチームなどが対応に当たっている．

　本節では，精神科リエゾンチームおよび認知症サポートチームについて解説する．

1）精神科リエゾンチーム

　2012 年度の診療報酬改定で，一般病院には精神科リエゾンチームによる診療加算が新設された．対象は，1）統合失調症などの精神疾患を有する患者，2）自殺企図で入院した患者，3）せん妄や抑うつを有する患者である．診療加算の要件として，a）初回診療時の診療実施計画書作成，b）週 1 回程度のカンファランス・ラウンドの実施と治療評価書の作成，c）

表1　せん妄・認知症・うつ病の臨床的特徴と鑑別の
　　　要点

	せん妄	認知症	うつ病
記憶の問題*	＋＋＋	＋＋＋	＋
睡眠障害	＋＋＋	＋／－	＋
注意力低下	＋＋＋	＋／－	＋／－
気分障害	＋／－	＋／－	＋＋＋
感覚・知覚障害	＋＋＋	＋／－	＋／－
失見当識	＋＋＋	＋＋	－
急激な発症様式	＋＋	－	－
緩徐な進行	－	＋	＋／－
身体愁訴	－	＋／－	＋
アンヘドニア or アパシー	＋／－	＋＋	＋＋
症状の動揺性	＋＋	－	－
予後	＋＋	＋＋＋	＋／－

*うつ病では想起の障害，せん妄・認知症では記銘と想起の
障害がみられる.

（Downing LJ, Caprio TV, Lyness JM : Geriatric psychiatry
review ; Differential diagnosis and treatment of the 3D's -
delirium, dementia, and depression. *Curr Psychiatry Rep*, 15
(6) : 365, 2013）

治療終了時や退院時指導を行い，治療評価書を作成すること，d）退院後も継続的な精神科
医療が必要な場合は紹介先に診療情報提供書を作成することが挙げられている．チーム編成
要件としては，①5年以上の経験を有する専任の精神科医，②精神科医療に専門性の高い適
切な研修を修了した専任の常勤看護師，③精神科医療に3年以上の経験のある専従の常勤精
神保健福祉士・常勤作業療法士・常勤薬剤師または常勤臨床心理士のいずれか1人，合計3
職種が必須となっている.

　筆者の所属していた大学附属病院における精神科リエゾンチームの活動内容について，以
下に示す.

　2012年の1年間に救命救急センターを除く他診療科入院患者に対する併診症例290例中，
60歳以上（高齢群）は191例（65.9%）であった．併診の対象となった症状および主病名の
内訳は，高齢群でせん妄が124例（認知症合併例含む，64.9%）と最も多く約2/3を占め，
以下，睡眠障害，気分障害，認知症（せん妄を伴わない），適応障害，不安障害と続いた.
60歳未満（非高齢群，99例）の診断内訳（せん妄23.2%，気分障害23.2%，適応障害11.1
%，睡眠障害10.1%，統合失調症7.1%，不安障害7.1%）と比較すると，高齢群ではせん妄
の占める割合が大きかった[7]．単施設のデータではあるが，高齢入院患者に対する精神科リ
エゾンチームの役割として，せん妄対応が重要であることを示している．身体科からの診察
依頼件数が多い，せん妄・認知症・うつ病の3病態の臨床的特徴と鑑別の要点を表1に記載
する[2]．各病態の詳細は本専門医テキストの各章を参照されたい.

2）認知症サポート（ケア）チーム

　わが国の一般病床高齢入院患者における認知症者の割合は，正確なデータはないものの，17.5〜52.3％と推計されており[3]，地域在住高齢者の認知症者の割合（15％）[1]より高い可能性が指摘されている．入院中に生じるせん妄や認知症の行動・心理症状（behavioral and psychological symptoms of dementia；BPSD）により，十分な身体治療を受けることが困難な認知症入院患者への対応が喫緊の課題となり，病棟における認知症患者への対応力とケアの質的向上を図るため，2016年度の診療報酬改定で一般病院入院中の認知症患者やせん妄患者に対する認知症ケア加算が新設された．認知症ケア加算の対象となる患者は，認知症高齢者の日常生活自立度判定基準のⅢ以上に該当する者で，認知症サポート（ケア）チームによる診療加算（認知症ケア加算1）の要件としては，a）病棟においてチームと連携して認知症の悪化を予防し，身体疾患の治療を円滑に受けられるよう看護計画を作成・実施して，評価を定期的に行う，b）介護計画作成段階から退院後の必要な支援について患者家族を含めて検討する，c）チームは週1回程度のカンファランス・ラウンドを実施し，患者家族および病棟職員に助言を行う，d）チームは職員を対象として認知症患者のケアに関する研修を定期的に開催することが挙げられる．チーム編成要件として，①認知症診療に精通した専任の常勤医師，②認知症看護の適切な研修を修了した専任の常勤看護師，③専任常勤の社会福祉士または精神保健福祉士の3職種の参加が必須となっている．身体拘束の実施基準を含めた認知症ケア手順書に基づいた看護計画の実施が求められている点は，認知症者の入院中の事故防止，ADL（activities of daily living）低下防止のみならず，権利擁護の観点からも評価できる．

2．認知症者の救急医療

　救急医療機関を受診する高齢者は増加しており，全国の救急病院受診者の約半数が高齢者であることが指摘されている．久保田ら[5]は，仙台市立病院の救命救急センター外来（1次〜3次救急）を2007年3月の1か月間に受療した65歳以上高齢者を認知症（およびその疑い）群88例と非認知症群219例に分け，両群の臨床的特徴を比較した．その結果，前者では身体的重症度が高く死亡の転帰をとる割合が高い一方で社会的入院の割合も高く，そうした症例では外来診察時間も長かったと報告している．この結果は，認知症高齢者の身体疾患のコントロールがつきにくく対応が遅れやすいこと，また医療支援に関するケースワークを要する症例が多いことを示唆しており，救急搬送事例に認知症者が少なくないことは，こうした特徴が背景にあることが推察される．2013年度に武田らが実施した救急告示病院を対象とした調査[8]では，9割以上が認知症患者の身体救急疾患への対応が「困難である」と感じており，その理由として「転倒・転落の危険がある」「意思疎通が困難」「検査・処置への協力が得られにくい」「頻回の訴えやナースコールがある」「病状や症状を聴取しにくい」「退院先が決まりにくい」などの回答の頻度が高かった．

　上述の認知症サポートチームを代表とする院内における多職種による認知症者への対応の強化は，認知症者の救急受診の繰り返しを防止するうえで今後，救急現場においても重要な支援業務となっていくと思われる．

3．医療相談・退院支援 [6]

1）医療相談

　医療相談は，高齢患者・家族が住み慣れた地域で安心して医療・介護サービスを受けながら生活するための支援を行う．がん診療連携拠点病院ではがん相談に関する相談支援センター，認知症疾患医療センターでは認知症に関する相談窓口が設置されているが，その他の一般病院では原則として医療相談室で対応が行われている．通常，医療相談室は医療ソーシャルワーカー（MSW），心理相談員，看護師などが構成員となる．入院早期より，身体・心理・経済・社会的な多面的アプローチを行い，利用可能な社会資源の情報提供を行う．認知症患者・家族に対する具体的な支援内容は下記のとおりである．
　①身体的観点
　・認知症の理解
　・認知症の病期に応じた療養環境の調整
　・BPSD の相談，対応の仕方
　・セカンドオピニオン
　②心理的観点
　・精神的不安への対応（認知症の進行，家族の疾病受容，生活の変化など）
　③経済的観点
　・医療費や生活費といった経済的問題，利用可能な障害年金や福祉制度
　④社会的観点
　・家族や職場などの人間関係，家族内の意見の不一致など
　・退院後の生活について，在宅療養時の介護の悩み
　・転院や施設入所に関する相談
　・虐待が疑われるケース

　上記支援については，主治医，看護師，精神科リエゾンチーム，認知症サポートチームと医療相談室が情報共有して対応することが重要であり，入院早期から相談室が関与することが望ましい．
　認知症患者・家族にとって必要な社会支援の内容を表2に示す．

2）退院支援

　一般病院では在院日数の短縮化が進んでおり，ADL 維持の観点からも入院早期から退院

表2　認知症患者に必要な社会支援

・介護保険制度
・成年後見制度
・精神障害者保健福祉手帳（および身体障害者手帳）
・経済的保障制度（区市町村障害福祉担当課）
・傷病手当金
・雇用保険の傷病手当
・労災保険
・障害基礎年金
・障害厚生年金，障害共済年金
・特別障害者手当
・重度心身障害者手当
・医療費助成制度
・認知症疾患医療センター（鑑別診断，専門医療，認知症に特化した医療相談）

注：居住する自治体により支援内容が異なる．
介護保険制度，成年後見制度の詳細については他稿を参照されたい．

表3　在宅退院に向けた各種サービスとの連携

・主科（身体科）医師
　外来での治療継続，または他院への紹介を行う．
・精神科医あるいは認知症診察医
　認知症診察医は，認知症サポート医，かかりつけ医認知症対応力向上研修修了者，
　もの忘れ（認知症）外来医師など．
・在宅療養支援診療所（往診医）
・地域包括支援センター
・ケアマネジャー（介護支援専門員）
・訪問介護ステーション
・訪問薬剤師
・訪問リハビリテーション
・通所リハビリテーション（デイケア）
・認知症対応型通所介護（認知症デイサービス）
・ショートステイ

に向けた調整を開始することが望ましい．退院支援では，入院時から退院後の生活を予測して，早期のアセスメントを行い，院内および地域との調整を退院調整看護師やMSWが担当し，必要に応じて医療相談室も加わる．退院支援の円滑化のため，コーディネート役を明確にしておく必要がある．入院時アセスメントのポイントとして，①在宅生活の希望の有無，②入院治療による病状回復の程度と今後の方針，③退院時ADLの見込み，④介護状況，⑤新たに必要とされる医療処置・管理などの見込みなどが挙げられる．

　身体疾患治療後の退院後の療養の場の意思決定支援も重要である．引き続き，BPSDの入院治療を要するケースでは，精神科病院への転院も検討事項となる．患者の尊厳に配慮して，本人や家族の意向を確認しつつ，十分な情報提供を行っていく必要がある．在宅退院へ向けた各種サービスとの連携について，表3に記載する．

文　献

1) 朝田　隆：厚生労働科学研究費補助金 認知症対策総合研究事業「都市部における認知症有病率と認知症の生活機能障害への対応」平成 23 年度〜平成 24 年度　総合研究報告書. (2013).

2) Downing LJ, Caprio TV, Lyness JM : Geriatric psychiatry review ; Differential diagnosis and treatment of the 3D's - delirium, dementia, and depression. *Curr Psychiatry Rep*, **15** (6) : 365 (2013).

3) 古田　光：一般病床高齢者入院患者における認知症実態調査の試み；総合病院精神医学会認知症委員会多施設共同研究. 総合病院精神医学, **27** (2)：100-106 (2015).

4) 厚生労働省：令和 2 年 (2020) 患者調査の概況. (2022).

5) 久保田洋介, 亀山元信, 村田祐二ほか：救命救急センターにおける認知症高齢者の救急医療. 老年精神医学雑誌, **18** (11)：1204-1209 (2007).

6) 日本総合病院精神医学会認知症委員会 (編)：認知症診療連携マニュアル　日本総合病院精神医学会治療指針 8. 135-140, 星和書店, 東京 (2018).

7) 小田原俊成：総合病院における認知症診療の臨床的課題. 横浜医学, **67**：95-101 (2016).

8) 武田章敬：長寿医療研究開発費 平成 25 年度 総括研究報告書「認知症の救急医療の実態に関する研究 (24－25)」. (2014).

9) The Portal of Geriatrics Online Education (POGOe) : AAMC Geriatric Competencies for Medical Students.

8

高齢者のリエゾン・コンサルテーションと救急

Ⅱ. 高齢者・認知症者の精神科救急

1. 高齢者と精神科救急

　加齢は人生において避けられず，成熟の一方で「老い」の受け容れに難儀する時期を迎える．医学が進歩し，寿命が延びると，身体疾患に罹患する機会が増えて，精神面にも影響を及ぼしやすい．高齢者の精神科救急では，加齢に伴う心理特徴や，身体機能の変化とともに，認知症やせん妄等，老年期に特有な精神科疾患を新たに生じるリスクが大きく関連する．さらに高齢期では，自殺のリスクが増すことが報告されている[1]．

　世界的にみると，高齢者の精神科救急ニーズは増加している．たとえば米国では，高齢化に伴い認知症やうつ病，せん妄，アルコール問題などによる精神科救急受診の割合が増えており，精神科救急のニーズは自殺企図も含め将来的な増加が予測されている[23]．ヨーロッパでも高齢者の精神科救急サービスの利用は増加しており，診断の困難さなどが報告されている[11]．

　日本は世界でも群を抜いた高齢化社会であり，内閣府が発表した令和4年版の『高齢社会白書』では，高齢化率は28.9％である．厚生労働省による平成29年度の患者調査によると，65歳以上の受療件数は入院・外来とも，科を問わず増加傾向にあると報告されている．精神科救急サービスにおける高齢者の利用については，国内で参照可能な具体的なデータは示されていないが，欧米の報告や日本の人口構成を考えると，今後わが国でも増加が予想される．

　参考までに，筆者らの所属する病院データを紹介する．当院では静岡県の精神科救急医療体制整備事業における圏域の常時対応型病院を担い，2011年1月より精神科救急入院料病棟における患者レジストリを運用し，悉皆データとして種々の解析報告を行ってきたところ[18,19]，高齢者に関して，2011年1月〜2018年3月までの2,555人の精神科救急入院料病棟入院患者のうち，65歳以上は502人で，男性は171人（34.1％）であった．退棟時の国際疾病分類（ICD-10）による診断内訳（重複あり）は，認知症56人（11.2％），せん妄20人

（4.0%），器質性疾患 73 人（14.5%），薬物中毒 14 人（2.8%），統合失調症 141 人（28.1%），気分障害 188 人（37.5%），不安障害 19 人（3.8%）などであった．自殺念慮を有していたのは 192 人（38.2%），他害行為は 216 人（43.0%）であり，入棟時に身体合併症を有していたのは 403 人（80.3%），そのうち身体合併症が中等症以上（身体科入院が必要な重症度）であったのは 41 人（8.2%）であった．まとめると，高齢入院患者の診断やニーズは多岐にわたり，身体合併症が多く，自殺念慮や他害行為なども相当数あり，精神症状のみならず身体管理も必要とし，より複合的で難度の高い治療が要求されていると判明した．

2．認知症者

　2019 年時点の厚生労働省の新オレンジプラン（認知症施策推進総合戦略〜認知症高齢者等にやさしい地域づくりに向けて〜）では，かかりつけ医に対する行動・心理症状（BPSD）への向精神薬使用ガイドラインが呈示され，できる限り地域で支える方策が整えられてきている．しかしながら一方で，BPSD のために精神科救急サービスを利用する認知症者は少なくない．ある全国調査 [16] によれば，BPSD で精神科救急サービスを利用したのは全受診のうち 1.9%であった．

　認知症の 90%は BPSD を呈するといわれており，その背景には不安や自尊心の傷つきなど，高齢者に特有の心理的要因が存在していることから，精神療法の重要性や対応の工夫が盛んに強調されている [15]．BPSD は，近年「チャレンジング行動」と表現され，治療者や支援者側の理解と創意工夫が試されるチャレンジングな場面ととらえられている [5]．BPSD に対しては，薬物療法を考慮する以前に非薬物療法を行うことが原則であり，近年では人間性に配慮した感覚に訴えるコミュニケーションスキル（ユマニチュード，パーソン・センタード・ケア，バリデーション）の有効性が論じられ，パーソン・センタード・ケアや音楽療法などでは有効性に関するエビデンスも一部報告されてきている [3,8,9,21]．チャレンジング行動という理解をするならば，原則として解決すべき事象が生じた環境でケア提供することが本来ではあるが，そのような余裕がない場合に精神科救急サービスを利用するため，入院治療の選択がやむを得ないことも多い．実は認知症者の入院は診断から 1 年以内のことが多いという報告 [17] もあり，診断初期の対応も重要であろう．

　チャレンジング行動に対する薬物療法については，メタ解析が多々あるが，明確な集約的結論には達していない．抗認知症薬は一部効果があるといわれる．一方で，抗精神病薬の使用はごく少量にするべきとされている [12,13,21]．著しいチャレンジング行動を呈している場合は，抗精神病薬の使用も用量も，最小限の原則に従うべきである．著しいチャレンジング行動を呈している認知症者は入院が長期化するとの報告 [2] も存在しており，大きな課題である．前出の当院データでは，認知症入院患者の 67.8%に易怒性や興奮が認められており，3 か月以内に自宅や施設に地域移行できるのは約半分，残りの半分は入院継続か身体合併症治療後に再入院しているという結果であった．

　精神科救急の現場では，患者がチャレンジング行動を高率に伴っていることから，症状が生じた背景を分析して，身体合併症の精査や悪影響をきたしている薬剤がないかどうかの確認と整理，薬剤はできる限り少量を心がけ，支援者に対応の工夫などを説明・提案するとともに，入院早期から介護保険の申請や地域包括ケアシステムとの連携を行い，可能な限り早期の退院を目指していくことが重要となる．

3．せん妄

　身体疾患が精神症状の発現で判明する場合がある．その内容は，脳炎，脳腫瘍，硬膜外血腫等の中枢疾患由来のみならず，心不全，電解質異常，代謝性疾患など多岐にわたる．精神科と身体科を同時並行的に診療できる総合病院は限られており，単科精神科病院に入院した場合は，受診先を探すことに難渋する場合も多い．今後のわが国の高齢化を考慮すれば，日本の医療提供体制には大きな喫緊の課題が存在している．

　せん妄が疑われる場合には，まず身体疾患の精査を行い，原因となる身体要因の改善が優先される．せん妄をきたしやすい薬剤の使用有無を確認することも重要である．なかでも，パーキンソン病の治療薬，ベンゾジアゼピン系薬剤など，せん妄を惹起しやすい薬剤が知られている[20]．高齢者の多剤併用は世界的な課題である[22]．なお，特殊なせん妄として，アルコール離脱せん妄があり，治療法が異なる[7]ため飲酒歴を確認することも重要となる．見当識をもちやすい環境を整えることも重要である．あらゆる対策を講じてもなおせん妄の症状が続く場合，併存症への影響や副作用に注意しながら少量の抗精神病薬を慎重に用いる．日本総合病院精神医学会による『せん妄の治療指針』[24]などが参考となる．

4．アルコール依存症・薬物依存

　高齢者の精神科救急では，飲酒歴や薬歴を確認することを忘れてはならない．せん妄状態がアルコール離脱による場合や，アルコール関連の認知機能障害，処方薬依存，副作用発現による救急受診等の遭遇機会は多い．アルコール依存症では，しばしば家族関係が破綻しており，支援体制の調整や専門プログラムへのつなぎが必要となる．

5．統合失調症，妄想性障害

　高齢である場合，中断，再発，心理的危機，副作用など，種々の入院ニーズが想定されるが，統合失調症や妄想性障害では行動化を伴う危機介入目的の精神科救急受診がやはり多い．初回エピソードである場合もあり，妄想性障害や遅発性統合失調症等と呼ばれる．近隣からの被害妄想が目立つことが多く，幻の同居人の訴えや，幻聴が前景に立つ場合もあり[6]，背景に独居や難聴などの危険因子も挙げられている[6]．幻覚妄想状態を呈している場合は，せ

ん妄や妄想を伴う気分障害群との鑑別を要する.

　さらに，認知症の合併，身体合併症，支援者や定住先等，社会基盤が脆弱な場合も多々あり，介護福祉施設，身体科医療機関，地域の支援機関やその専門職との連携・調整が主となってケースワークに時間を要する.

6. 気分障害

　老年期のうつ病は，他の年代のうつ病とは異なる特徴を有する. 身体症状等に症状がマスクされて診断が困難であるほか[1]，焦燥感が強い，心気傾向を示す，遷延しやすい，妄想形成がみられやすいことなどが特徴として挙げられる[4]. 背景因子として，脳の器質的変化や慢性疾患の合併，社会的役割の喪失や配偶者との死別などの喪失体験が重なること，経済的基盤の脆弱化，社会的孤立など，高齢者が抱えやすい状況があり[4]，自殺リスクも高い.

　精神科救急における気分障害のニーズは，自殺のハイリスク，躁状態，重症うつ病エピソード，精神病症状の随伴，急激な悪化など重症例が多い. 単極性障害か双極性障害かの鑑別は困難であるが，後者の可能性を念頭におく. 精神療法と静養が基本であり，必要に応じて薬物療法を検討する. 多くは重症例であり，投薬を要す（『日本うつ病学会治療ガイドライン』[10]などに順じる）. 危急を要し，適応例には75歳以上の高齢者でも修正型通電療法が有意義といわれている[22]. 抑うつ状態では認知症との鑑別がしばしば困難であるが，画像診断や経過を慎重に見極めながら[14]，治療可能な状態を見逃さないことも重要である[22].

7. 自殺念慮や他害行為

　危機状況を扱う精神科救急サービスの主要ニーズには，年齢層を問わず自傷・他害のハイリスクが含まれる. 診断が明確でなくても，優先順位をつけてまずは危機回避に努め，次に状態像診断，エピソードの把握，疾病診断と鑑別，背景因子や合併症を検索して統合的に患者を理解していくことになる. 飲酒は衝動性亢進の重要なリスク要因であり，飲酒歴の確認は重要である. 高齢者では自殺率も自殺既遂率も年齢とともに上がるため，未然に受診できたことは命を救う重要な機会ととらえられる[1].

8. 今後の課題

　高齢者では，生理機能や認知機能が低下して身体疾患を合併することが多く，病態が複雑化して治療に困難を伴う. 高齢社会においては，精神科救急サービスを普及させ，精神科救急の教育や普及啓発の充実に努め，診療の質を上げる必要があるといわれている[23]. 平時から各専門機関と密な連携を行って予防効果を発揮することは，精神科救急入院を回避して，長期入院を避ける意味でも非常に重要である. 認知症などが疑われた場合，早期からの適切

な対応と環境調整でチャレンジング行動を最小限に減らせることが多いため，地域における包括的ケア体制を充実させることが望まれる．

　高齢者の精神科救急はますます重要となる予測がある．日本は世界的にも高齢化が著しい状況にあるため，先んじて臨床データを集約し，客観的・学術的に検証して提示する体制を整えることが重要な使命と考えられる．

　危機対策も必要な一方で，心身ともに長く健康でいられるよう，老年期の変化を受容でき，支え合う社会づくりが大切と考えられる．

文　　献

1) Aftab A, Shah AA : Behavioral Emergencies ; Special Considerations in the Geriatric Psychiatric Patient. *Psychiatry Clin North Am*, **40** (3) : 449-462 (2017).
2) 富士通総合研究所：平成24年度 老人保健事業推進費等補助金 老人保健健康増進等事業「精神科病院に入院が必要な認知症の人の状態像に関する調査研究事業」．2013年3月．
3) Honda M, Ito M, Ishikawa S, et al.: Reduction of Behavioral Psychological Symptoms of Dementia by Multimodal Comprehensive Care for Vulnerable Geriatric Patients in an Acute Care Hospital ; A Case Series. *Case Rep Med*, 2016 : 4813196 (2016).
4) 井藤佳恵，粟田主一：高齢者の気分障害．日老医誌，**49** (5)：534-540 (2012)．
5) イアン・アンドリュー・ジェームス（著），山中克夫（監訳）：チャレンジング行動から認知症の人の世界を理解する．1-175，星和書店，東京 (2016)．
6) 古茶大樹：高齢者の幻覚・妄想．日老医誌，**49** (5)：555-560 (2012)
7) 真栄里仁，澤山　透：アルコール離脱せん妄の治療．臨床精神薬理，**20** (2)：181-190 (2017)．
8) 水野　裕：認知症を対象とした精神科急性期治療病棟における向精神薬の必要性；人権擁護とBPSD短期治療との両立を目指して．老年精神医学雑誌，**23** (11)：1335-1342 (2012)．
9) 中谷こずえ，臼井キミカ，安藤純子ほか：認知症のケアメソッド「バリデーション」「パーソンセンタードケア」「ユマニチュード」の文献検討によるメソッド比較．中部学院大学・中部学院大学短期大学部研究紀要，**17**：73-79 (2016)．
10) 日本うつ病学会気分障害の治療ガイドライン作成委員会（制作）：日本うつ病学会治療ガイドライン　Ⅰ．双極性障害 2017．1-23，日本うつ病学会，東京 (2017)．
11) Piechniczek-Buczek J : Psychiatric emergencies in the elderly. *In* Geriatric Emergency Medicine, ed. by Kahn JH, Magauran BG Jr, Olshaker JS, 270-283, Cambridge University Press, USA (2014).
12) Preuss UW, Wong JWM, Koller G : Treatment of behavioral and psychological symptoms of dementia ; A systematic review. *Psychiatr Pol*, **50** (4) : 679-715 (2016).
13) Quante A, Sulejmani A : Prevalence and Pharmacotherapy of Behavioral and Psychological Symptoms of Dementia in a Geriatric Psychiatry Unit ; A Retrospective Analysis. *Prim Care Companion CNS Disord*, **19** (4) : 17m02137 (2017).
14) Richard E, Reitz C, Honig LH, et al.: Late-life depression, mild cognitive impairment and dementia. *JAMA Neurol*, **70** (3) : 374-382 (2013).
15) 繁田雅弘：アルツハイマー型認知症の精神療法（治療的対話）：自尊感情と自己効力感を高めるために．老年期認知症研究誌，**22**：40-42 (2018)．
16) 清水芳郎，数井裕光，澤　　温ほか：Behavioral and Psychological Symptoms of Dementia (BPSD) の治療目的で精神科救急を受診する高齢患者の実態調査．精神経誌，**115** (11)：1113-1121 (2013)．
17) Sommerlad A, Perera G, Mueller C, et al.: Hospitalisation of people with dementia ; Evidence from English electronic health records from 2008 to 2016. *Eur J Epidemiology*, **34** (6) : 567-577 (2019).

18) 杉山直也，野田寿恵，澤野文彦：精神科新規入院者における入院長期化のリスク要因；精神科救急入院患者レジストリを用いた分析．精神医学，**58**（3）：235-244（2016）．

19) 杉山直也，長谷川花，野田寿恵ほか：精神科救急入院患者レジストリを用いた措置入院者の臨床特徴の緊急解析．精神医学，**59**（8）：779-788（2017）．

20) 寺田整司：高齢者せん妄の薬物治療．日老医誌，**51**（5）：428-435（2014）．

21) Tible OP, Riese F, Savaskan E, et al.: Best practice in the management of behavioural and psychological symptoms of dementia. *Ther Adv Neurol Disord*, **10**（8）: 297-309（2017）.

22) Van Damme A, Declercq T, Lemey L, et al.: Late-life depression ; Issues for the general practitioner. *Int J Gen Med*, **11** : 113-120（2017）.

23) Walsh PG, Currier G, Shah MN, et al.: Psychiatric emergency services for the U.S. elderly ; 2008 and beyond. *Am J Geriatr Psychiatry*, **16**（9）: 706-717（2008）.

24) 薬物療法検討小委員会（委員長：八田耕太郎）（編）：せん妄の治療指針　日本総合病院精神医学会治療指針1．星和書店，東京（2005）．

8

高齢者のリエゾン・コンサルテーションと救急

Ⅲ. 認知症患者の医療同意能力について

1. はじめに

　認知症患者の身体合併症に対する治療において，せん妄の治療と並んで医療同意能力評価とそれに基づく意思決定支援のニーズが高まっている．一人暮らしや身寄りのない高齢者が増えて，これまでのように家族に決断を委ねることがむずかしくなっていることや，侵襲性の低い治療法が開発され，高齢者に対しても積極的な治療が行われるなかで，的確に同意能力を評価して有効な同意が得られているかを確認することが必要になる場面が増えていることが背景にある．医療行為は患者の身体に侵襲を加えることから，本人の同意に基づいて行うことが必要と法律的には規定され，できる限り本人の同意を得て行うことが求められている．

　本節では，医療同意能力評価とそれに基づく意思決定支援について，老年精神科医が果たすべき役割を述べる．

2. 医療同意能力評価

　インフォームド・コンセントを取得するにあたり，認知症の診断がついていると，主治医は本人に同意能力がないとみなして，家族にだけ説明してしまうことがある．しかしながら，認知症の程度や治療の内容によっては本人から有効な同意が得られる場合もあり，自己決定の尊重の観点からも，まずは本人に説明して，理解の程度を評価することが必要である．

　医療同意能力は，「理解」「認識」「論理的思考」「選択の表明」の4要素モデルが一般的に用いられている[1]．医療行為の複雑さやリスクによっても必要とされる能力は異なるとされており，インフルエンザの予防接種のようにメリットが明らかでリスクも低いものについては低い能力でも有効な同意とすることが可能で，がんの手術などのリスクが高く予後にも大きな影響がある治療については，本人の同意を有効とするには高い能力が必要である（図1)[3]．

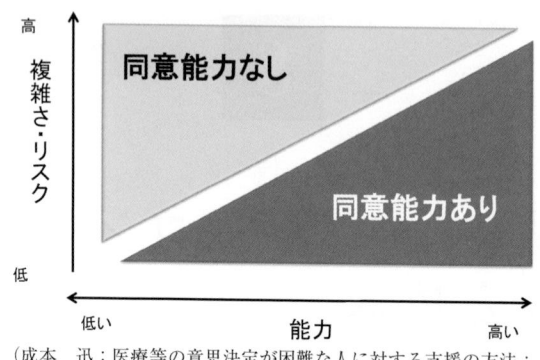

高

複雑さ・リスク

低

同意能力なし

同意能力あり

低い　　　　　能力　　　　高い

（成本　迅：医療等の意思決定が困難な人に対する支援の方法：
老年精神医学の視点から．実践 成年後見，No.72：79-85,
2018）

図1　意思決定に必要とされる能力と意思決定の内容の
　　　関係

　評価にあたっては，最も状態のよい時を選んで行う必要があり，せん妄やうつなどで理解
力や判断力が一時的に低下している場合は，方針決定に時間的猶予があれば，治療により状
態を改善させてから評価することが重要である．老年精神科医には，まずは精神症状の改善
を図るとともに，状態がよい時間帯を治療チームに伝えたり，改善に要する時間と方針決定
の時間的猶予を考慮したりして患者への説明と評価のタイミングを計る役割が期待される．

　説明にあたっては，医学用語や治療方法についてわかりやすく言い換えたり，図で示した
りして理解を助けることも必要である．手術の術式を解説したビデオやイラストを用いた説
明が行われており，高齢者にも配慮がなされていることが増えているが，認知症患者に対す
る説明においては，認知機能障害のパターンに応じて説明方法を変えたり，追加したりする
ことも必要である．

　簡単に同意能力を評価する方法としては，診断や治療に関して本人の言葉で説明を受けた
内容を話してもらう方法がある．認知症，とりわけアルツハイマー型認知症においては，他
者の話に対する迎合性が高く，何でも「はい」と答えてしまったりすることから，自発的に
説明してもらう形式をとることが重要である．このような簡便な能力評価は，老年精神科医
だけではなく他の医療従事者でも可能である．実際，すべての患者について以下に述べるよ
うな詳細な同意能力評価を老年精神科医が行うことは現実的ではなく，このような簡便な評
価で同意能力が不十分ではないかという疑義が生じた場合に，専門家による詳しい評価を行
うような仕組みづくりが必要であろう．とくに，手術や化学療法など，侵襲性が高く予後に
大きな影響のある治療については慎重な検討が必要であり，どのような場面で詳しい評価が
必要かを他科の医師，看護師に伝えていく必要がある．一方で，患者が治療チームの提案す
る治療を受け入れない場合に一方的に同意能力がないとして同意能力評価が求められること
もあるため，評価前に能力評価の依頼に至った経緯を確認しておく必要がある．このような
評価を行うための準備や評価後の対応については，Kim[2]の著書に詳しく解説されている．

表 1　医療同意能力を構成する 4 要素

理解	・医師から受けた説明の内容をどの程度理解しているか
	・本人自らの言葉で開示された情報を説明してもらう
認識	・医師から受けた説明の内容を，患者本人が自分のこととして認識しているか
	・宗教的信念や文化的背景など個人の価値観も含めて検討する必要があり，最も複雑なプロセス
論理的思考	・医療行為の結果を推測したうえで論理的に考えられるか
選択の表明	・意思が揺れずに自分の意見をはっきり表明できているか
	・言葉で伝える以外に，文章にして書く，うなずくなどの手段で伝えられる場合も含む

（成本　迅：医療等の意思決定が困難な人に対する支援の方法；老年精神医学の視点から．
実践 成年後見，No.72：79-85，2018）

　詳しい評価に用いる方法として，半構造化面接法が用いられる．いくつかの方法があるが，代表的なものとしては，MacArthur Competence Assessment Tool-Treatment（MacCAT-T）が挙げられる [1]．個別の医療行為について，その内容，治療の選択肢などについて，前述の「理解」「認識」「論理的思考」「選択の表明」の 4 つの要素に分けて評価するようにデザインされている（表1）[3]．所要時間は 20〜30 分で，下位項目の質問それぞれについて点数化するようになっているが，何点以上なら同意能力ありといったカットオフ得点が設けられているわけではなく，点数を参考にして総合的に判定するようになっている．点数をつけることによって評価の客観性が高まり，どの領域の能力が低下しているかも明らかにすることができる．「理解」に関しては診断名や病気の特徴，経過，治療のよい点，悪い点，治療を受けない場合のよい点，悪い点などを自分の言葉で説明するよう求める．「認識」に関しては，こちらからの説明に疑問に思うことはないか，治療を受けることが自分のためになるかといった質問で，現在必要とされている治療を自分のこととして認識しているかを評価する．「論理的思考」については，選択の理由を聞いたり，生活や仕事にどのような影響があるか将来の見通しについて尋ねたりすることで選択の背景となる思考の論理性を評価する．「選択の表明」は，面接を通して自分の意見を表明できているかどうかを評価する．説明内容，質問と返答に対する採点基準は治療内容に応じて改変する必要があり，実際に治療を担当する医師と相談しながら作成することになる．

　主治医の主観的な評価は，患者の診断や印象に左右されてしまうことがある．また，たとえ構造化された手法を用いて専門家が評価しても一致率は必ずしも高くないことが報告されている．最終的には，半構造化面接の結果に加えて，普段かかわっている看護師や家族からも本人の理解度に関する情報を収集して，総合的に同意能力について判定することが望ましい．実際の現場では，能力がないことを証明するよりも，能力があることを証明するために評価が求められることが多い．すなわち，身寄りのない人に対して本人の同意だけで治療を進めてよいかを判定してほしいというコンサルトが多い．

3. 意思決定支援のプロセスとその課題

　治療方針の決定に際しては，通常は医師から説明がなされ，患者が治療のメリット，デメリット，リスクについて十分理解して同意したうえで治療に進むというプロセスが踏まれる．このプロセスにおいては，もともと決定の基礎となる医学的な情報を医師側が圧倒的に多くもっているという情報の不均衡があり，理解力にハンディキャップを抱える認知症患者では，この不均衡はよりいっそう顕著となる．このため，医療者側は治療を任されている専門家の立場として本人の利益になる治療を提案する義務があると同時に，こちらの価値観や論理の押し付けになっていないか絶えず振り返る必要がある．ここでは，医療に関する意思決定支援に特有の課題と留意点を提示したい．

　まず，しばしば問題となる治療拒否について考えてみたい．認知症患者の場合，手術や点滴など侵襲的な治療の先にある生活の質の向上や苦痛の軽減を想像することがむずかしく，目先の苦痛に左右されて拒否している場合もあり，そのような場合には受け入れ可能な治療の範囲を探りながら提案していくことになる．また，治療を勧める医師と拒否する患者という対立関係に陥ってしまいがちなため，家族や，在宅や施設でかかわっている支援者も方針決定や本人への説明に参加してもらい，多様な立場から本人の意思決定を支えることが助けとなるだろう．一方で，治療しないことによる危険性や結果を十分理解したうえで，なお拒否している場合もある．慎重に医療同意能力の評価を行うとともに，それまでのその人の価値観や意思決定の傾向と一致するかどうかを検討することが必要である．このようなときには，医療者側の価値観をいったん棚上げにして本人の考えを聞く態度が重要である．治療チームは，積極的に治療を行いたいという気持ちが先行する場合もあれば，認知症があるということで必要な治療も差し控える方向に傾く場合もあり，同じ医療従事者ではあるが，治療チームから一定の距離をおいて判断することができる立場にいる老年精神科医の役割はここにおいても大きなものがある．

　次に，家族への意思決定支援の重要性について述べたい．認知症が進行していて本人から同意が得られない場合，医療従事者は，家族のなかにキーパーソンを見つけてその人に決定を委ねる傾向がある．その結果，キーパーソンとされた家族は決断に悩み，決断したあともこれでよかったのかと後悔することも多い．専門職としてどのような選択肢を推奨するのかなど，家族の判断の参考になる情報をもう少し踏み込んで提供するとともに，家族が決定するのではなく，本人の価値観や好みを推定できるような情報を提供してくれる存在として家族をとらえ，一緒に方針を決定していくという態度で臨むことも家族の心理的負担の軽減に役立つ．

　老年精神科医は，治療チームと家族，家族と本人の間を仲介して，家族の意思決定に伴う不安や負担感，葛藤を和らげることができる．家族の本人との関係性や不安に焦点をあてて聞き取りを行い，支持的なかかわりを通して家族が安心して自らの意見を表明できる環境づくりを行う．時に家族が治療チームからみて本人の利益に反する治療方針を主張することが

ある．そのような場合には，家族の主張の背景にある心理社会的因子を探ることで解決の糸口が見つかることもあり，その際には，支持的精神療法の技法や家族をシステムとしてとらえる視点など，通常老年精神科医が持ち合わせているスキルが役立つだろう．

4．おわりに

わが国も批准している国連 障害者の権利に関する条約（障害者権利条約）では，障害をもつ人は法的能力をもつことを前提として対応することが定められている．認知症がある人たちの治療を受ける権利が守られるためには，老年精神科医として積極的に関与するとともに，われわれがもつスキルを積極的に他科の医師やコメディカルスタッフに伝えていくことが必要である．

文　献

1) Grisso T, Appelbaum PS : Assessing Competence to Consent to Treatment ; A Guide for Physicians and Other Health Professionals. Oxford University Press, New York（1998）.（北村總子，北村俊則訳：治療に同意する能力を測定する；医療・看護・介護・福祉のためのガイドライン．日本評論社，東京，2000）
2) Kim SYH : Evaluation of Capacity to Consent to Treatment and Research. Oxford University Press, New York（2009）.（三村　將監，成本　迅監訳：医療従事者のための同意能力評価の進め方・考え方．新興医学出版社，東京，2015）
3) 成本　迅：医療等の意思決定が困難な人に対する支援の方法；老年精神医学の視点から．実践成年後見，No.72：79-85（2018）.

9

高齢者の薬物療法

1．はじめに

　現在，わが国の高齢化が急速に進んでおり，総務省統計局によれば2025年には65歳以上の人口は全人口の30.0％（3677万人）になると予測されている．また，核家族化や年金問題など高齢者にとっての環境は悪化しており，うつ状態，不安障害，不眠症や認知症などの精神疾患に陥る高齢者数は急増すると予想される．このような状況において，高齢者の精神疾患治療はきわめて重要な課題である．もちろん，環境の整備やリハビリテーションが重要であるが，薬物による治療の期待は高い．しかし，身体状況や脳の変化など高齢者独特の問題があり，壮年者と同じ薬物治療を行うことには十分な注意が必要である．

　本稿では，薬物治療における高齢者の問題点と実際の治療について述べたい．

2．高齢者精神疾患における問題とその原因

　高齢者でみられる精神疾患は一般に遷延化しやすく，そのため，栄養状態の低下や全身状態の悪化を招くことが少なくない．また，高齢者の精神疾患は，容易に生活機能（ADL〈activities of daily living〉）の低下を招くことが懸念されるため，早期発見，早期治療が重要となる．遷延化しやすい（治療抵抗性となりやすい）原因としては，①老化による神経機能の低下と神経予備能の低下，②副作用を避けて十分な薬物を投与することの困難さ，③副作用によりさらに症状が悪化することがある，などが考えられる．

1）高齢者における神経機能の低下

　老化による神経機能の低下は，老化に伴い神経細胞数自体が減少して，予備的な神経細胞が少なくなるのではないかと考えられる．また，老化に伴い，多くの場合，脳循環動態も悪化して，脳血管病変を伴う場合はなおさらである．たとえば，脳血管病変を伴ううつ状態に

184

対しては，血管性うつ病（vascular depression）という概念がある．とくに前頭葉深部白質から基底核にかけて病変がみられる場合に多いとされており，深部白質病変が重症であるほど，抗うつ薬に対する反応性がよくないという報告[11]もある．また，神経新生（neurogenesis）とうつ病に関連があると考えられており[10]，老化により神経新生能が低下すると考えられることから，高齢者においてはうつ状態に罹りやすく，また，治癒しにくい傾向にあると考えられる．

2）高齢者における身体機能の変化と薬物代謝への影響[14, 20, 27]

　加齢に伴うさまざまな生理機能の変化は，薬物のADME（Absorption：吸収，Distribution：分布，Metabolism：代謝，Excretion：排泄）に影響を強く及ぼす（表1）[27]．

　まず心血管系では，心内膜の肥厚や弾力性線維の増加と心拍出量率が低下する．これに狭心症，心筋梗塞，心不全などが加わると，薬物のADMEに大きな影響がある．神経系では中枢神経系と末梢神経系のそれぞれに加齢変化が現れ，酸素消費率と脳血流量の低下がADMEに影響を与える．

　呼吸器系では，肺活量と最大酸素摂取量と動脈圧酸素分圧が減り残気量は増えるが，肺疾患がなければADMEへの影響は少ない．

　消化器系では，吸収の変化が主であるが，肝臓の肝血流量低下はADMEの重要なパラメータであり，肝代謝の速度と程度に変化が現れる．

　腎臓系は，ADMEに影響を与える重要な系であり，70歳高齢者の腎機能は25歳のそれの50％とされる．腎血流量と尿細管分泌は減少し，腎糸球体濾過率の低下は年齢依存的に生じる．

3）抗精神病薬（表2）[4~6, 13, 16, 17, 21, 26, 31, 32]

　従来の抗精神病薬の主剤であるクロルプロマジン（chlorpromazine）やハロペリドール（haloperidol）は，高齢者にとってたいへん問題の大きい副作用をもっている．クロルプロマジンは，強い抗コリン作用，強いα_1遮断作用や心毒性を有している．抗コリン作用により，高齢者においては，認知機能の低下，せん妄の誘発，口渇，尿閉などが生じる．また，α_1遮断作用により，起立性低血圧，過鎮静を生じ，心毒性により種々の不整脈を引き起こしやすくなる．また，ハロペリドールは，強い錐体外路症状惹起作用，強いα_1遮断作用を有している．錐体外路症状惹起作用により，高齢者においては，転倒・骨折やさまざまな運動機能の低下，流涎などが生じる．さらに，錐体外路症状惹起作用に対して，ビペリデンなどの抗コリン薬を併用した場合，併用薬の強い抗コリン作用にさきに述べた問題が生じる．このいずれの副作用も高齢者にとっては看過できないものばかりであり，このため，高齢者の幻覚・妄想状態に対して抗幻覚・妄想作用の強い抗精神病薬を十分量投与することが困難であった．

　しかし，セロトニン5-HT$_{2A}$受容体拮抗作用を併せ持つリスペリドン，パリペリドン，ブロナンセリン，ルラシドンなどのserotonergic dopaminergic agent（SDA）系抗精神病薬の

表1　高齢患者の生理学的および病理学的変化とその薬物動態学的および治療学的意義

パラメータ	生理・病理学的変化	臓器への影響	薬物動態への影響	治療上での問題
体重	生命臓器を含めて一般的に減少	体液の減損，心臓，腎臓と筋肉組織における減少，萎縮性の組織	正常成人の薬物投与量の結果として血液レベルの上昇，薬物濃度−受容体比の増加	過量投与，副作用と中毒作用の増加
吸収	分泌の減少，消化管運動能の減少	胃液pH上昇，胃内容排出時間延長，消化管内容物混合の低下	錠剤とカプセルの溶解速度の変化，小腸への移行の遅れ，吸収速度の延長	作用の開始の遅延効力の低下，作用持続時間の延長
体液	TBF（総体液量）とICF（細胞内液量）の減少	低カリウム血症と高ナトリウム血症	分布容積の減少，血液レベルの増加	過量投与，副作用と中毒作用の増加，脱水
循環	心拍出量の減少，血管弾性と透過性の減少，血流量の減少	静脈うっ血と動脈低容量の可能性	胃腸管，筋肉，皮膚，直腸からの吸収速度の低下，分布の遅延；分布容積の減少，血液レベルの増加	作用開始の遅延，過量投与副作用と中毒作用の増加，低酸素症
身体組成	除脂肪体重の減少，脂肪組織の増加	臓器機能の変化	一般に分布容積の減少，高脂溶性の薬物の脂肪組織中の貯留と消失の遅延	過量投与，副作用の増加；高脂溶性薬物に対する反応の低下，ハングオーバー現象，作用開始の遅延とそれに起因する連続投与からの蓄積と過量投与
腎臓	腎血流量の減少，腎糸球体濾過と能動分泌の低下	クレアチニンクリアランスの低下，腎機能の減少	腎臓を介して消失される薬物の消失半減期の増加	過量投与，作用持続時間の延長，副作用と中毒作用の増加
血漿タンパク	アルブミンの減少	低アルブミン血症	タンパク結合の飽和と非結合型薬物の濃度の増加，高度結合時の半減期の短縮	効力の増加，副作用と中毒作用の増加，過量投与
ホメオスタシス（恒常性）	異常な不安定性	調節機能範囲の制限	分布容積の変化の可能性	逆説的薬物反応

（Ritschel WA，守田嘉男監訳，岩本文一訳：老年期の薬物動態学．薬業時報社，東京，1991）

登場により，抗コリン作用や錐体外路症状を回避しながら，幻覚・妄想の治療が可能となってきた．また，ドーパミン受容体の遮断作用が比較的弱く，錐体外路症状を惹起しにくいクエチアピン，オランザピンやアセナピンなどの多元受容体作用系の抗精神病薬（multi-acting receptor targeted antipsychotic；MARTA）も登場した．なお，オランザピンは比較的強い抗コリン作用を有しているので，高齢者の場合，投与量には注意が必要である．MARTA系であるクロザピンは，高齢者には無顆粒球症の副作用があることから適さない．一方，ドーパミンD_2受容体にpartial agonist（部分刺激性）として作用するアリピプラゾールやブ

表2　抗精神病薬の各種受容体に対する結合親和性（*in vitro*）

受容体	D$_2$	D$_3$	5-HT$_{1A}$	5-HT$_{2A}$	5-HT$_{2C}$	5-HT$_7$	α$_1$	H1	M1
ブレクスピプラゾール [5]	0.30	1.1	0.12	0.47	34[26]	3.7	3.8[e]	19	>1,000
アリピプラゾール [5, 13]	0.34	0.8	1.7	3.4	15	39	57[a]	61	6,800[b]
オランザピン [4]	11[a]	16	>1,000[a]	2.5	28.6	104[a]	19[a]	7[a]	1.9[a]
クエチアピン [17]	180	940	230	220	1,400	1,800	15	8.7	100
リスペリドン [6]	2.2	9.6	210	0.29	10	3.0	1.4	19	2,800
クロザピン [32]	130	240	140	8.9	17	66	4.0	1.8	1.8
ハロペリドール [16]	1.4	2.5	3,600	120	4,700	1,100	4.7	440	1,600
パリペリドン [6]	6.6	7.5	1,030	0.83	19.0	6.8	11.0[e]	34	>10,000
ブロナンセリン [32]	0.142	0.494	804	0.812	26.4	183	26.7[a]	765	100
アセナピン [16]	1.26[g]	0.417	2.51	0.0708	0.0347	0.115	1.17[e]	1.00	8,130
ペロスピロン [21]	1.4[a]		2.9[a]	0.61[a, f]			17[a]	1.8[a]	>1,000
ルラシドン [31]	0.994		6.38	0.47	415[c]	0.495	47.9[a]	>1,000[d]	>1,000[d]

数値は，Ki 値：nM
[a] ラット由来，[b] ウシ由来，[c] ブタ由来，[d] モルモット由来，[e] α$_{1a}$ 受容体，[f] 5-HT$_2$ 受容体，[g] D$_{2L}$ 受容体
肩付き番号は，文末の文献番号を示す．

レクスピプラゾールも開発されている．これらの薬剤は，抗コリン作用が弱く，錐体外路症状を惹起する作用が弱い．

　また，長時間作用型抗精神病薬注射剤（抗精神病薬デポ剤）の新規使用に関しては，高齢者では筋肉量が少なく，身体的な評価を含めて慎重に行うべきである．

4）抗うつ薬

　従来の抗うつ薬の主剤である三環系抗うつ薬（tricyclic antidepressants；TCA）は，高齢者にとってたいへん問題の大きい副作用をもっている．TCA は，強い抗コリン作用，α$_1$ 遮断作用や心毒性を有している．抗コリン作用により，高齢者においては，認知機能の低下，せん妄の誘発，口渇，尿閉などが生じる．α$_1$ 遮断作用により，起立性低血圧，徐脈，過鎮静を生じ，心毒性により種々の不整脈を引き起こしやすくなる．いずれの副作用も高齢者にとっては看過できないものばかりであり，このため，高齢者のうつ病・うつ状態に対して抗うつ作用の強い TCA を十分量投与することが困難であった．このようなことから，高齢者のうつ病・うつ状態に対して，抗うつ薬が投与されなかったり，投与されても用量が十分でないことがしばしばみられた．

　しかし，TCA に比べるとはるかに副作用の少ないセルトラリン，エスシタロプラム，ボルチオキセチンなどの選択的セロトニン再取り込み阻害薬（selective serotonin reuptake inhibitor；SSRI），デュロキセチン，ベンラファキシンなどのセロトニン・ノルアドレナリン再取り込み阻害薬（serotonin-noradrenalin reuptake inhibitor；SNRI），およびノルアドレナリン作動性・特異的セロトニン作動性抗うつ薬（noradrenergic and specific serotonergic antidepressant；NaSSA）であるミルタザピンが高齢者に対して使用されるようになり，十分な治療が行われるようになってきた．これらの薬剤は，TCA に比べて抗コリン作用や α$_1$ 遮

断作用が少なく，心毒性が低いために安全域は広い（表3）[12,28,33]．しかし，シトクロム P450（cytochrome P450；CYP）代謝酵素の阻害作用がある抗うつ薬があり，薬物相互作用の立場から注意が必要である（後述，表4）．高齢者の場合，複数の病院や診療所において同時に診療を受けていることが多く，薬剤情報が一本化されにくい．したがって，抗うつ薬を処方する際には，患者やその介護者から十分な情報を取得する必要がある．さまざまな理由から，十分量の処方がなされず，遷延化するおそれは解消されていない．

　高齢者うつ状態における診療のむずかしさは，「患者の状態が本来のうつ病・うつ状態によるものか？」「投与された薬物の作用により修飾されているか？」「他の身体疾患によるものなのか？」または「その他の経済的な事情や生活環境など環境要因によるものか？」を見極めることの困難さにある．さきに述べたように，高齢者では副作用が発現されやすい．抗コリン作用は注意力の低下や記憶障害を惹起し，α_1 遮断作用は眠気，活動性の低下や起立性低血圧により起床困難を引き起こす．また，SSRI や SNRI は高齢者においては明確な吐気を伴わない食思不振を招きやすい．また，併用投与されている種々の抗不安薬や不眠症治療薬も活動性の低下を引き起こす．これらの症状は外見上うつ症状との鑑別が困難なものばかりである．したがって，抗うつ薬の投与の過程と症状の推移を注視しないと種々の症状が薬剤に起因するかを見定めることはできない．この見極めができないと，薬剤性に活動性の低下を招き，うつ状態を遷延化させることになる．

5）抗うつ薬の選択

　薬物治療において重要な点は，早期に十分な治療を行うことである．早期であれば，比較的抗うつ作用が強力でない薬物や少量の薬剤でも治療を行うことが可能である．早期の治療により，ADL を損なうことなく，また遷延化することなくうつ状態から脱することが可能ではないかと考えられる．TCA に比べると副作用の少ない SSRI，SNRI や NaSSA が高齢者に対して概して使用しやすい．副作用をモニターしながら，効果がみられるまで，十分量までのゆっくりとした増量が望ましい．

　A）抗うつ薬の選択で重視する点Ⅰ：抗コリン作用

　高齢者うつ病治療における薬剤選択で最も重要な点は，副作用である．高齢者において最も問題になるのは，抗コリン作用により生じるさまざまな副作用（認知機能低下，せん妄誘発，口渇，尿閉）である．これらの副作用は，高齢者の QOL（quality of life）を大きく損ない，逆にうつ状態を悪化させるおそれがある．したがって，高齢者うつ病治療における薬剤選択においては，抗コリン作用の強さがポイントとなる．SSRI，SNRI，NaSSA のなかで，抗コリン作用（ムスカリン受容体結合）が比較的弱いものは，フルボキサミン，セルトラリン，エスシタロプラム，ボルセオキセチン，デュロキセチン，ベンラファキシン，ミルタザピンである（表3）．

　B）抗うつ薬の選択で重視する点Ⅱ：相互作用

　高齢者うつ病治療における薬剤選択で次に重要な点は，相互作用である．薬物相互作用の

表3　抗うつ薬の各種受容体に対する結合親和性 （*in vitro*）

抗うつ薬分類	SSRI					SNRI		NaSSA	三環系	四環系
薬物名	フルボキサミン	パロキセチン	セルトラリン	エスシタロプラム	ボルセオキセチン	ベンラファキシン [2.7)] 徐放性製剤	デュロキセチン	ミルタザピン	アミトリプチリン	ミアンセリン
モノアミン再取り込み阻害能										
セロトニン再取り込み阻害能	3.8	0.29	0.19	2.1	1.6	39	0.5	＞31,000	39	＞10,000
ノルアドレナリン再取り込み阻害能	620	81	160	2,500	140	210	3.6	1,600	24	44
受容体結合能										
アドレナリン α_1 受容体結合	4,800	19,000	2,800	＞1,000	＞1,000	＞35,000	8,300	500	4.4	72
アドレナリン α_2 受容体結合	1,900	8,900	1,800	＞1,000	＞1,000	＞35,000	8,600	50	114	110
5-HT$_{1A}$ 受容体結合	＞100,000	＞100,000	100,000	＞1,000	15	＞35,000	＞5,000	5,000	129	＞500
5-HT$_{2A}$ 受容体結合	12,000	18,000	8,500	＞1,000	＞1,000	＞35,000	504	6.3	5.3	1.5
5-HT$_{2C}$ 受容体結合	6,700	20,000	－	＞1,000	180	－	916	13	－	1.4
5-HT$_3$ 受容体結合	－	－	－	＞1,000	3.7	＞10,000	－	7.9	－	7.1
H1 受容体結合	11,000	19,000	10,000	＞1,000	＞1,000	＞35,000	2,300	0.5	0.17	1.8
ムスカリン受容体結合	34,000	210	1,100	＞1,000	＞1,000	＞35,000	3,000	630	2.6	500
D$_1$ 受容体	＞100,000	15,000	6,300	＞1,000	－	－	－	1,600	－	－
D$_2$ 受容体	66,000	52,000	24,000	＞1,000	＞1,000	＞35,000	14,000	2,500	－	40,000

SSRI；選択的セロトニン再取り込み阻害薬，SNRI；セロトニン・ノルアドレナリン再取り込み阻害薬，NaSSA；ノルアドレナリン作動性・特異的セロトニン作動性抗うつ薬
数値は，Ki 値または IC$_{50}$ 値：nM
（出典：文献 28，33 の表を文献 12 にて改変引用）

表4　各種抗うつ薬のシトクロム P450（CYP）に対する影響（各薬剤の添付文書を参照）

一般名	CYP					
	1A2	2B6	2C9	2C19	2D6	3A4
SSRI						
パロキセチン	▶				★★▶	▶
フルボキサミン	▶	★		▶	★★▶	★
セルトラリン			★↓	★★	→↓	★
エスシタロプラム		★		★★	★★	
ボルチオキセチン		★	★	★★	★★	★
SNRI						
ベンラファキシン					★★	
デュロキセチン	★↓					☆
NaSSA						
ミルタザピン	★↓				★↓	★↓

酵素基質：★：添付文書，インタビューフォーム記載，☆：作用が弱い，または報告例
酵素阻害：▶：添付文書，インタビューフォーム記載，→↓：作用が弱い，または報告例
SSRI：選択的セロトニン再取り込み阻害薬，SNRI：セロトニン・ノルアドレナリン再取り込み阻
害薬，NaSSA：ノルアドレナリン作動性・特異的セロトニン作動性抗うつ薬

多くは薬物の代謝酵素である CYP に依存する。抗うつ薬には、CYP に対して阻害活性をもっているものが多い。高齢者は、うつ病以外にも多くの身体疾患を抱えていることが多く、診療の現場できちんと服薬中の薬剤すべてを聴取することがむずかしい。したがって、なるべく CYP に対して阻害活性を有していない抗うつ薬を選択することが望ましい。SSRI、SNRI、NaSSA のなかで、CYP に対して阻害活性が弱いもの、ないしは、阻害活性がないものは、セルトラリン、エスシタロプラム、ボルチオキセチン、デュロキセチン、ベンラファキシン、ミルタザピンである（表4）。

c）抗うつ薬の選択で重視する点Ⅲ：併用、上乗せ

高齢者うつ病は、さきに述べたように、さまざまな理由から遷延化・難治化しやすい特徴がある。また、高齢者においては、うつ病が遷延化・難治化すると身体に大きな影響をもたらし、自殺は回避できても他の疾患に罹患したり、併存疾患が悪化することが多い。このため、遷延化・難治化する傾向がみられた場合には、強力な抗うつ治療が必要となる場合がある。このような場合には、複数の抗うつ薬を併用することとなるが、相互作用や抗コリン作用から選択肢が限定される。また、同じ作用をもつ薬剤を複数同時投与する際には、その相加作用ないしは相乗作用に注意する必要がある。このような観点から考察すると、併用で治療を行う場合には、一方の薬剤をミルタザピンとすることが望ましいと考えられる（表3）。他の SSRI、SNRI とミルタザピンは、抗うつ作用が主に α_2 受容体への拮抗作用により発現することから、他の SSRI、SNRI と作用点がほとんど重ならず、また、抗コリン作用が弱いからである。さらに、ミルタザピンは、セロトニン $5\text{-}HT_3$ 受容体結合作用（制吐効果が強い）により、併用する SSRI/SNRI の嘔気を抑える効果が期待される。

6）抗躁薬

　抗躁効果を示す向精神薬に炭酸リチウム（lithium carbonate）があり，急性躁状態に対する臨床作用や気分感情障害双極型の病相反復に対する予防効果もある．これらの作用はリチウムイオンによるものである．リチウムのおおよその血中半減期は 10 時間であり，in-out のバランスが定常状態となるのは連続投与開始から 5〜7 日を要する．一般的な有効治療濃度は 0.3〜1.0 mEq であるが，リチウムは腎から排泄されるために，腎機能の低下などから高齢者では副作用が出現しやすく，低めでのコントロールが推奨される．また，服用量と血中濃度はよく相関するが，夜間腎血流量が低下することから，濃度測定のための採血は早朝の服用前が勧められる．具体的な投与は低用量から開始して，5〜7 日後の血中濃度と臨床効果を観察しながら必要に応じて漸増する．薬物相互作用は，利尿薬，非ステロイド性抗炎症薬（or 消炎鎮痛薬）（non-steroidal anti-inflammatory drugs；NSAIDs），アンジオテンシンⅡ受容体拮抗薬（angiotensin Ⅱ receptor blocker；ARB）などで起こるが，高齢者ではこれらの薬物を服用することが少なくないので注意しなければならない．

　さらに炭酸リチウムは，臨床的に副作用と中毒症状を区別することが必要である[18]．副作用は血中リチウム濃度が比較的低い時に発生するが，中毒症状は，高い血中リチウム濃度 2.0 mEq に持続的にさらされた時に発生して，全身性であり重篤である．初期に高頻度にみられる副作用は胃腸障害である．次いで多尿，口渇が出現する．手指や下顎の粗大な振戦や浮腫が出現すれば投与を速やかに中止する．

　中毒症状については前駆症状の早期発見が重要となる．中毒症状は眠気，軽度の運動失調，嘔吐，下痢をきたし，そしてけいれんと特異な意識混濁で意識水準が変動する．予防としては患者ごとの有効最小血中濃度に投与量を設定することに尽きるが，臨床でみられる中毒症状を血中濃度より優先的に評価すべきである[18]．

　また，他に抗躁効果を示す向精神薬にバルプロ酸（sodium valproate）がある．本薬投与中はカルバペネム系抗生物質（メロペネム水和物など）を投与すると，血中濃度の低下が生じるために併用禁忌となっていることに注意が必要である．バルプロ酸は肝臓で代謝されるために肝機能が低下している場合には注意が必要であり，高齢者の場合，適宜，血中アンモニア濃度および薬物濃度の測定が必要である．

7）抗不安薬

　高齢者は，不安を抱きやすく，安易に抗不安薬を処方することが少なくない．不安や不安から生じる焦燥にベンゾジアゼピン系薬物は即効性があり有効であるが，投与にあたっては十分な注意が必要である．ベンゾジアゼピン系薬物の代表であるジアゼパム（diazepam）の血中半減期は 20 歳での約 20 時間から 80 歳での約 90 時間まで直線的に増加する．身体組成の変化により脂肪組織が増加し，向精神薬に多い脂溶性薬物の分布容積も増加する．血中濃度が定常状態に到達する時間は消失半減期と直接関係し，20 歳では約 4 日であるが，80 歳で約 20 日と延長する．このため高齢患者にジアゼパムを投与する場合，定常状態に達し

ていない時期に追加投与を行うと副作用が出現しやすい．このように高齢患者では作用開始
の遅延と作用持続時間の延長が起こり，薬物の体内蓄積による副作用を引き起こしやすい[19]．

　また，ジアゼパムの主要代謝物である N-デスメチルジアゼパム（N-desmethyldiazepam）
は，親化合物とほぼ同じくらいの活性をもつ活性代謝物であることに注意が必要である．
N-デスメチルジアゼパムの血漿中半減期は約60時間と非常に長い[9]．

　ベンゾジアゼピン系薬物の主作用である鎮静作用と筋弛緩作用は，高齢者では転倒・骨折
を引き起こしやすい．また，誤嚥と嚥下障害を生じることも少なくないことから，慎重な投
与が必要である．過量投与になった場合は呼吸抑制が生じるおそれがあるため，全身状態を
勘案して投与量を検討する必要がある．

　一方，ベンゾジアゼピン系薬物は，脱抑制を起こすことがあることも念頭におく必要があ
る．急速な減量や中断は，反跳現象や退薬症候群として不安や焦燥の増強などを引き起こす．
また，ベンゾジアゼピン系薬物は依存性が高く，常用量依存を生じることから長期連用は控
えるべきである．

　これらのことから，高齢者の不安においてベンゾジアゼピン系薬物は急性期のみ使用にと
どめるべきであり，長期の連用は行わないように治療を構築する必要がある．多くのSSRI
やSNRIなどの抗うつ薬は，抗不安作用をもつ薬剤が多く，それらを優先的に使用すべきで
ある．

☞*ベンゾジアゼピン系薬物と非ベンゾジアゼピン系薬物*

　ベンゾジアゼピン系薬物は，γ-アミノ酪酸受容体（GABA$_A$受容体）においてGABAの作
用を強め，鎮静，催眠（睡眠導入），抗不安，抗けいれん，筋弛緩（重度の場合は呼吸抑制），
健忘，依存などの作用が生じる．これらの作用には，高齢者において好ましくない作用が多
く，とくに認知症を発症している場合には好ましくない．また，車の運転や危険な操作を行
う場合は，添付文書上処方が禁じられている．したがって，高齢者においてはベンゾジアゼ
ピン系薬物の使用は避けるべきである．また，非ベンゾジアゼピン系薬物はその骨格にベン
ゾジアゼピン環をもたないものであるが，ベンゾジアゼピン系薬物と同様の作用機序をもつ．
非ベンゾジアゼピン系薬物は，ベンゾジアゼピン系薬物と比較すると依存性などは若干低い
が，作用機序が同じであることから，高齢者においての使用は避けるべきである．

8）不眠症治療薬

　高齢者では，加齢による睡眠・覚醒リズムの障害による不眠症が起こりやすくなる．また，
睡眠時無呼吸症候群（sleep apnea syndrome；SAS），むずむず脚症候群（restless legs syn-
drome），レム睡眠行動障害（REM sleep behavior disorder；RBD）の頻度も高い．

A）不眠症に対する治療

　睡眠衛生の改善を図ることが第1であり，なるべく薬物療法に頼らないことが重要である．
高齢者は不眠，とくに入眠に対して過剰に不安を抱きやすいことから，ブロチゾラムなどの
ベンゾジアゼピン系の不眠症治療薬が多用されてきた．ただ，ベンゾジアゼピン系の不眠症

治療薬は依存性が強いことから，非ベンゾジアゼピン系の不眠症治療薬が多用されてきた．しかし，これらの薬剤は作用時間が短いほど健忘やせん妄を引き起こしやすい傾向があり，認知症においては転倒・骨折を誘発する傾向が強い[29]．したがって，これらの不眠症治療薬はなるべく高齢者には投与を控えるべきである．

　ベンゾジアゼピン系および非ベンゾジアゼピン系不眠症治療薬を用いない不眠の薬物治療には，以下のような選択肢がある．

　（1）抑肝散，抑肝散加陳皮半夏：食間投与が必要．甘草による低カリウム血症に注意．

　（2）ラメルテオン：メラトニン受容体に作用し，日内リズムを調整する．

　（3）スボレキサント，レンボレキサント，ダリドレキサント：覚醒系に関与するオレキシン受容体を阻害することにより脳内の覚醒系を抑制し，入眠，睡眠維持を促す．

　（4）抗ヒスタミン薬：睡眠導入に有用であるが，抗コリン作用をもつ薬剤は高齢者には投与しない．

　（5）睡眠に対して不安感の強い場合や軽いうつ状態がみられる場合は，SSRI やトラゾドンなどの抗うつ薬の投与を検討する．

　B）むずむず脚症候群に対する治療

　むずむず脚症候群は入眠困難を訴えることが多く，軽症の場合はクロナゼパムなどのベンゾジアゼピン系薬物が効果を発揮する．しかし，前述のようにベンゾジアゼピン系薬物は高齢者の場合，投与を控えるべきである．適応を有するものにはプラミペキソール塩酸塩，ロチゴチンなどのドーパミン受容体作動薬，カルシウムチャネル $\alpha2\delta$ に作用するガバペンチン エナカルビルがある．また，鉄欠乏がみられる場合は鉄剤を投与する．

　C）睡眠時無呼吸症候群に対する治療

　SAS の原因としては，肥満，小下顎症，短頸，扁桃・アデノイドの肥大などがあり，これらの治療を行う．持続陽圧呼吸療法（continuous positive airway pressure；CPAP）等による気道閉塞に対する治療を実施中で効果不十分な場合にのみ，モダフィニルが適応を有している．

　D）レム睡眠行動障害（RBD）

　RBD は，レビー小体型認知症の一症状であることがあり，その場合はレビー小体型認知症の治療に準ずる．

9）認知症に対する薬物療法

　認知症の治療において，薬物療法は重要である．認知症の中核をなす認知機能障害（記憶障害，失語，失行，失認，実行機能障害）に対しては，その回復までは期待できないが，その進行を抑制する薬物療法がある．また，認知症においてみられる行動・心理症状（behavioral and psychological symptoms of dementia；BPSD）の多くはケアや環境を工夫することにより対応することが可能であるが，薬物療法の助けを借りる必要がある．

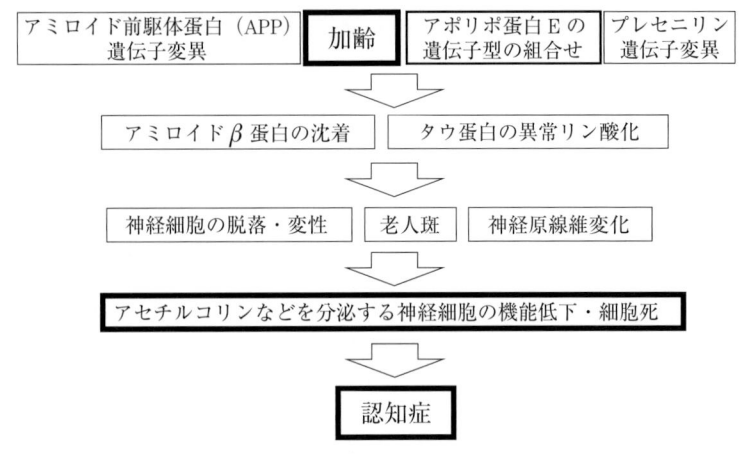

図1　アルツハイマー型認知症の病態

A）中核症状の薬物治療

（1）アルツハイマー型認知症の病態

　認知症の多くの部分を占めるのは，アルツハイマー型認知症（Alzheimer's disease ; AD）である．アセチルコリン（acetylcholine ; ACh）分泌神経細胞の機能低下・死は，AD の病態では最下流に位置すると考えられており，症状の発現に最も密接に関係している（図1）．ACh 分泌神経細胞は，前脳基底核（マイネルト神経核，中隔核，ブローカ対角帯）から大脳新皮質・海馬に投射して，脳全体の活性化に関与している．初期から ACh 分泌神経細胞に障害が生じ，ACh の異常はさまざまな症状と密接に関連している．この病態に対して，ACh の分解を抑制するコリンエステラーゼ阻害薬（cholinesterase inhibitor ; ChEI）が開発された（図2）．

　また，AD の病態にグルタミン酸による神経細胞傷害が関与しているのではないかと考えられている．グルタミン酸の受容体のひとつである N-メチル-D-アスパラギン酸（N-methyl-D-aspartate ; NMDA）受容体はシナプス内，シナプス外に存在することが知られているが，近年，AD 病態時においてはシナプス外受容体が活性化して，学習障害や神経細胞傷害が生じていると報告されている．メマンチン塩酸塩は，シナプス内受容体よりもシナプス外受容体により強く作用することで，学習改善と神経保護作用を発揮すると考えられている[22]（図2）．

（2）レビー小体型認知症の薬物治療

　レビー小体型認知症の神経薬理学的な病態としては，AD よりも ACh 作動性神経細胞に変性・脱落が強く生じていると考えられている．この病態に対して，脳内の ACh の分解を抑制するドネペジル塩酸塩（ChEI）のみが適応を有している．また，レビー小体型認知症に伴うパーキンソニズム（レボドパ含有製剤を使用してもパーキンソニズムが残存する場合）に対してゾニサミドが有効である．

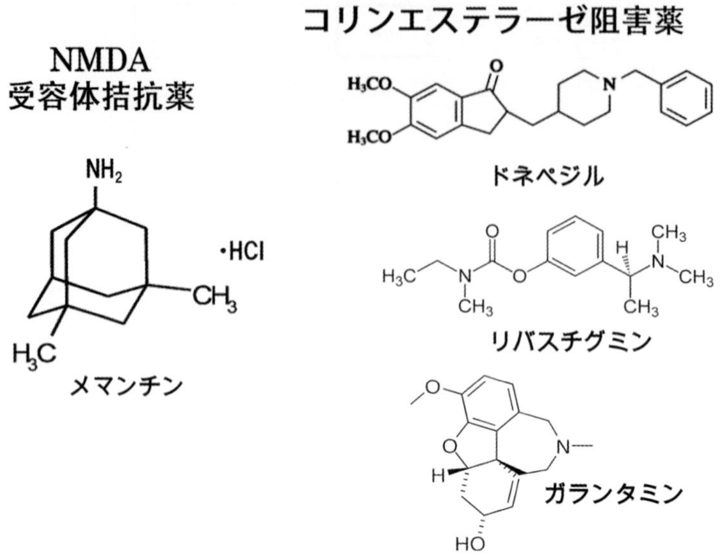

194

NMDA：*N*-メチル-D-アスパラギン酸

図2　現在承認されている抗認知症薬

（3）抗認知症薬の選択Ⅰ：重症度に応じた薬物治療を行う，AD の場合（図3）[25]

　できる限り早期に治療を始めることにより，薬剤の効果が発揮されやすい．また，副作用などの問題がない限り，薬物治療を継続することが原則である．薬剤の選択や，切り替え，併用することにより，より有用な治療の提供が可能になる．

　①軽度

　ChEI の投与を行う．できる限り早期に治療を始めることが肝要である．ChEI には，ドネペジル（塩酸塩経口剤およびフリー体貼付剤），ガランタミン臭化水素酸塩，およびリバスチグミン貼付剤がある（図3a）．各 ChEI には，吐気，嘔吐，下痢などの消化器系副作用があり，漸増することが基本である．房室ブロック（Ⅱ度以上）や心房細動がみられる場合は，倦怠感や失神を生じることがある．このような場合は，速やかに中止，または減量することが必要である．

　なお，ChEI を複数同時に投与することは添付文書上認められていない．

　②中等度

　中等度では，最も多くの選択肢がある．軽度で述べた ChEI に加え，メマンチンの選択が可能となる（図3b）．また，各薬剤の単独投与のみならず，両剤を併用することが可能である．

　イライラ，焦燥感などの感情が不安定な状態や易刺激性が高まっている場合には，メマンチンの投与を考慮する．状態が安定したところで，軽度で述べた ChEI を併用する．自発性の低下が前景に立っている場合には，軽度で述べた ChEI を投与して，維持用量に達した以降にメマンチンの併用投与を考慮する．また，軽度から ChEI を使用して，中等度に進行し

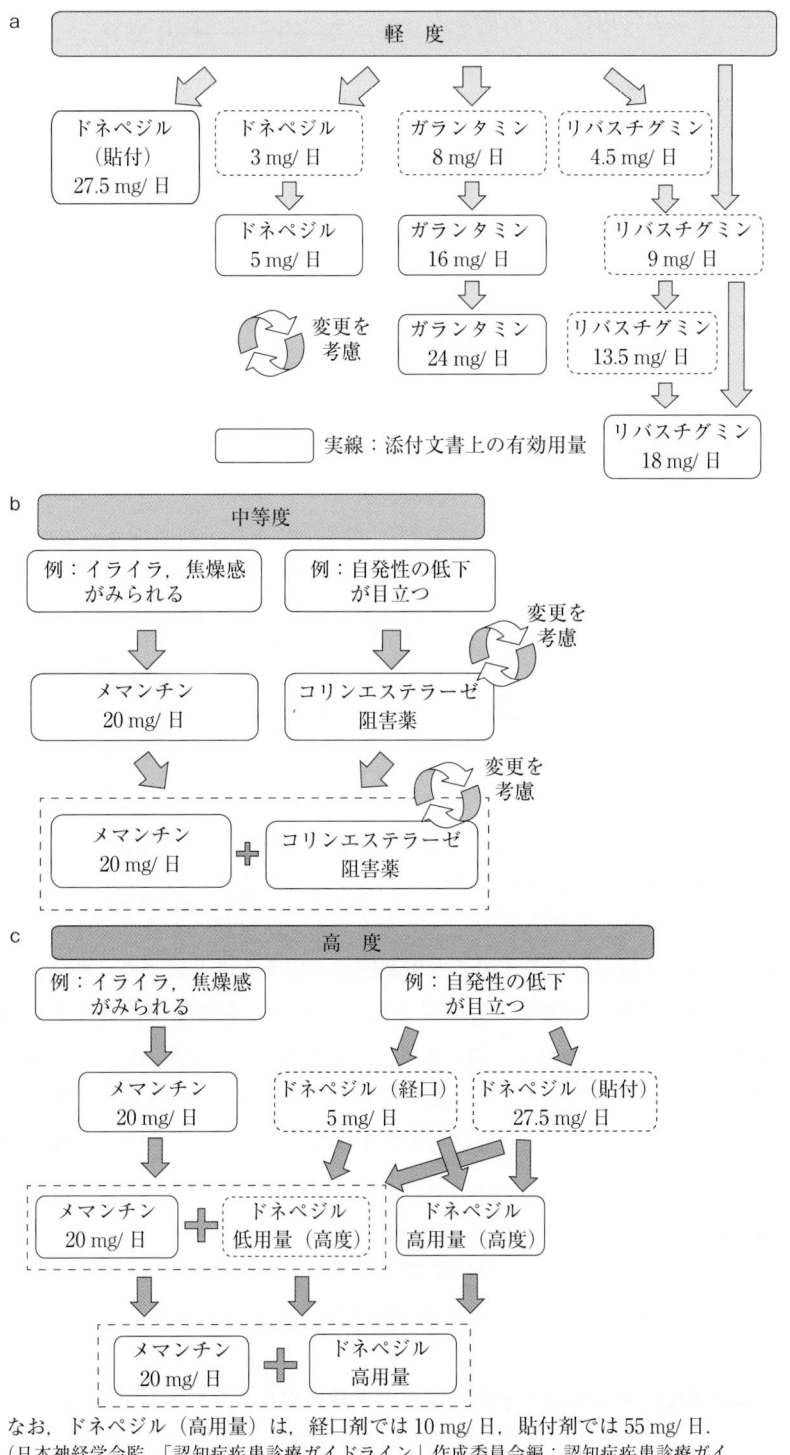

なお，ドネペジル（高用量）は，経口剤では 10 mg/ 日，貼付剤では 55 mg/ 日．
（日本神経学会監，「認知症疾患診療ガイドライン」作成委員会編：認知症疾患診療ガイ
　ドライン 2017. 医学書院，東京，2017 をもとに筆者が改変して作成）

図 3　抗認知症薬使用のアルゴリズム

た場合にはメマンチンの併用投与を考慮する．

③高度

高度 AD に適応をもつ薬剤は，ドネペジル（塩酸塩経口剤およびフリー体貼付剤）とメマンチンのみである（図3c）．高度から初めて治療を開始する場合には，中等度と同様にイライラ，焦燥感などの感情が不安定な状態や易刺激性が高まっている場合にはメマンチンを優先して使用する．そのような状態が安定したところでドネペジルを併用する．自発性の低下が前景に立っている場合には，ドネペジル（塩酸塩経口剤およびフリー体貼付剤）を優先して投与する．ドネペジル塩酸塩 5 mg/ 日またはドネペジルフリー体貼付剤 27.5 mg/ 日まで増量した時点で，イライラ，焦燥感などがみられた場合にはメマンチンを追加する．そのような状態が安定したところでドネペジル（塩酸塩経口剤およびフリー体貼付剤）を増量する．

（4）抗認知症薬の選択Ⅱ：合併症や患者背景に応じた抗認知症薬の選択（表5）

①投与方法・投与経路・剤形による各薬剤の選択

ドネペジルの最大の特徴は，1日1回経口投与，または，1日1回貼付であることにある．また，血中半減期が長いことから，短期間の服薬・貼付中断で効果が落ちにくい．逆に，血中半減期が長いことから，副作用が生じた場合には留意が必要である．したがって，コンプライアンス（きちんと薬剤を服用または貼付すること）があまりよくない場合に使用しやすい．また，剤形が最も豊富である．貼付剤やゼリー剤は，嚥下に時間がかかる場合や固形物の服用を嫌がる場合に有用である．

一方，ガランタミンは，血中半減期が短いことから，1日2回の服用が必要になる．逆に，副作用が生じた場合には，投与中止により速やかに軽減が図れる．また，1日2回の服用が患者に対する接点が増え，水分摂取を促すチャンスが増えることから，必ずしも1日2回の服用が悪いわけではないとも考えられる．リバスチグミン貼付剤とドネペジルフリー体貼付剤は抗認知症薬では貼付剤である．まず，血中濃度が安定することにより，嘔気，嘔吐，下痢などの副作用が軽減され，効果も安定すると考えられる．薬物投与の有無が視認できる（ほかに内服薬がある場合でも服薬完了時に貼付すれば服薬確認に利用できる）．薬剤の投与が短時間で済む．また，スキンシップの促進（グルーミング効果）がある．内服を嫌がる，飲み込むのに時間がかかるなど，経口薬で治療が困難な場合に投与しやすい．貼付剤という剤形の安心感（口から入れる薬剤よりも「薬」というイメージがソフトになる）がある．副作用が出現した場合に剥がすことにより，血中濃度を低下させ，副作用を軽減することが可能である．誤嚥性肺炎の治療中など，経口服薬が困難な場合も治療継続が可能である．また，「1包化ができない」「『薬』というイメージが湧かない」など，貼付剤に独特なデメリットがある．

メマンチンの特徴は，ドネペジルと同様に血中半減期が長く，1日1回経口投与であることである．メマンチンは ChEI と併用が可能であり，ドネペジルと併用する場合には，1日1回同時に経口投与できるメリットがある．また，血中半減期が長いことから，ドネペジルと同様に短期間の服薬中断で効果が落ちにくいことが特徴であり，コンプライアンスがあま

りよくない場合にも使いやすい薬剤である.

②BPSD 発現状況による各薬剤の選択

国内治験の結果からは，メマンチンのみが行動障害（徘徊，無目的な行動，常同行為など），攻撃性（焦燥，暴言，暴力）に対して効果があることが示されており，これらの症状が前景に立っている場合（介護に困難をきたす場合）には，メマンチンを考慮する．一方，自発性や意欲の低下（無関心）が前景に立っている場合（ADL の低下が問題な場合）には，基本的には ChEI を考慮する．（図3b）．また，消化器に異常のない食欲低下に対してはリバスチグミン貼付剤が有用であると考えられる．現在，アルツハイマー型認知症におけるアジテーションに対して有効な薬剤の治験が進められている．

③代謝異常や代謝経路による各薬剤の選択

ドネペジル，ガランタミン，リバスチグミン，メマンチンの 4 剤とも肝に障害がある場合は，かなり重度なものでない限り比較的使いやすい薬剤である．ドネペジルとガランタミンは，CYP3A4 と CYP2D6 で分解されることから，CYP3A4 と CYP2D6 に影響がある薬剤との併用下では多少の影響を受けるおそれがある．しかし，ドネペジルの場合は血液中の蛋白とほとんどが結合しているため，徐々に分解され，影響はそれほど大きくない．また，ガランタミンは一部腎から排泄されるために影響はそれほど大きくない．リバスチグミンはほとんどすべて肝臓のエステラーゼという酵素で速やかに分解され，多くの薬剤の分解に関与する CYP の影響をほとんど受けないことが特徴である．メマンチンについても同様に，CYP の影響をほとんど受けないことが報告されている．ただし，メマンチンは腎から排泄されることから，腎機能の影響を大きく受けることに注意が必要であり，高度に腎機能が障害されている場合には投与量を減量しなければならない．また，透析中の患者に対しての使用であるが，いずれの薬剤も添付文書には明確に示されていない．ドネペジルのみが血液中の蛋白とほとんどが結合しているため，透析中の患者に投与することはむずかしい．

④循環器系合併症による選択

心房細動や重度の徐脈がある場合は，基本的には ChEI は使用しない．また，高度な心不全やその他の心疾患を合併している場合も同様であり，これらの場合，循環器専門医と相談のうえ，慎重に少量から投与する．メマンチンは心機能に影響がなく投与可能であるが，腎機能が低下しているか否かに注意が必要である．

(5) 抗認知症薬の投与にあたっての注意点

①投与初期：副作用に注意する

投与初期は，副作用がみられやすいので，それらに注意する．ChEI の場合，嘔気・嘔吐・食欲不振がみられやすい．また，脈拍の低下や心房細動などの不整脈が出現していないかに注意をはらう．メマンチンの場合は，眠気，ふらつきがみられやすい．その場合は，まず，腎機能のチェックを行う．

②効果を判定する

患者ごとに同じ内容を聞くようにすることが，効果の判定のうえで役立つ．頻回の認知機

表5 抗認知症薬の比較（各添付文書，インタビューフォームを参照）

主な作用機序	NMDA 受容体拮抗薬	コリンエステラーゼ阻害薬	
一般名	メマンチン塩酸塩	ドネペジル塩酸塩	ドネペジル（フリー体）
主な副作用	浮動性めまい 傾眠，頭痛，便秘	悪心，嘔吐 下痢	適応部位皮膚症状 下痢
適応重症度	中等度〜高度	軽度〜高度	
剤形	錠剤，口腔内崩壊錠，ドライ シロップ	錠剤，口腔内崩壊錠，細粒 ゼリー，ドライシロップ	貼付剤
用法用量	1日1回 1週ごとに 5 mg ずつ漸増 維持量：20 mg 高度腎機能障害がある場合は 10 mg	軽度〜中等度	
		1日1回3 mg より開始 1〜2週後に5 mg	1日1回27.5 mg（経皮）
		高度	
		1日1回5 mg で4週間以 上経過後10 mg に増量	1日1回27.5 mg で4週間 以上経過後55 mg に増量
代謝経路	腎排泄	肝代謝	
血漿蛋白結合率	41.9〜45.3%	92.6%	
CYP 代謝酵素	CYP で代謝されにくい	3A4，2D6	

NMDA：N-メチル-D-アスパラギン酸，CYP：シトクロム P450

能検査は，学習効果や忌避される可能性もあり，勧められない．改訂長谷川式簡易知能評価スケール（HDS-R）や Mini-Mental State Examination（MMSE）は，6か月は間隔を空けたほうがよいと考えられる．

③ BPSD の出現状況を評価する

易怒性，多動，不眠や夜間不穏などが薬剤の開始以降に新しくみられたり，悪化してはいないかに注意をはらう．

④ ChEI の切り替えとメマンチンの併用を考慮する

ChEI 同士の切り替えについては，小規模な臨床試験はある程度行われているが，公平な目線で行われた大規模な二重盲検比較試験はない．したがって，ChEI 同士の切り替え基準は存在せず，多くは経験によるものである．ChEI は，化学物質としては大きく異なることから，異なる薬理活性，薬物動態（分布も含む）をもつ．そのため，切り替えることによりさまざまな臨床症状が変化することは少なくない．ある ChEI の服用中に，焦燥や攻撃性が認められた場合，ChEI の種類を変更するとそれらの症状が改善することが少なくない．したがって，認知症の諸症状に悪化がみられる場合，メマンチンを併用する以外に，ChEI を変更することも有力な手段となりうる．

ChEI 同士の切り替え法については確立した方法はないが，欧米のガイドラインでは wash out 期間をおかずに切り替えることとなっている[3,8]．これは，ChEI が共通してもつ消化器

コリンエステラーゼ阻害薬	
ガランタミン臭化水素酸塩	リバスチグミン
悪心 嘔吐	適応部位 皮膚症状
軽度～中等度	軽度～中等度
錠剤，口腔内崩壊錠 液剤（分包）	貼付剤
1 日 2 回 1 か月ごとに 8 mg/ 日ずつ漸増 維持量：16, または 24 mg/ 日	1 日 1 回経皮 1 か月ごとに 4.5 mg/ 日，または 9 mg/ 日 ごと漸増 維持量：18 mg/ 日 維持量に達するまでは適宜 増減可能
肝・腎代謝	エステラーゼにより分解 （肝代謝）
17.8%	約 40%
3A4, 2D6	CYP による代謝はわずか

系副作用の切り替え時の発現を抑えるためである．しかし，切り替え期間中にコリンエステラーゼ阻害作用が減弱するために，一過性に症状が悪化するおそれのあることに留意する．

　また，ChEI の切り替えとメマンチンの併用のどちらを優先させるかについても，公平な目線で行われた大規模な二重盲検比較試験はない．したがって，これについての基準は存在せず，多くは経験によるものである．さきに述べた選択の部分を参考に，どちらを優先させるかを考慮する．最終的には，最も合った ChEI とメマンチンの併用が進行抑制のうえで望ましいと考えられる[23, 24, 30]．

　B）BPSD に対する薬物治療

　BPSD に対する薬物治療は，緊急性がない限り，『かかりつけ医のための BPSD に対応する向精神薬使用ガイドライン』[15]に従って行う必要がある．まず，非薬物的な介入を最優先とし，これらの介入で治療が困難な場合に薬物治療を考慮する．幻覚・妄想・焦燥・攻撃性に対しては，「抗認知症薬の副作用を否定したうえで，保険適用上の最大用量以下もしくは未服用の場合には，メマンチンやコリン分解酵素阻害薬の増量もしくは投与開始も検討可能だが，逆に増悪させることもあるので注意が必要である．これらにより標的症状が改善しない場合は，その薬剤は減量・中止のうえ，抗精神病薬，抑肝散などの使用を検討する」と記載されている．実際，BPSD に対して（厳密には AD の BPSD に対して）適応を有しているのは，メマンチンおよび ChEI 3 剤のみであり，その他の向精神薬を使用した場合，そのす

べてが適応外使用となる．したがって，緊急性がない限り，幻覚・妄想・焦燥・攻撃性に対しては，まず，メマンチンおよび ChEI 3 剤を適宜（増量，減量，または，併用）投与することが必要となる．そのうえでも，BPSD の治療が困難な場合に抗精神病薬などをやむなく使用することとなる．

　やむなく，抗精神病薬を使用する場合は，もちろん，インフォームド・コンセントの取得が前提となるが，低用量から頻回に観察を行って投与していくことが必要となる．とくに抗精神病薬は開始初期に注意が必要である[1]．また，睡眠障害についても同様の考えが必要であり，まずは，メマンチンおよび ChEI 3 剤を適宜（増量，減量，または，併用）投与することが必要となる．とくに，ベンゾジアゼピン系不眠症治療薬，非ベンゾジアゼピン系不眠症治療薬は，転倒リスク，依存，認知機能低下の観点から避けるべきである[29]．

　なお前述のように，アルツハイマー型認知症におけるアジテーションに対して有効な薬剤の治験が進められている．

文　献

1) Arai H, Nakamura Y, Taguchi M, et al.; J-CATIA Study Group : Mortality risk in current and new antipsychotic Alzheimer's disease users ; Large scale Japanese study. *Alzheimers Dement*, **12** (7) : 823-830 (2016).

2) Bolden-Watson C, Richelson E : Blockade by newly-developed antidepressant of biogenic amine uptake into rat brain synaptosomes. *Life Sci*, **52** (12) : 1023-1029 (1993).

3) Burns A, O'Brien J ; BAP Dementia Consensus group ; Auriacombe S, Ballard C, Broich K, et al.; British Association for Psychopharmacology : Clinical practice with anti-dementia drugs ; A consensus statement from British Association for Psychopharmacology. *J Psychopharmacol*, **20** (6) : 732-755 (2006).

4) Bymaster FP, Rasmussen K, Calligaro DO, et al.: In vitro and in vivo biochemistry of olanzapine ; A novel, atypical antipsychotic drug. *J Clin Psychiatry*, **58** 〔Suppl 10〕 : 28-36 (1997).

5) Citrome L, Stensbøl TB, Maeda K : The preclinical profile of brexpiprazole ; What is its clinical relevance for the treatment of psychiatric disorders? *Expert Rev Neurother*, **15** (10) : 1219-1229 (2015).

6) Corena-McLeod, M : Comparative Pharmacology of Risperidone and Paliperidone. *Drugs R D*, **15** (2) : 163-174 (2015).

7) Cusack B, Nelson A, Richelson E : Binding of antidepressants to human brain receptors ; Focus on newer generation compounds. *Psychopharmacology*, **114** (4) : 559-565 (1994).

8) Farlow MR, Cummings JL : Effective pharmacologic management of Alzheimer's disease. *Am J Med*, **120** (5) : 388-397 (2007).

9) ルーイス・S. グッドマン，アルフレド・ギルマン（麻生芳郎，藤原元始監訳）：グッドマン・ギルマン　薬理書〈上〉；薬物治療の基礎と臨床 第 7 版. 567, 廣川書店，高崎 (1988).

10) Henn FA, Vollmayr B : Neurogenesis and depression ; Etiology or epiphenomenon? *Biol Psychiatry*, **56** (3) : 146-150 (2004).

11) Hickie I, Scott E, Mitchell P, et al.: Subcortical hyperintensities on magnetic resonance imaging ; Clinical correlates and prognostic significance in patients with severe depression. *Biol Psychiatry*, **37** (3) : 151-160 (1995).

12) 井上　猛，林田泰斗，東山　幹：Vortioxetine の基礎；新たな薬理作用，作用機序，薬物動態. 臨床精神薬理，**23** (11)：1091-1096 (2020).

13) 菊地哲朗，廣瀬　毅，中井　哲：ドパミン D2 受容体パーシャルアゴニスト；新規抗精神病薬アリピプラゾール．臨床精神医学，**34**（4）：461-468（2005）．

14) 厚生省，日本医師会（編）：高齢者における薬物療法のてびき．3-35，薬業時報社，東京（1995）．

15) 厚生労働省：平成 27 年度 厚生労働科学研究費補助金（厚生労働科学特別研究事業）認知症に対するかかりつけ医の向精神薬使用の適正化に関する調査研究班「かかりつけ医のための BPSD に対応する向精神薬使用ガイドライン（第 2 版）」．（2018）．

16) Meiji Seika ファルマ株式会社：日本標準商品分類番号 871179 医薬品インタビューフォーム　抗精神病剤アセナピンマレイン酸塩舌下錠「シクレスト舌下錠 5 mg/ シクレスト舌下錠 10 mg」2020 年 7 月改訂（第 6 版）．

17) Miyamoto S, Duncan GE, Mailman RB, et al.: Developing novel antipsychotic drugs ; Strategies and goals. *Curr Opin in CPNS Invest Drugs*, **2**（1）: 25-39（2000）.

18) 守田嘉男，道下佳子：抗躁薬．（田中一彦，三牧孝至，扇谷茂樹編）TDM マニュアル，127-139，医薬ジャーナル社，大阪（1989）．

19) 守田嘉男：老年期の薬物療法における多剤併用の問題点．老年精神医学雑誌，**10**（10）：1137-1141（1999）．

20) 守田嘉男：器質性精神障害の薬物療法．精神経誌，**103**：944-947（2001）．

21) 村崎光邦：第 42 回 第二世代抗精神病薬の開発物語；わが国初の SDA 系抗精神病薬 perosperone の開発物語 その 1．臨床精神薬理，**18**（1）：97-110（2015）．

22) 中村　祐，吉山容正：認知症治療薬によるカルシウム制御を介した神経障害抑制．*CLINICAL CALCIUM*，**25**（2）：263-273（2015）．

23) 中村　祐，北村　伸，本間　昭ほか：メマンチン塩酸塩のドネペジル塩酸塩併用時における中等度および高度アルツハイマー型認知症に対する有効性および安全性．*Geriat Med* ＜老年医学＞，**54**（1）：1147-1158（2017）．

24) 中村　祐，大嶽　恵，山川昇也ほか：アルツハイマー型認知症に対するドネペジル塩酸塩，メマンチン製剤併用時の安全性及び有効性（アリセプト特定使用成績調査）．*Geriat Med* ＜老年医学＞，**55**（1）：87〜100（2017）．

25) 日本神経学会（監），「認知症疾患診療ガイドライン」作成委員会（編）：認知症疾患診療ガイドライン 2017．医学書院，東京（2017）．

26) 大塚製薬株式会社：申請資料「レキサルティ錠 1 mg/ レキサルティ錠 2 mg に関する資料」平成 29 年度．

27) Ritschel WA（守田嘉男監訳，岩本文一訳）：老年期の薬物動態学．薬業時報社，東京（1991）．

28) Sánchez C, Bergqvist PB, Brennum LT, et al.: Escitalopram, the S-（＋）-enantiomer of citalopram, is a selective serotonin reuptake inhibitor with potent effects in animal models predictive of antidepressant and anxiolytic activities. *Psychopharmacology*（Berl）, **167**（4）: 353-362（2003）.

29) Tamiya H, Yasunaga H, Matusi H, et al.: Hypnotics and the Occurrence of Bone Fractures in Hospitalized Dementia Patients ; A Matched Case-Control Study Using a National Inpatient Database, *PLoS One*, **10**（6）: e0129366（2015）.

30) Tariot PN, Farlow MR, Grossberg GT, et al.; Memantine Study Group : Memantine treatment in patients with moderate to severe Alzheimer disease already receiving donepezil ; A randomized controlled trial. *JAMA*, **291**（3）: 317-324（2004）.

31) 多田羅絢加，馬場聡子：Lurasidone の薬理学的特徴．臨床精神薬理，**24**（4）：327-335（2021）．

32) 采　輝昭，久留宮聰：Blonanserin の薬理学的特徴．臨床精神薬理，**10**（7）：1263-1272（2007）．

33) 渡邊尚志，今西泰一郎，角井信一ほか：ミルタザピンの薬理プロファイル；α アドレナリン受容体モデルによる結合様式の観点から．新薬と臨床，**58**（7）：1152-1160（2009）．

10

高齢者の精神療法

1．はじめに

　人間はだれしもが平等に老いるものであり，この世に生まれた時点ですでに老いが始まっているといっても過言ではない．釈迦は「生老病死」苦を説き，老いることを苦としてとらえた．高齢者は，加齢に伴いサルコペニアやロコモティブシンドロームを患い，生物学的な寿命は短くなり，結果として健康寿命も短縮する[56]．また，高齢者のフレイル（frailty）には，身体的フレイル，社会的フレイルのほかに，精神心理的フレイルという一面も忘れてはならない[15]．

　精神療法を行ううえで，まずは高齢者の特徴を踏まえて，一般に用いられる精神療法を紹介し，最後に高齢者によくみられる不安障害，気分障害，認知症に対する精神療法的アプローチを本稿で紹介する．

2．高齢者の心理状態

1）　高齢者を取り巻く環境

　エリクソン（Erikson EH）の漸成的発達理論では，人間の成長は身体，精神，社会の3つの次元が相互につながり合い，段階的に組織化されて成長するとしており，基本的信頼を獲得する乳児期から始まり，自律性，勤勉性，同一性，親密性，生殖性を獲得する成人期を経て，統合に至る老年期へと移行する．高齢者は発達の最終段階であり，子育てを終え，仕事を退き，社会での役割を失い，心身ともに全盛期のピークを超える．身体的に衰え，経済的生産が低下して，今まで獲得していたものを少しずつ手放していかなくてはならない．転居，病気，入院，入所，離別，死別を通して，疼痛，不安，悲嘆，抑うつを経験することも多く，住まい，経済，保健，医療，介護，日常生活の支援などが必要となる．社会から孤立して自殺のリスクも高まる．家庭での立場が弱くなり，高齢者虐待や，反対に障害者や引き

こもりの子どもを抱える「8050問題」が社会的に注目されている.

2）性格変化

　加齢に伴う性格の変化として，①頑固，自己中心的，身勝手となる，人の意見を聞かない，②ひがみ，嫉妬深くてすねやすい，③内向的で保守的，④何事も面倒臭く無精となり，社会から一歩退く，⑤涙もろい，⑥愚痴っぽい，⑦話がまわりくどく，迂遠，⑧甘えや依存的，⑨でしゃばる，我が強くなり融通が利かないといった反面，あきらめが早い，感情をあらわにしない，円熟し穏やかになるといった面もある．老年期における発達課題は「統合と絶望」とエリクソンが述べているように，高齢者ではこの2つの側面をもつ．敬意をはらえば尊厳ある態度や豊かな経験知を披露してくれる一方，時に礼節の崩れた本能的言動をあらわにすることもある．それは，確固たる土台の上に築き上げられた知識に基づいた思慮深い振る舞いができるが，根本となる健康観，安心感がいざ崩れだすと，それは，過去に経験した失望，落胆，怒りと苦しみが露呈しているととらえることができる．また，権藤と石岡[18]は，高齢者の心理状態を社会情動的選択性理論（socioemotional selectivity theory）[41]を用いて説明しているが，高齢者は死を意識するようになり，新たなる知識の獲得よりも情動の整理が行動目標となり，認知的側面においては，情報のポジティブな側面をより注目して，ポジティブな情報を生起させる処理が促進されると考えられ，これをポジティブ促進効果（positivity effect）と呼んだ[27]．具体的には，高齢者では若年者と比較して，ネガティブな情報処理は抑制され，情動をコントロールする能力が高い可能性がある．ただ，高齢者は情動を喚起する刺激に対する反応は全般的に少ない．認知機能が高い高齢者ほど，ポジティブな情報へ注視することで，気分の落ち込みを軽減させ[28]，葛藤の原因となる情報を抑制することに長けている[53]．高齢者は意思決定時に若年者と比べて情報を収集することには時間をかけず，認知的に負荷の低い方略をとり[42]，情報が少なくても適切に選択することできる[43]．直近の学習ではなく，蓄積した知識を利用して意思決定をするのに長けているが，アップデートな情報をモニタリングして判断をするのが不得意であるため，直近の学習ではなく，蓄積した知識を利用して意思決定をするのである．このような情報処理が，行動としてみられ，性格として特徴づけられるのかもしれない．

3．高齢者の心理療法

1）高齢者への偏見

　治療者は，高齢者への心理的介入に消極的で悲観的な先入観を抱いていることが多い．歳をとっているので新しいことは覚えられないのは仕方ないことだと精神療法の効果を期待せず，この領域での研究は遅れていたが，近年は少しずつ報告されるようになってきた．

　高齢者における認知機能に関して進藤[60]がまとめているが，それによると，流動性知能は40歳代，結晶性知能は60歳代まで緩やかな上昇を続けたのち，しばらく維持され，流動性

知能は60歳代後半、結晶性知能は80歳代から明瞭な低下をみる[68]。少なくとも前期高齢者では、精神活動は保たれており、ものわかりが悪いと高齢者にレッテルを貼り、心ない言葉で傷つけないよう配慮が必要である。彼らがもつ知識、機微な表現、言語能力は偶然の産物ではなく、人生経験を積むなかで発達した結晶性知能の片鱗と理解できる。エリクソン[14]は、高齢者の知恵を生涯発達の最終段階における心理－社会的危機が止揚された結果である と位置づけ、死そのものに向きあうなかでの、生そのものに対する聡明かつ超然とした関心をもっていると述べている。また、日々死に直面しつつ生きている老人にはある種の強さ、しぶとさ、したたかさがあるとされ[12]、高齢者の強みを忘れてはならない。

2）基本的対応

聴覚や視覚の低下があることを念頭に、精神療法をするうえでの配慮と工夫が必要である。そのため、以下の基本的対応が求められる。

情報はゆっくり、繰り返し、時に紙に書いて提示する。必要に応じて図表を用いて説明するとよい。介護する家族などの同席を促すことを忘れてはならない。認知機能の低下した高齢者が経験したであろう状況に即して具体例を提示すると理解が深まる。患者が経験したであろう状況に即して具体例を提示すると理解が深まる。一度に多くの情報を提供することを避け、また、行動療法的介入が認知的介入より前回の内容を復習するための時間を設けるとよい。そのつど、前回の内容を復習するための時間を設けるとよい。

傾聴、共感的な態度は高齢者に限らず必要であるが、治療者と患者との年齢差が大きく、素直に共感することはむずかしい。過去の体験をじっくり聞き出すことで、どのような時代にどのようなことを経験してきたのかを知ることが大切である。また、現在抱えている問題を過去との文脈からとらえるように心がける。すべての患者が自ら進んで話をするとは限らない。生活歴を聴取する過程で患者の心の琴線に触れ、せきを切ったように話をし始めることを積極的にしてくれることがある。琴線に触れたときに患者が見せる一瞬の目の輝きを見逃さないためにも、診療録に記載することにとらわれず、相手の顔を見ながら敬意をもって面接をすることである。

診察の場面では、死に対しての話題が登場することもまれではない。患者自ら話題にあげた場合には、話をそらしたり考えを否定せず、口外することにとってなにを伝えようとしているのかを汲み取る姿勢が必要である。

このように、高齢者の面接にあっては、保護的・支持的な態度、能動的な役割をとることである。高齢患者のテンポに合わせて忍耐強く、傾聴、支持、必要に応じて非言語的な介入が求められる。そして、居住環境、家庭環境は非常に重要であることから、並行して生活環境の調整をすることを忘れてはならない。個人の時間や頻度は患者さんの状態に合わせて柔軟な変更をするなど配慮が必要である。そして治療終結時は、高齢患者にとっては新たな重要な離別体験となる可能性があり、とくに対人交流が少ない高齢者に対してはしばらくのやりとりをしたうえで行うなどの工夫も必要である。離別体験となる可能性があり、手紙や電話などのやりとりをしばらく続けるなどの工夫も必要である[17]。

3）種々の精神療法

　高齢者の精神療法は，個人療法と集団療法に大別されるが，高齢者の場合，個人の問題だけではなく，患者を取り巻く環境，つまり家族の役割が大きい．そのため，夫婦療法，家族療法などのアプローチが奏功することも多い．犯人探しをするわけではなく，心理的問題を家庭としてのシステムの不調和ととらえる姿勢が必要である．

　ここでは，代表的な精神療法，心理社会的介入を紹介する．

A）支持的精神療法

　支持的精神療法（supportive psychotherapy；SPT）は，精神分析療法などとの対比で論じられてきたが，定義や位置づけ，方法は諸家によってさまざまに異なるが，一般的には対話を中心としたスタイルで，患者−治療者関係を現実の関係とみなして，転移として分析せず，防衛を不適応でない限り維持強化して，洞察の獲得を主要な目的とせずに，欲求不満や不安を最小にすることを目指し，症状を改善して，セルフエスティーム（self-esteem）や自我機能，適応機能を維持，改善させるために直接的な方法（受容，暗示，助言，励まし，保証，共感的評価，是認，再教育，説明，説得，環境調整など）を用いる精神療法とされる[26]．

B）認知行動療法

　認知行動療法（cognitive behavioral therapy；CBT）は，認知療法と行動療法の両者の技法を取り入れた精神療法のひとつであり，認知療法は，1960年代の初頭にアーロン・ベック（Beck AT）が提唱した精神療法であり，認知のあり方に働きかけ，思考のバランスをとり問題解決を図ることによって，情緒状態を変化させることを目的とした短期の構造化された精神療法である[3,45]．

　しかし，心の問題を理詰めで解決することはむずかしく，最近では東洋の禅宗的思考や瞑想を取り入れ，こだわりや思い込みなどから一歩離れて俯瞰するというマインドフルネス＆アクセプタンスなど第三世代のCBTへと発展し，これらは，あるがままに受け入れるという姿勢である森田療法との類似点も指摘されている．

C）行動活性化療法

　行動活性化療法（behavioral activation；BA）は，高齢者にうつ病が多いのは楽しい活動が少ないためであるとしたLewinsohn[37]の考えや，報酬を与えて活動を増やすことがうつ病の治療につながるというJacobsonら[29]の研究などの行動療法的アプローチから発展していた治療法である．うつ病は抑うつ的な文脈において生ずる一連の行動としてとらえられ，抑うつ的な文脈における行動は回避機能を有している．この回避的行動を機能分析して，そのパターンを自覚し，建設的な対処行動がとれるように促すものであり，目標志向的な行動を増やすことを通して，気分の変化をさせることが目的である[40]．

D）問題解決療法

　問題解決療法（problem-solving therapy；PST）は，「問題の明確化」「解決方法のリストアップ」「解決法の実践」の3段階からなる介入法であり，問題に直面したときに，①問題を解決可能なまで細分化して明確化する，②その問題に対する解決法をできる限り多く考え

る（ブレインストーミング），③その解決法の長所と短所について検討する，④長所が多く実行しやすいものを実施する，⑤行動の結果を評価する，というステップがあり，問題解決に至らない場合，②のステップで挙げた別の選択肢を実行して，目的達成まで繰り返すことで問題解決を図る．一般的に CBT よりも短期で単純なため，プライマリ・ケアにおいて行いやすい．抗うつ薬単独より併用により寛解率が高く，早期脱落が少ないが，症状レベルの改善では単独も併用も差はない [57]．

この技法は，CBT でも用いられるが，問題解決に特化したものをあえて，CBT と分けて扱っている．

E）対人関係療法

対人関係療法（interpersonal psychotherapy ; IPT）は，Klerman と Weissman によって開発されたうつ病に対する精神療法であり，対人関係のなかで生じる問題がうつ病患者の背景にあることに着目して，対人関係に直接具体的に介入することで気分の改善を図ることを目的としている．対人関係において，①悲哀，②役割をめぐる不和，③役割の変化，④対人関係の欠如の 4 つの問題領域があると考え，そのなかで気分に影響を与えている主な領域を同定して，直接介入を図る．「悲哀」では，感情表現を促すことで停滞していた喪の作業を促進すること，「役割をめぐる不和」では，再交渉の可能性，離別かの判断を支援する．「役割の変化」では，過去の役割を振り返り，新たなる役割に適応できるような技法の獲得を援助する．最後の「対人関係の欠如」では，社会的孤立からの脱出のため，治療者−患者関係の場を踏み台にして，対人関係の技法を身につけてもらう [34]．

F）森田療法

森田療法は，森田正馬によって 1919 年に創始された日本独自の精神療法であり，仏教哲学と関連が深く，治療原理は，①とらわれに基づく悪循環の打破と自然治癒力の発動，②不安，苦悩をあるがままに受け入れること，③自らの生きる欲望によって目の前の目的に取り込んでいくことであり，感情の自覚と受容を促す．強迫性障害，社交恐怖や広場恐怖などの恐怖症性不安障害，パニック障害，全般性不安障害，心気障害などの神経症性障害が治療の対象であるが，第三世代の CBT である，マインドフルネス＆アクセプタンスとの類似点も指摘されているように，近年ではうつ病患者にも応用される [33]．

G）回想療法

回想療法は，うつ病治療にはなじみがないが，高齢者に対して行われる精神療法であり，自分の人生を振り返る過程に専門家が受容的共感的態度で意図的に働きかけ，回想を積極的に評価することで，過去の未解決な問題を処理して自尊心を向上させ，人格の統合を目指すものである．ライフレビューとほぼ同義語として用いられているが，ライフレビューは過去の出来事の意味や価値を与えることを通して，人生の統合や受容を主な目的にしているのに対して，回想療法は QOL（quality of life）を高める楽しい経験の提供や参加者間の交流の促進も含まれている [31]．回想療法は，回想時にポジティブな感情を伴えば，それだけで気分の向上に役立ち，人生の再評価や再構成をする過程が求められないため，認知症の高齢者に有

用である.

4）疾患別対応

　高齢者の疾患の特徴として，①合併症が多い，②個人差が大きい，③症状が非定型，④臓器の予備能力が低下，⑤慢性疾患が多い，⑥薬剤の反応性が成人と違う，⑦予後が社会的環境，とくに家族の状況に大きく影響されることが考えられる．加齢に伴い，身体機能，知的機能を含めた認知機能が低下する．不老不死の薬はなく，老化の進行を妨げることはできない．そのような環境のなか，高齢者に多い精神疾患としては，不安障害，身体症状症，睡眠障害，うつ病，認知症などが挙げられる．

A）不安障害

　高齢者の不安障害の有病率は 1.2～15％と幅があるが，概して検知しづらいため実際にはこれよりも高率と思われる．そのなかで高齢発症は，全般性不安障害（generalized anxiety disorder；GAD）と広場恐怖が多く，そのほとんどが慢性化する．心血管性障害，脳卒中，認知機能の低下など神経病理学的背景や喪失と孤立が関連して，若年発症とはそのメカニズムを異にする[1].

　精神療法としては，洞察的アプローチよりも，支持的，受容的な対応がよく，抱えている不安を言語化させるために，日常生活の問題を取り上げ，身体的不安や訴えに対して関心を示すことが重要である．内的体験を早期に語り始めた場合には，現在の日常生活に主題を戻し，また，現在まで棚上げされていた生活史上の重要なエピソードが語られたときは，感情表出できたことへ重点をおき，未解決のまま受け入れられればそのままにするのも一考である[24].

　症状が軽度な場合では精神療法の適応ではあるが，急性期の不安が強いときには，メタ解析の結果によると，CBT よりも薬物療法のほうが優れている[51,58].薬物療法と併用して精神療法を行うことがより効果があることはいうまでもなく，急性期の治療後に維持療法としてCBT を受けると1年間は有益である[2].高齢者の不安に対する精神療法の効果では，GAD に対する CBT の報告がほとんどであるが，メタ解析の結果で中等度の効果を認めている[22,64].高齢者では中年期と比べて，CBT の効果はいくぶん小さく[59]，待機群や一般的治療より CBT は優れているが，他の精神療法や偽薬との比較で有意差は明らかではない[20].

B）身体症状症

　身体症状症は，DSM-Ⅳ-TR では身体表現性障害に該当するが，DSM-5 からは慢性疼痛もこのカテゴリーに含まれている．薬物療法により完治することは少なく，症状の完全消失を目指して，用量を増やすことで，副作用により逆に他の身体症状が生じてしまうことをよく経験する．症状の半分くらいの軽減を目指しつつ，残りの半分は受容してもらうように促す．症状は動揺性であるため，一喜一憂せず，全体として快方に向かっているかどうか，長期的に観察するようにあらかじめ説明するとよい．

　慢性疼痛では，長期にわたる治療を支える心理的アプローチが必要であり，ストレス緩和

のための生活指導，リラクセーションや CBT などを取り入れる．慢性疼痛のメタ解析の結果では，心理教育，支持的精神療法（SPT），行動療法，CBT，アクセプタンス＆コミットメント療法，バイオフィードバック療法，リラクセーション等が有効であり，芸術療法，家族療法，力動的指向の治療（dynamic oriented therapies）では，その効果は実証されていない[9]．

　本邦の『慢性疼痛治療ガイドライン』[35]でも同様に，第三世代の CBT であるマインドフルネス＆アクセプタンスも含めて多くの研究があり，小〜中等度の効果があり強く推奨されている．行動療法では，リラクセーション，自己モニタリング，会話技法は推奨されるが，気分の改善における効果は小さく，痛みに対しての効果も短期間であるが推奨されている．心理教育ではエビデンスは低いが，実施することは限定的であるが推奨されている．

C）睡眠障害

　基本的には，健康である 60 歳以上の高齢者で睡眠の量や質に何らかの問題を抱える人の割合は約 30% を占め，これによって身体疾患や精神疾患のリスクが高くなり，結果的には QOL が低下する[32]．不眠はうつ病や自殺のリスクファクターであり，CBT による不眠治療はうつ症状の改善，うつ病の再燃を減らして寛解率を上昇させる[39]．また，自覚的睡眠充足感の低下[69]や長時間の昼寝[4]が認知症のリスクを高める．動物実験レベルだが，深睡眠がアミロイド β の沈着と関連するとの報告から，よい睡眠をとることは認知症予防の可能性につながる．そのほか，睡眠障害がせん妄，幻覚・妄想の発展にも関与していることは異論の余地はない．その意味では睡眠障害の治療は重要である．副作用が少ないとされる非ベンゾジアゼピン系の薬物は本邦でも使われるようになったが，副作用の観点から非薬物療法的アプローチがまずは推奨され，睡眠衛生指導は必須である．不眠を呈する高齢者に対しては，この基本的な指導方法を熟知し，実践していくことが求められる．認知症を含め認知機能が低下している高齢者にも非薬物療法が有効とされている[61]．そのほかにも，睡眠効率 85% 以下が 10 日間以上続いた場合に 15〜30 分遅く就寝し，睡眠効率が改善するまで続ける睡眠制限法[63]や，それでも効果が得られないときは，CBT が推奨される[44,54]．さらには，短期行動療法[6]，コンピュータを利用した認知行動療法的アプローチ[8]なども高齢者に有効である．睡眠衛生指導，睡眠制限法，刺激制御法，リラクセーション法，行動療法や CBT など，多くの要素を取り入れた複合的な介入がより効果を上げる[13]ともいわれている．

D）うつ病

　高齢者のうつ病に対する精神療法のひとつとして支持的精神療法（SPT）があるが，汎用頻度の高さと技法の非特異性から，統計的な有効性を示す報告はない．しかし，精神療法としては基本をなすものである．一方，特異的な精神療法の有効性に関して，多くのメタ解析の報告がなされている．それによると，CBT[19,23,47,50,52]，問題解決療法（PST）[16,30]，回想療法 / ライフレビュー[5,29,61]，行動活性化療法（BA）[46]が支持されている一方で，高齢者のうつ病に対する対人関係療法（IPT）の有効性は示されているが，現時点ではメタ解析の報告はない．ただし，CBT，PST を含め，6〜12 回の短期精神療法が，薬物療法とほぼ同等の効果がある

ことが報告されている[50].

高齢者の場合，認知機能の低下の影響で精神療法の効果が疑問視されるなか，その効果は減弱するものの認知機能障害を伴っていても効果が得られることが示されている[46].　介入時期として，急性期でも軽症であれば期待できる[25].　症状としては中等症でもうつ症状の軽減効果はあるが，軽症のほうがその効果は大きく，一方，重症のうつ病に対する効果のエビデンスはない[11].　メタ解析ではないが，自殺企図高齢者への弁証法的行動療法の効果の報告はある[38].

介入効果の持続期間は，CBT において 6 か月までであり[19,23]，それ以降は，効果の持続は期待できない[36].　回想療法では，3 か月と CBT と比べて短く，6 か月後ではその効果を認められない[62].　いずれにせよ，6 か月以降の効果を期待することはむずかしく，ブースターセッションが必要であろう.

介入方法に関しては，CBT に限定されるが，集団療法と比較して個人療法での効果が大きいという報告[49]や有意差はないという報告[10]もあり，一定していない.　適切な介入期間は 7〜12 週としている一方，回数と効果には関係がないとの報告もあり，一貫はしていない.　ただし，集団療法や長期間の介入は脱落率が高まるので注意が必要である[47,52].

各治療間での有用性の比較では，CBT が回想療法よりも有用であるという報告[47]はあるものの，有意差はないとする報告[48]や，認知療法と他の精神療法との差を認めない報告も多く[10,50,71]，評価方法，対象年齢，介入方法，介入期間など条件を一致させることが困難であり，現時点では，治療技法による明らかな差は認められない.

E）認知症

認知症患者に対する非薬物療法として，リアリティ・オリエンテーション療法（現実見当識訓練），認知機能訓練，認知刺激，認知リハビリテーション，運動療法，音楽療法，回想療法，レクリエーション療法，多感覚刺激療法，支持的精神療法，バリデーション療法などがある.　認知機能訓練では，記憶，注意，問題解決などの認知機能の特定の領域に焦点をあて，個々の機能レベルに合わせた課題を，教材やコンピュータを用いて，個人や集団に対して行う.　認知刺激は，リアリティ・オリエンテーションから発展した方法で，認知機能や社会機能の全般的な強化を目的として，活動やディスカッションなど種々の関与をすることである.　認知リハビリテーションでは，個別に設定した目標に向けて戦略的にセラピストが患者や家族に対して個別に実施することが多い.　日常生活機能の改善に主眼をおき，障害された機能を補う方法を確立する.　バリデーション療法は，患者が見せる虚構の世界を否定せず，感情を共有して言動の背景や理由を理解しながらかかわる手法で，個々の認知機能のレベルに応じて言語的，非言語的コミュニケーションを促す.

これらの効果をみると，リアリティ・オリエンテーション，認知刺激，音楽療法，回想療法などは多くの報告があり，系統的レビューにて，認知機能に対する効果は，回想療法[66]や認知刺激[72]で認められるが，認知症の中核症状ではなく，周辺症状に対する効果である.　具体的には，音楽療法は不安に対しては中等度，抑うつや行動障害に対してはわずかな効果[70]，

回想療法では個人的介入により気分，幸福感 [66]，集団ではうつの改善の可能性 [67] がある．不安に対しての音楽療法では，音楽療法士が行うことが望ましく，中等度～重度の認知症患者に対しても推奨される [55]．また，軽度～中等度の認知症には CBT も有効性が示されている [65]．2009～2017 年 12 月までのデーターベースをもとにした，リアリティ・オリエンテーション，技能訓練法，併用療法の効果の 2018 年に報告された系統的レビュー [7] では，リアリティ・オリエンテーションが 10 件，技能訓練が 25 件，混合が 12 件の報告があり，リアリティ・オリエンテーションは認知面への効果はごくわずかで，技能訓練と併用することで認知機能の改善効果を認めたが，日常の機能，うつ症状，言語などは限定的か否定的であった．リアリティ・オリエンテーションでは，Mini-Mental State Examination（MMSE），Alzheimer's Disease Assessment Scale-Cognitive subscale（ADAS-cog）における言葉の想起や物品呼称などへは効果はあるものの，全般性認知機能，記憶力，QOL に対する効果はなかった．一方，技能訓練では，MMSE や ADAS-cog において 1 つ以上の項目での改善はあるが，他の評価項目では認められなかった．リアリティ・オリエンテーションでは 10 件すべてランダム化比較試験（randomized controlled trial；RCT）研究であり，平均年齢は 75 歳以上であった．対象者が認知症のリスク者，軽度認知障害（mild cognitive impairment；MCI）および，軽度～中等度のアルツハイマー型認知症など対象がまちまちであり，対象数も 20 ～356 例，介入時間も 45～120 分，回数では 14～100 回とばらつきがある．同様に技能訓練法では RCT ではない報告も含まれ，疾患や認知機能の重症度，1 回の介入時間，全介入回数などが一定しておらず不均一な研究であり，効果があると結論するにはまだ議論を要する．ただし，副作用の観点からは薬物療法と比較すると圧倒的に優れていることはいうまでもなく，試みることは推奨されるべきと考える．介護者への介入も重要であり，これらは，心理教育，対応スキル訓練，介護サポート，ケースマネジメント，レスパイトケア，CBT などのアプローチがある [21] が，結論づけるにはさらなる検証が必要である．

4．おわりに

　高齢者の精神障害に対しての治療として，薬物療法は効果発現が速く欠かせない選択肢ではあるが，フレイルという観点からすると，より非侵襲的なアプローチである精神療法も治療の重要な位置を占めている．この両輪をうまく扱えることを精神科医には求められているが，高齢者の場合，どちらかというと，精神療法的アプローチをより重視したほうが，安全といえよう．近年は多くの向精神薬が上市され，EBM（evidence-based medicine）と称してその有効性を全面に押し出した治療が横行している．薬物療法を否定するわけではないが，1 つの診断名では収まらない不均一精神障害をわれわれは扱っており，さらに，精神療法の技法や介入者の力量にばらつきがあるため，薬物療法のように明確なエビデンスを示すのは至難の業である．

　そのなかで，不安障害，身体症状症，睡眠障害，うつ病，認知症などで精神療法の有効性

を示唆する報告がみられ，今後さらなる証拠の蓄積が期待される．

　精神療法を実践するにあたって，bio-psycho-social な視点で高齢者を総合的にとらえること，つまり，生物学的，身体的，心理的，社会・環境的側面に配慮して総合的に評価する目を養っていくことは，メンタルヘルスに携わる医療スタッフには必要であろう．

文　献

1) Andreescu C, Varon D : New research of anxiety disorders in the elderly and an update on evidence-based treatment. *Curr Psychiatry Rep*, **17**（7）: 53（2015）.

2) Barrowclough C, King P, Colville J, et al.: A randomized trial of the effectiveness of cognitive-behavioral therapy and supportive counseling for anxiety symptoms in older adults. *J Consult Clin Psychol*, **69**（5）: 756-762（2001）.

3) Beck AT, Rush AJ, Shawet BF, et al.: Cognitive Therapy of Depression. Guilford Press, New York（1979）.（坂野雄二監訳，神村栄一，清水里美，前田基成共訳：うつ病の認知療法．岩崎学術出版社，東京，1992）

4) Billioti de Gage S, Bégaud B, Bazin F, et al.: Benzodiazepine use and risk of dementia ; Prospective population based study. *BMJ*, **345** : e62231（2012）.

5) Bohlmeijer E, Smit F, Cuijpers P : Effects of reminiscence and life review on late-life depression ; A meta-analysis. *Int J Geriatr Psychiatry*, **18**（12）: 1088-1094（2003）.

6) Buysse DJ, Germain A, Moul DE, et al.: Efficacy of brief behavioral treatment for chronic insomnia in older adults. *Arch Intern Med*, **171**（10）: 887-895（2011）.

7) Carrion C, Folkvord F, Anastasiadou D, et al.: Cognitive Therapy for Dementia Patients : A Systematic Review. *Dement Geriatr Cogn Disord*, **46**（1-2）: 1-26（2018）.

8) Cheng SK, Dizon J : Computerised cognitive behavioural therapy for insomnia ; A systematic review and meta-analysis. *Psychother Psychosom*, **81**（4）: 206-216（2012）.

9) Csaszar N, Bagdi P, Stoll DP, et al.: Pain and Psychotherapy, in the Light of Evidence of Psychological Treatment Methods of Chronic Pain Based on Evidence. *J Psychol Psychother*, **4** : 3（2014）.

10) Cuijpers P, van Straten A, Smit F : Psychological treatment of late-life depression ; A meta-analysis of randomized controlled trials. *Int J Geriatr Psychiatry*, **21**（12）: 1139-1149（2006）.

11) de Maat SM, Dekker J, Schoevers RA, et al.: Relative efficacy of psychotherapy and combined therapy in the treatment of depression ; A meta-analysis. *Eur Psychiatry*, **22**（1）: 1-8（2007）.

12) 土居健郎：老年期の死生観．（長谷川和夫，那須宗一編）ハンドブック老年学，266-273，岩崎学術出版社，東京（1975）.

13) Epstein DR, Sidani S, Bootzin RR, et al.: Dismantling multicomponent behavioral treatment for insomnia in older adults ; A randomized controlled trial. *Sleep*, **35**（6）: 797-805（2012）

14) Erikson EH : The Life Cycle Completed. W.W. Norton & Company, New York（1982）.（村瀬孝雄，近藤邦夫訳：ライフサイクル，その完結．みすず書房，東京，1999）

15) Fedarko NS : The biological of aging and frailty. *Clin Geriat Med*, **27**（1）: 27-37（2001）.

16) Frost R, Bauernfreund Y, Walters K : Non-pharmacological interventions for depression/anxiety in older adults with physical comorbidities affecting functioning ; Systematic review and meta-analysis. *Int Psychogeriatr*, **31**（8）: 1121-1136（2018）.

17) 藤澤大介：高齢者の精神療法；他の心理社会療法を含む．老年精神医学雑誌，**19**（5）: 562-567（2008）.

18) 権藤恭之，石岡良子：高齢者心理学の研究動向；認知加齢に注目して．日老医誌，**51**（3）: 195-202（2014）.

19) Gould RL, Coulson MC, Howard RJ : Cognitive behavioral therapy for depression in older people ; A meta-analysis and meta-regression of randomized controlled trials. *J Am Geriatr Soc*, **60**（10）:

1817-1830（2012）.

20）Hall J, Kellett S, Berrios R, et al.: Efficacy of Cognitive Behavioral Therapy for Generalized Anxiety Disorder in Older Adults ; Systematic Review, Meta-Analysis, and Meta-Regression. *Am J Geriatr Psychiatry*, **24**（11）: 1063-1073（2016）.

21）Haupt M, Karger A, Jänner M : Improvement of agitation and anxiety in demented patients after psychoeducative group intervention with their caregivers. *Int J Geriatr Psychiatry*, **15**（12）: 1125-1129（2001）.

22）Hofmann SG, Smits JAJ : Cognitive-behavioral therapy for adult anxiety disorders ; A meta-analysis of randomized placebo controlled trials. *J Clin Psychiatry*, **69**（4）: 621-632（2008）.

23）Holvast F, Massoudi B, Voshaar RCO, et al.: Non-pharmacological treatment for depressed older patients in primary care ; A systematic review and meta-analysis. *PLoS One*, **12**（9）: e0184666（2017）.

24）堀口　淳：高齢者の不安障害．老年精神医学雑誌，**19**（5）：520-525（2008）.

25）Huang AX, Delucchi K, Dunn LB, et al.: A systematic review and meta-analysis of psychotherapy for late-life depression. *Am J Geriatr Psychiatry*, **23**（3）: 261-273（2015）.

26）池田政俊：支持的精神療法．（加藤　敏，神庭重信，中谷陽二ほか編）現代精神医学事典，409-410，弘文堂，東京（2011）.

27）Isaacowitz DM, Wadlinger HA, Goren D, et al.: Selective preference in visual fixation away from negative images in old age? ; An eye-tracking study. *Psychol Aging*, **21**（1）: 40-48（2006）.

28）Isaacowitz DM, Löckenhoff CE, Lane RD, et al.: Age differences in recognition of emotion in lexical stimuli and facial expressions. *Psychol Aging*, **22**（1）: 147-159（2007）.

29）Jacobson NS, Martell CR, Dimidjian S : Behavioral Activation Treatment for Depression ; Returning to Contextual Roots. *Clinical Psychology : Science and Practice*, **8**（3）: 255-270（2001）.

30）Jonsson U, Bertilsson G, Allard P, et al.: Psychological Treatment of Depression in People Aged 65 Years and Over : A Systematic Review of Efficacy, Safety, and Cost-Effectiveness. *PLoS One*, **11**（8）: e0160859（2016）.

31）加藤　敏：回想療法．（加藤　敏，神庭重信，中谷陽二ほか編）現代精神医学事典，弘文堂，東京（2011）.

32）Kim K, Uchiyama M, Okawa M, et al.: An epidemiological study of insomnia among the Japanese general population. *Sleep*, **23**（1）: 41-47（2000）.

33）北西憲二：森田療法．（加藤　敏，神庭重信，中谷陽二ほか編）現代精神医学事典，1025，弘文堂，東京（2011）.

34）Klerman GL, Weissman MM, Rounsaville BJ, et al.: Interpersonal Psychotherapy of Depression. Basic Books, New York（1984）.（水島広子，嶋田　誠，大野　裕訳：うつ病の対人関係療法．岩崎学術出版社，東京，1997）

35）厚生労働省行政推進調査事業補助金 慢性の痛みの行政研究事業「慢性の痛み診療・教育の基盤となるシステム構築に関する研究」研究班（監），慢性疼痛治療ガイドライン作成ワーキンググループ（編）：慢性疼痛治療ガイドライン．真興交易医学出版部，東京（2018）.

36）Krishna M, Honagodu A, Rajendra R, et al.: A systematic review and meta-analysis of group psychotherapy for sub-clinical depression in older adults. *Int J Geriatr Psychiatry*, **28**（9）: 881-888（2013）.

37）Lewinsohn PM : A behavioral approach to depression. *In* The Psychology of Depression ; Contemporary Theory and Research, ed. by Friedman RJ, Katz MM, 157-176, John Wiley & Sons, New York（1974）.

38）Mackin RS, Areán PA : Evidence-based psychotherapeutic interventions for geriatric depression. *Psychiatr Clin North Am*, **28**（4）: 805-820（2005）.

39）Manber R, Edinger JD, Gress JL, et al.: Cognitive behavioral therapy for insomnia enhances depression outcome in patients with comorbid major depressive disorder and insomnia. *Sleep*, **31**

（4）：489-495（2008）.

40） クリストファー・R・マーテル，ソナ・ディミジアン，ルース・ハーマン–ダン（坂井　誠，大野　裕監訳，山本竜也，国里愛彦，首藤祐介ほか訳）：セラピストのための行動活性化ガイドブック；うつ病を治療する 10 の中核原則．創元社，大阪（2013）.

41） 増本康平，上野大介：認知加齢と情動．心理学評論，**52**（3）：326-339（2009）.

42） Mata R, Schooler LJ, Rieskamp J : The aging decision maker ; Cognitive aging and the adaptive selection of decision strategies. *Psychol Aging*, **22**（4）：796-810（2007）.

43） Mata R, Nunes L : When less is enough ; Cognitive aging, information search, and decision quality in consumer choice. *Psychol Aging*, **25**（2）：289-298（2010）.

44） Montgomery P, Dennis J : A systematic review of non-pharmacological therapies for sleep problems in later life. *Sleep Med Rev*, **8**（1）：47-62（2004）.

45） 大野　裕：認知行動療法．別冊日本臨牀 新領域別症候群シリーズ No.37　精神医学症候群（第2版）Ⅰ；発達障害・統合失調症・双極性障害・抑うつ障害，609-612，日本臨牀社，東京（2017）.

46） Orgeta V, Brede J, Livingston G : Behavioural activation for depression in older people ; Systematic review and meta-analysis. *Br J Psychiatry*, **211**（5）：274-279（2017）.

47） Payne KT, Marcus DK : The efficacy of group psychotherapy for older adult clients ; A meta-analysis. *Group Dynamics: Theory, Research, and Practice*, **12**（4）：268-278（2008）.

48） Peng XD, Huang CQ, Chen LJ, et al.: Cognitive behavioural therapy and reminiscence techniques for the treatment of depression in the elderly ; A systematic review. *J Int Med Res*, **37**（4）：975-982（2009）.

49） Pinquart, M, Sörensen S : How effective are psychotherapeutic and other psychoscial interventions with older adults? ; A meta-analysis. *J Ment Health Aging*, **7**（2）：207-242（2001）.

50） Pinquart M, Duberstein PR, Lyness JM : Treatments for later-life depressive conditions ; A meta-analytic comparison of pharmacotherapy and psychotherapy. *Am J Psychiatry*, **163**（9）：1493-1501（2006）.

51） Pinquart M, Duberstein PR : Treatment of anxiety disorders in older adults ; A meta-analytic comparison of behavioral and pharmacological interventions. *Am J Geriatr Psychiatry*, **15**（8）：639-651（2007）.

52） Pinquart M, Duberstein PR, Lyness JM : Effects of psychotherapy and other behavioral interventions on clinically depressed older adults ; A meta-analysis. *Aging Ment Health*, **11**（6）：645-657（2007）.

53） Puccioni O, Vallesi A : Conflict resolution and adaptation in normal aging ; The role of verbal intelligence and cognitive reserve. *Psychol Aging*, **27**（4）：1018-1026（2012）.

54） Qaseem A, Kansagara D, Forciea MA, et al.; Clinical Guidelines Committee of the American College of Physicians : Management of Chronic Insomnia Disorder in Adults ; A Clinical Practice Guideline From the American College of Physicians. *Ann Intern Med*, **165**（2）：125-133（2016）.

55） Raglio A, Bellelli G, Mazzola P, et al.: Music, music therapy and dementia ; A review of literature and the recommendation of the Italian Psychogeriatric Association. *Maturitas*, **74**（4）：305-310（2012）.

56） 櫻井　孝，鳥羽研二：人口構成の変化と高齢者の身体疾患．老年精神医学雑誌，**26**（2）：124-130（2015）.

57） 里見亜希子，中川敦夫：精神療法．（上島国利，樋口輝彦，野村総一郎ほか編）気分障害，148-159，医学書院，東京（2008）.

58） Schuurmans J, Comijs H, Emmelkamp PM, et al.: A randomized, controlled trial of the effectiveness of cognitive-behavioral therapy and sertraline versus a waitlist control group for anxiety disorders in older adults. *Am J Geriatr Psychiatry*, **14**（3）：255-263（2006）.

59） Schuurmans J, van Balkom A : Late-life anxiety disorders ; A review. *Curr Psychiatry Rep*, **13**

(4)：267-273（2011）.

60）進藤貴子：高齢者福祉と高齢者心理学．川崎医療福祉学会誌，**20**（増刊）：29-44（2010）.

61）Shub D, Darvishi R, Kunik ME：Non-pharmacologic treatment of insomnia in persons with dementia. *Geriatrics*, **64**（2）：22-26（2009）.

62）Song D, Shen Q, Xu TZ, et al.: Effects of group reminiscence on elderly depression ; A meta-analysis. *Int J Nursing Sci*, **1**（4）：416-422（2014）.

63）Spielman AJ, Saskin P, Thorpy MP：Treatment of chronic insomnia by restriction of time in bed. *Sleep*, **10**（1）：45-56（1987）.

64）Stanley MA, Beck JG, Novy DM, et al.: Cognitive-behavioral treatment of late-life generalized anxiety disorder. *J Consult Clin Psychol*, **71**（2）：309-319（2003）.

65）Stanley MA, Calleo J, Bush AL, et al.: The peaceful mind program ; A pilot test of a cognitive-behavioral therapy-based intervention for anxious patients with dementia. *Am J Geriatr Psychiatry*, **21**（7）：696-708（2013）.

66）Subramaniam P, Woods B：The impact of individual reminiscence therapy for people with dementia ; Systematic review. *Expert Rev Neurother*, **12**（5）：545-555（2012）.

67）Syed Elias SM, Neville C, Scott T：The effectiveness of group reminiscence therapy for loneliness, anxiety and depression in older adults in long-rem care ; A systematic review. *Greiatr Nurs*, **36**（5）：372-380（2015）.

68）高山　緑：認知・知能のエイジング．（谷口幸一，佐藤眞一編著）エイジング心理学；老いについての理解と支援，105-119，北大路書房，京都（2007）.

69）Tsapanou A, Gu Y, Manly J, et al.: Daytime Sleepiness and Sleep Inadequacy as Risk Factors for Dementia. *Dement Geriatr Cogn Dis Extra*, **5**（2）：286-295（2015）.

70）Ueda T, Suzukamo Y, Sato M, et al.: Effect of music therapy on behavioral and psychological symptoms of dementia ; A systematic review and meta-analysis. *Ageing Res Rev*, **12**（2）：628-641（2013）.

71）Wilson KCM, Mottram PG, Vassilas CA：Psychotherapeutic treatments for older depressed people. *Cochrane Database Syst Rev*, （1）：CD004853（2008）.

72）Woods B, Aguiree E, Spector AE, et al.: Cognitive stimulation to improve cognitive functioning in people with dementia. *Cochrane Database Syst Rev*, （2）：CD005562（2012）.

11

高齢者のリハビリテーション

1. 障害とリハビリテーション

わが国が2014年に批准した障害者の権利に関する条約（障害者権利条約）では，障害を「機能障害を有する者とこれらの者に対する態度および環境による障壁との間の相互作用であって，これらの者が他の者との平等を基礎として社会に完全かつ効果的に参加することを妨げるものによって生ずる」ものであるとしている．また，わが国の障害者基本法では障害者を「身体障害，知的障害，精神障害（発達障害を含む）その他の心身の機能の障害（以下「障害」と総称する）がある者であって，障害および社会的障壁により継続的に日常生活または社会生活に相当な制限を受ける状態にあるものをいう」と定義している．さらに，この社会的障壁とは「障害がある者にとって日常生活または社会生活を営むうえで障壁となるような社会における事物，制度，慣行，観念その他一切のものをいう」とされている．一方，人間の生活機能と障害の分類法として，2001年に世界保健機関（WHO）総会において採択された国際生活機能分類（International Classification of Functioning, Disability and Health；ICF）では，背景因子として個人因子（personal factors）と環境因子（environmental factors）を並置している．ここでいう環境因子とは，人々が生活し，人生を送っている物的な環境や社会環境，人々の社会的な態度による環境を構成する因子のことである．

このように障害は個人が有する心身の機能障害のみによって生ずるものではなく，周囲の人々の態度を含めた環境との相互作用によって生じるものである．こうした考え方に基づき，障害者基本法では「すべての国民が，障害の有無によって分け隔てられることなく，相互に人格と個性を尊重し合いながら共生する社会を実現する」ことを謳っている．2019年に発表された認知症施策推進大綱では，「共生」と「予防」を車の両輪と位置づけ，認知症予防と並んで認知症の人とともに生きる社会の実現を提唱している．

高齢者のリハビリテーションにおいても，個人の心身機能の改善のみを図るのではなく，さまざま環境因子に働きかけることによって社会的障壁を除去し，すべての人が共生できる

218

社会の実現を目指すことが求められている.

2. 高齢者とリハビリテーション

リハビリテーションとは，何らかの障害を得た人が身体的，精神的，社会的に最善の機能水準に到達できるように，目標（ゴール）を設定して時間を区切って実施されるプロセスである．高齢者のリハビリテーションでは，リハビリテーションの進め方や目指すべきゴール，リハビリテーションの阻害要因などに，一般成人の場合とは異なる点がある[1]．一方，高齢者の慢性期のリハビリテーションでは，ゴールや期限が必ずしも明確ではなく，もっぱら機能維持が目的となっている実態がある．

人の生理機能には大きな予備的能力が備わっており，それによって疾病などによる過大な負荷や緊急の事象に対応している．しかし，加齢とともにその予備的能力は減弱するため，高齢者はわずかな負荷にも対応できず容易に ADL（activities of daily living）障害や要介護状態に陥る．したがって，高齢者を対象とするあらゆる医療において，適切な時期に適切なリハビリテーションサービスを提供できる態勢を整えておく必要がある．リハビリテーションは，高齢者の身体機能や ADL・QOL（quality of life）の向上ばかりではなく，医療費や介護負担などの社会的コストの軽減にも役立つ.

3. 障害の評価

リハビリテーションを開始するにあたっては，まず対象を把握し，ゴールを設定するために障害の評価が必要である．リハビリテーション開始後もその進捗を確認して，必要に応じてゴールの見直しを行うために，評価は繰り返し行う．

1) 運動機能

運動機能の基本的な評価のために，関節可動域（range of motion ; ROM）の測定や徒手筋力テスト（Manual Muscle Testing ; MMT）による筋力の評価を行う．脳卒中などによる中枢性の運動麻痺の回復段階の評価にはブルンストローム・ステージ（Brunnstrom stage）が用いられる．持久性運動能力は最大酸素摂取量（maximum oxygen uptake ; VO₂max）で評価できるが，呼気ガス分析装置を必要とするため，6分間歩行などを目安とすることが多い.

2) 高次脳機能

失語・失行・失認をはじめとする高次脳機能障害の評価も必須である．失語症の評価には標準失語症検査（Standard Language Test of Aphasia ; SLTA）が最もよく用いられる．高齢者の日常生活では身ぶりなどの非言語的コミュニケーション能力も重要であるため，実用コミュニケーション能力検査（Communication ADL Test ; CADL）も有用である.

3）ADL・IADL

　リハビリテーションは，個々の機能障害の改善ばかりではなく日常生活動作（activities of daily living；ADL）の向上を目指して実施されるため，ADL の評価は最も重要である．リハビリテーション医療の分野では Functional Independence Measure（FIM）が汎用されているが，高齢者介護の分野ではバーセル・インデックス（Barthel Index；BI）が最も普及している．BI の評価項目は，食事や排泄，歩行などの基本的 ADL（basic activities of daily living；BADL）に限られることや，評価段階が粗すぎて変化をとらえにくいという弱点があるが，評価が容易で信頼性が高いことが高齢者の評価に適している．地域で自立した生活を送るには，金銭管理や公共交通機関の利用をはじめとする手段的日常生活動作（instrumental activities of daily living；IADL）の自立が必要である．IADL 評価には 8 項目からなる Lawton と Brody の IADL 尺度が汎用されているが，食事の用意や家事，洗濯は女性のみで評価するなど前時代的な部分がある．老研式活動能力指標は，IADL に加えて知的能動性と社会的役割をも含む 15 項目で構成されており，わが国ではよく用いられている．

4）QOL

　リハビリテーションの究極の目標は，生活の質（quality of life；QOL）の維持向上であるといってよい．QOL は主観的満足感から住環境等までを含む幅広い概念だが，このうち健康に直接関連する領域の QOL を健康関連 QOL（health-related QOL；HRQL）と呼んでいる．最も代表的な HRQL 尺度である Medical Outcome Study Short-Form 36-Item Health Survey（SF-36）は，「身体機能」「日常役割機能（身体）」「身体の痛み」「全体的健康観」「活力」「社会生活機能」「日常役割機能（精神）」「心の健康」からなる 8 つの下位尺度によって構成されている．SF-36 はわが国でも標準化されており，国民標準値と比較することができる．その他，特定の疾患に特化した疾患特異的尺度も開発されており，認知症を対象とした QOL questionnaire for dementia（QOL-D）や Quality of Life in Alzheimer's Disease（QoL-AD）などがわが国でも利用可能である．

5）高齢者総合機能評価

　高齢者総合機能評価（comprehensive geriatiric assessment；CGA）とは，多様な疾病や障害を有する高齢者を対象とした，多分野からの総合的な評価である．CGA に基づいて問題点を整理して，統合されたリハビリテーション計画の策定とゴールの設定を行う．高齢者の予後には，原疾患の予後のほかにも多くの要因が関与するため，できる限り早期にかつ系統的に課題をスクリーニングしておくことが効果的なリハビリテーションにつながる．

　高齢者のリハビリテーションではチームアプローチが必須であるため，多職種間の情報共有と連携を可能にする共通言語が必要である．CGA は多職種が参加して実施するものであり，連携に必要な多面的な情報を共通の言語で提供することができる．

　CGA の具体的な内容としては，一般的な医学的評価のほか，BADL，IADL，認知機能，

情緒，うつ状態の有無，意欲，コミュニケーション能力，栄養状態，生活環境，経済状態，さらに本人や家族の意向などの情報が含まれる．これらの要素を短時間でスクリーニングするツールに CGA の簡易版 CGA7 がある[5]．

4．チームアプローチ

　高齢者が有する多彩な課題に対応するためには，身体的な機能回復訓練を中心とした医学的アプローチのみではなく，心理カウンセリングなどの心理社会的なアプローチ，支援ネットワークの構築や環境整備などのソーシャルワークサービスなどが必要である．こうした多職種によるチームアプローチを推進するにあたり，チームのメンバーは，互いの役割と機能をよく認識して，リハビリテーションのゴールとそれに向けたケアプランを十分に理解し，共有している必要がある．

　本人およびその家族は，当事者であるとともにチームのメンバーとして，ゴールの決定やリハビリテーションプログラムの実行，長期にわたる障害や疾病の管理などにおいて中心的な役割を担う．医師は，原疾患や併存疾患の医学的管理を責任をもって行う．看護師は，全般的な健康管理，治療環境の整備，家族指導，皮膚や排泄のケアなど，幅広い役割を担う．ソーシャルワーカーもしくはケアマネジャー（介護保険制度では介護支援専門員）は，家族資源や社会資源のアセスメントと管理，退院計画策定，在宅サービスの調整などのケースマネジメントを行う．作業療法士の役割はセルフケア能力を中心とした評価と対策であり，上肢の障害の訓練，スプリントの作製，補装具や日常生活用具の導入，家屋改修の指導などを行う．理学療法士は，筋力の増強，柔軟性や運動耐性の向上，バランスや協調運動の改善，移動補助機器の導入，家屋改修の指導など，移動能力を中心とした評価と対策を担う．言語聴覚士は，コミュニケーション障害や摂食嚥下障害の評価と対策を実施する．その他，心理士，栄養士，義肢装具士，視能訓練士，音楽療法士など多くの専門職者が参加する．

5．高齢者リハビリテーションの進め方

　超高齢者や認知症を有する人でも，リハビリテーションを実施する意義がある．ただし，高齢者では完全な機能回復は望みにくいので，ゴールの設定には一般成人とは異なる配慮が必要である．生活場所の確保をはじめとする社会的サポートにも早期から取り組む必要がある．

1）早期リハビリテーションの重要性
　年齢にかかわらず，早期離床と早期リハビリテーションが重要である．とくに高齢者では発症前から予備的能力の低下があるため，リハビリテーションの早期開始は若年者にも増して重要である．

2）ゴールと時間枠の設定

　高齢者は運動耐性が低いために負荷の高い訓練を短期間集中的に実施することがむずかしく，また疾病や外傷自体の回復も遅れる傾向にあるため，より長い訓練期間を必要とする．しかし，リハビリテーションが漫然と長期化すると，訓練自体が目的化してしまったり（いわゆる「訓練人生」），病院や療法士に依存してしまったり，自宅の生活基盤を失ってしまったりする場合がある．また，高齢者の限られた余生を，長期間の訓練によって浪費すべきでない．したがって，高齢者のリハビリテーションでは実現可能性の高いゴールと現実的な時間枠を設定することがとくに重要である．

　ゴールの設定にあたっては，発症以前の ADL や生活習慣，人生観，価値観，信仰，ゴールについての本人の意向などに配慮して，機能障害の重症度や回復可能性，認知機能，栄養状態，うつ状態，コミュニケーション能力などに留意する．高齢者といえども，リハビリテーションのゴールは単なる日常生活の自立だけではなく，社会参加をも視野にいれたものとすべきである．

3）福祉機器の活用と環境調整

　加齢に伴う身体機能の低下にも配慮して，車椅子をはじめとする福祉機器を積極的に導入すべきである．わが国の標準的な住居では屋内で車椅子を利用することがむずかしいという問題がある．手すりやスロープの設置，浴室やトイレの改造などの家屋改修も，リハビリテーションの一環として重要である．

6．リハビリテーションの実施場所

　高齢者リハビリテーションはさまざまな場所で実施されており，それぞれの特徴や制度の違いをよく理解しておく必要がある．

1）急性期病棟

　急性期病棟は，一般病棟のうちで，とくに発症・受傷直後の急性期治療を必要とする患者を対象とする病棟である．急性期病棟の入院期間はきわめて短いので十分なリハビリテーションは行えないことが多い．しかし，高齢者では急性期の安静臥床中に急速に廃用が進んでしまうので，急性期からリハビリテーションを意識しておくことが大切である．

2）回復期リハビリテーション病棟

　回復期リハビリテーション病棟の対象は，発症または手術後 3 か月以内で，回復期リハビリテーションを要する状態の患者と規定されており，入院目的は ADL の向上，寝たきりの防止，在宅復帰であることとされている．入院期間は原則として 180 日以内となっており，在宅復帰率を高めることが求められている．

3）介護老人保健施設

　介護老人保健施設は，介護保険施設のひとつであり，在宅復帰を促進するためのリハビリテーションに重点がおかれている．在宅復帰率などの要件によって，超強化型，在宅強化型，加算型，基本型，その他型に分類されている．個別リハビリテーションには期間の制限があり，入所が長期化した場合には集団訓練が主体となる．

4）自宅（訪問リハビリテーション）

　訪問リハビリテーションは，介護保険と医療保険によって提供されている．自宅では高度な訓練を実施することは困難だが，実際の生活環境に合わせた訓練や家屋改修，福祉機器導入，介護者への指導などを実施しやすいという利点がある．

5）その他

　療養病棟（医療型と介護型），地域包括ケア病棟，介護医療院，医療機関の外来，通所施設（デイケア）などでも高齢者のリハビリテーションが実施されている．

7．高齢者リハビリテーションの対象となる疾患や障害

　高齢者では，廃用症候群を含むあらゆる疾患や障害がリハビリテーションの対象となりうる．

1）脳卒中（脳血管疾患）
　脳卒中は，年齢にかかわらず医学的リハビリテーションの最も重要な対象である．臨床病型別にみると，高齢者では心原性脳塞栓症がとくに重要である．個々の脳卒中患者が呈する神経症候や機能障害，能力障害はきわめて多彩であるが，高齢者では併存疾患や既存障害の影響を受けるため状況はいっそう複雑である．さらに本人の意向や人的社会的環境も多様なので，CGA による総合的なアセスメントに基づいてリハビリテーションを進める必要がある．リハビリテーションの進捗が思わしくない場合には，うつ状態やせん妄を考慮する．

2）大腿骨頸部・転子部骨折
　高齢者の大腿骨頸部・転子部骨折は，生活機能ばかりか生命予後をも悪化させうるが，早期の手術と適切なリハビリテーションによって，過半数の患者で受傷前の ADL レベルを回復することが期待できる．術後せん妄をきたすことが少なくなく，認知症の発症と誤解されやすい．認知機能障害や向精神薬の投与が再転倒や再骨折のリスクとなることに注意する．

3）下肢切断
　かつて下肢切断の原因の多くは労働災害や交通事故であったが，近年は閉塞性動脈硬化症

や糖尿病などの疾病による切断が増加しており，基礎疾患や合併症の管理が重要になっている．閉塞性動脈硬化症の患者では虚血性心疾患や脳梗塞が，糖尿病患者では網膜症や末梢神経障害が合併することが多い．

4）脊髄損傷

近年，若年者の事故による脊髄損傷が著しく減少する一方で，高齢者の転倒による頸髄損傷が増加している．高齢者では，下肢に比して上肢の麻痺がより重度となる中心性頸髄損傷が多い．中心性頸髄損傷は，頸部脊柱管狭窄がある場合に，比較的軽微な外力による頸部の過伸展によって生じる．

5）視覚障害（ロービジョン）

高齢者の視覚障害の原因は，白内障，緑内障，糖尿病性網膜症，加齢黄斑変性，脳卒中など多彩である．高齢者では，失明ばかりではなく「見えにくい」「まぶしい」「見える範囲が狭くて歩きにくい」など，日常生活での不自由さをきたす視覚の障害（ロービジョン）に注目する必要がある．拡大読書器などの視覚補助具やまぶしさを低減する遮光眼鏡などの導入，白杖を使った歩行訓練などが必要である．

6）内部障害

急性心筋梗塞や慢性閉塞性肺疾患などのいわゆる内部障害に対するリハビリテーションも普及しつつある．心臓リハビリテーションは，一般成人の急性心筋梗塞患者に対する訓練プログラムとして発展してきたが，高齢者においてはフレイルや転倒予防なども含めたより包括的なプログラムが必要である[3]．

7）廃用症候群

過度の安静や長期臥床により，本来ある生理的機能を十分に使用しなかったためにその機能が減弱し，その結果生じる一連の症候を廃用症候群と呼ぶ．骨格筋や骨の萎縮，関節拘縮，起立性低血圧，静脈血栓，尿路結石，誤嚥性肺炎，肺梗塞，無気肺，褥瘡，尿失禁，便秘，心理的荒廃などをきたす．早期離床の促進によって予防に努めるとともに，いったん廃用症候群に陥った場合には早期にリハビリテーションを開始して，寝たきりにつながる悪循環を断ち切る必要がある．

8）認知症

非薬物療法の一環として，認知リハビリテーション，現実見当識訓練（リアリティ・オリエンテーション〈reality orientation；RO〉），回想法，バリデーション療法，音楽療法，認知行動療法などが行われている．認知機能や認知症の行動・心理症状を改善する効果については十分なエビデンスがあるとはいえないが，患者と家族の QOL や生きがいを維持するなど

表1　リハビリテーション実施に際して配慮すべき疾病や状態

疾病，状態	配　慮
高血圧症	体位による血圧変動（とくに起立性低血圧）に注意，降圧薬の調節
虚血性心疾患	運動量増加に伴う心筋の酸素需要増大に注意
慢性心不全	浮腫，息切れ，易疲労性，食欲不振などに注意
慢性閉塞性肺疾患	低酸素血症と高炭酸ガス血症に注意，在宅酸素療法の導入
糖尿病	運動量や食事量に合わせてインスリンや血糖降下薬を調節
骨関節疾患	荷重の制限，補装具の利用，消炎鎮痛薬
視覚障害	視力や視野の検査，眼鏡の使用，視覚障害リハビリテーションの実施
聴覚障害	聴力検査，補聴器の調整と使用

（飯島　節：高齢者のリハビリテーション．飯島　節，鳥羽研二編，老年学テキスト，215-224，南江堂，東京，2006 より改変引用）

表2　リハビリテーションを中断もしくは遅延させる要因とその対策

要　因	対　策
せん妄	内科的全身管理の徹底（感染症，脱水，電解質異常，低酸素血症などの治療），処方薬の見直し，早期離床，日中明るい場所での活動
呼吸器感染症	早期離床，水飲みテスト，嚥下しやすい食餌，嚥下訓練，口腔ケア
尿路感染症	膀胱留置カテーテルの抜去，残尿の測定，水分摂取の促進
上部消化管出血	消炎鎮痛薬投与の抑制，脳損傷例では PPI などの予防的投与，血液検査（ヘモグロビン，BUN）
深部静脈血栓症，肺塞栓	早期離床，下肢の他動的運動やマッサージ，弾性ストッキング，抗凝固療法
うつ状態	CGA によるスクリーニング，抗うつ薬，カウンセリング
認知機能障害	CGA によるスクリーニング，介護者の指導
感覚器障害	補聴器や眼鏡

PPI：プロトンポンプ阻害薬，BUN：尿素窒素，CGA：高齢者総合機能評価
（飯島　節：高齢者のリハビリテーション．飯島　節，鳥羽研二編，老年学テキスト，215-224，南江堂，東京，2006 より改変引用）

の意義づけも考えられている．

8．併存する疾患や障害の評価と管理

　高齢者では，リハビリテーションの直接の対象となる疾患や障害ばかりではなく，併存する疾患や障害もリハビリテーションの効果や進捗に大きな影響を与える[2]．併存疾患については，リハビリテーションの進捗に合わせて薬や食事の処方を変更するなどの配慮が必要である（表1）[1]．高血圧は最も頻度が高いが，高血圧患者であっても長期臥床後には起立性低血圧をきたしやすくなっているため，漫然と降圧薬を処方し続けることは危険である．虚血性心疾患や慢性心不全，慢性閉塞性肺疾患などを有する患者では，リハビリテーションが進むにしたがって，安定していた狭心症が増悪したり，息切れや浮腫が出現したりする．糖尿病患者では，食事摂取量や運動負荷量の変化に応じて，インスリンや血糖降下薬の調節が必要である．骨関節疾患がリハビリテーション中に悪化することも多い．加重が集中する非麻

痺側の変形性膝関節症が悪化したり，骨粗鬆症による腰痛が悪化したりする．

　認知機能や視力，聴力の簡易評価は必須である．高齢者は，いろいろな事柄がわかっていないのに，遠慮してわかったふりをしている場合が少なくない．そのため本人がわかっていることを前提にしてリハビリテーションを進めると，思わぬ事故につながる危険がある．

　高齢者では，新たな合併症によってリハビリテーションが遅延したり中断したりすることも少なくない（表2）[1]．せん妄，呼吸器感染症，尿路感染症，深部静脈血栓症などの頻度が高い．それらを予防するためにも早期離床が重要である．また，うつ状態がリハビリテーションの阻害要因となることも多く[4]，CGA によるスクリーニングが必要である．

文　献

1) 飯島　節：高齢者のリハビリテーション．（飯島　節，鳥羽研二編）老年学テキスト，215-224，南江堂，東京（2006）.

2) Kabboord AD, van Eijk M, Fiocco M, et al.: Assessment of Comorbidity Burden and its Association With Functional Rehabilitation Outcome After Stroke or Hip Fracture ; A Systematic Review and Meta-Analysis. *J Am Med Dir Assoc*, **17** (11) : 1066.e13-1066.e21 (2016).

3) Schopfer DW, Forman DE : Cardiac Rehabilitation in Older Adults. *Can J Cardiol*, **32** (9) : 1088-1096 (2016).

4) Shahab S, Nicolici DF, Tang A, et al.: Depression Predicts Functional Outcome in Geriatric Inpatient Rehabilitation. *Arch Phys Med Rehabil*, **98** (3) : 500-507 (2017).

5) 鳥羽研二：高齢者総合的機能評価ガイドライン．日老医誌，**42** (2) : 177-180 (2005).

12

高齢者の介護

1．はじめに

　本稿のテーマは，「高齢者の介護」である．通常，介護は，身体的な介護を指すことが多いが，ケアというと，心理的なサポートまで含むより広い意味となる．本書の読者は老年精神医学を学ぶ医師が主であろうから，われわれがかかわる介護およびケアとは，前者でいえば，介護の現場で私たちが医師として遭遇するような事柄であろうし，後者でいえば，私たちがかかわる心理的なサポート全般を含むことになる．以上から，臨床に即していえば，このテーマで筆者が扱うものは以下の2点となろう．介護施設や在宅などの介護現場で起きる諸問題に私たちが対応や助言を求められる事柄，および，私たちが，日々の臨床で行う心理的サポート全般である．

2．介護現場におけるケア
　　　　── BPSD・再考 ──

1）包括的な概念である BPSD
　介護施設に訪問診療や嘱託医として診察に訪れる場合，いわゆる BPSD（behavioral and psychological symptoms of dementia）[7] と呼ばれる認知症の行動・心理症状は，避けて通ることのできない課題である [1,16]．そしてその課題の多くは，アパシー，意欲低下などという陰性症状というよりは，攻撃，大声といった陽性症状への対処についてだろう．BPSD の定義は，国際老年精神医学会（IPA）によれば，行動症状として，「攻撃的行動，叫声，不穏，焦燥，徘徊，文化的に不釣り合いな行動，性的脱抑制，収集癖，ののしり，つきまといなど」が挙げられ，それらは，「通常は患者の観察によって明らかにされる」とされている．心理症状については，「不安，抑うつ，幻覚，妄想など」とされ，「通常は，主として患者や親族との面談によって明らかにされる」と表されている [7]．この定義から派生する，さまざ

まな問題は，すでに種々の方面 [11,20] から指摘されているように，これらの事象は，認知症を有する患者に多くみられるということを示しているだけであって，認知症疾患の器質的な原因から直接発生しているとは限らないが，それにもかかわらず，症状という表現から，病気の進行とともに起きてくる，病状として理解されている点にある．

　代表的な疾患であるアルツハイマー病（Alzheimer's disease ; AD）では，重度化すれば，BPSD と呼ばれる状態が多くみられる [3,18] という報告は多いが，その多くの場合，そこには，適切な介入（ケア）が考慮されていないことが多く，さまざまな日中の活動や，他者とのかかわりの少なさなどが BPSD の発生に関係しているという報告 [1] からも，記憶障害，失見当，失行などのように，変性性の認知症であれば，十分時間が経てば必ず発現し，根本的な治療手段がない症状とは様相を異にしている．この点においては，順天堂大学の前原と飯塚 [9] がすでに 40 年以上も前に指摘した，「痴呆」（現・認知症）の症状は，脳の器質的変化に基づいた基本症状と，それら大脳の器質的変化をもった患者が示す精神的反応としての症状に分けられるとする考えは現代にも十分通用するものである．近年，刊行された『かかりつけ医のための BPSD に対応する向精神薬使用ガイドライン（第 2 版）』[8] にも，器質的変化による症状以外の要因を除外するため，身体要因などを調べ，非薬物療法を優先する，という基本的な方針が示されている．

　本章では，高齢者の介護（ケア）がテーマであるため，介護現場で BPSD とされる状態に対して，やむを得ない場合の，鎮静を目的とした向精神薬を使用する前に，なにを考え，どのような対応をすべきかを，パーソン・センタード・ケア（person-centred care）[5,10] の視点も含めて，検討を試みたい．

2）治療可能な，精神症状を見極める

　松下は，IPA による『痴呆の行動と心理症状 BPSD』の序文で，BPSD についての根本的な考え方として，「痴呆性疾患には種々の精神症状が共存しており，その精神症状なしには痴呆全体は理解できないという思想，痴呆性疾患は脳の器質的変化によって生じるものの，一方では，その発症や臨床像の修飾に心理的，社会的要因が関与しており，その関与が集中するのが，BPSD であるという思想，そして，現段階では痴呆の中核症状の根本的な治療は困難であるが，BPSD は治療可能性が高いという思想，の 3 つの思想を主張すること」が，BPSD 概念を語るうえで最も重要なことだと指摘している [6]．長期の介護施設入居者には，認知症と並んで，うつ状態や不安障害もみられることが知られていること [16] や，認知症の患者が呈する症状が，純粋に器質的な背景によるものかどうかは，実際には区別しがたいことを考えれば，上述の松下の指摘のように，やはり，われわれ臨床現場にいる精神科医として，たとえアルツハイマー病などの認知症が疑われていても，治療可能な精神症状はないか，という視点をもって診察をすることが必要だろう．さきほど，向精神薬の使用に関して「やむを得ない場合の，鎮静を目的とした向精神薬の使用」と限定して書いた．治療可能な精神症状に対する，選択された向精神薬の使用は本来の治療であり，ただ鎮静だけを主目的とした

向精神薬の投与とは区別したい．たとえ介護者が，「興奮」「何度も呼んで困る」などと訴え，鎮静を目的とした向精神薬の投与を希望しても，進行に伴う BPSD と安易に決めつけず，まずは，治療可能な精神症状がないか，真剣に診察する必要がある．すなわち，興奮というなかに，多弁，脱抑制など躁状態といえるものはないか，頻回に机を叩いたり，ナースコールを押し続けたりして何度も呼ぶ行動は強迫観念を背景とした行動とはいえないのか，などである．

3）思考を阻むもの

しかし，このとき，このような精神科医としてなすべき思考を阻むものは，記憶障害を主とする認知障害のある患者に，はたして認知障害のないわれわれと同様な精神的反応のようなものが起きるのか，という疑念ではないか．精神症状を疑われて受診した患者に対して，心因反応も含めた，精神症状の有無とその内容を詳細な面接を経て確認するという，日頃身についた診療態度でさえ，「認知症患者に詳細な面接をしても無駄ではないか」という思い込みが思考停止を招き，加えて，スタッフが，「攻撃的」「暴力を振るった」などと，それに至る経緯をまったく抜きにして，ただ起きてしまった出来事をもって症状軽減を求めると，重度化のための BPSD と安易にとらえ，単なる鎮静薬の使用へと突き進んでしまうのではないか．しかし，前頭側頭葉変性症や高度アルツハイマー病の痛みの訴えや，強迫的な行動に抗うつ薬が功を奏すること[4,12]を考えれば，エビデンスとして示すことは困難だが，認知障害のない患者同様に，認知症を有していても，心因に近い精神的反応がないとはいえないだろう．さらに，臨床上，認知症を有さないと思われた高齢者でも，剖検上，アルツハイマー病の病理を有することもあること[17]，高齢者の認知症では，さまざまな重複した病理を有していること[15,19]，そもそも，「認知症」という臨床診断自体が，自然な機能低下も含むさまざまな事象から成り立っている概念であることを勘案すれば，たとえアルツハイマー病等の臨床診断がなされている患者に対しても，一般高齢者に対する態度と同様の真剣さで診察をすべきだろう．

3. 日々の診療に介護（ケア）の視点を
—— 日常臨床での心理的サポート ——

実は，パーソン・センタード・ケア[5,10]とは，重度になっても，このような身体的要因や，社会心理的な要素などの個人的な要因，他者との関係といった，上述の松下が指摘した[6]，心理・社会的な要因などが，本人が今，示している状態に色濃く反映しているはずであり，それらを常に念頭においてケアをすべき，という考えに近い．認知症は，たしかに脳の変性や出血，脳梗塞などによる機能低下の総称であり，一義的には「脳」の問題である．しかし，記憶障害を例にとっても，それにより，不安を感じたり，記憶間違いを指摘されて苛立ったりするのは，その人の性格や，独居か同居か，同居家族がいる場合なら同居家族との関係な

ど，さまざまな要因が絡んでいるはずである．上述したように，BPSD と一括して呼称される事柄も，「脳から直接，起因している病状」というよりは，「生活背景，その人ごとに異なる，物事への対処の仕方，スタイル」ともいうべきものが大きく影響しているだろうことは容易に想像できる．

　われわれ医師にとって，正確な診断と的確な治療が本分であることは自明であるが，実際，外来などの診療場面では，意識している，していないにかかわらず，「いつも一緒に来られるお嫁さんはどうしたのですか？」などと，家族とのかかわりを確認することがあるだろう．もし，家族が病気や長期出張などで不在ともなれば，その間食事はどうしているかとか，洗濯などは大丈夫かなど，気にかけて診察をしているものである．ということは，画像検査と Mini-Mental State Examination（MMSE）[2]に代表される認知機能検査を参考に処方薬を決定したり，時に投薬量を変更したりすることのみが，われわれの診察だとしたら，その人の生活を支えるという点では，かなり不十分であると思う．当然，食事や清潔の保持は，体調に強く影響するし，普段と異なる家族の対応や，慣れない人間関係から，不意の怒りや不安感が増強し，ついには，暴力と称されることが起きることすらある．普段，慣れた人間関係のなかで，穏やかな生活を過ごしている人が，「暴力を振るったから，入院を」などと家族からS.O.S.がはいる時など，普段その人のペースや，日頃できることなどをまったく理解せず，ただ，一方的に施設入所の話をしたり，したくもないトレーニングを勧めたりしたときに起こることが多い．大切なのは，日頃から，このような生活の変化がないか，常に気を配り，トラブルが起きる前に適切な助言などをすることである．しかし，このように本人を不調に追い込んでしまう家族も，実はわれわれのケアの対象だろうと思う．そのような強い指示や要求をしてしまう家族は，実は，その背景にどんな不安を抱え，なにを心配しているのかを丁寧に聞き，その不安にできる限り丁寧に対応することで，不要な BPSD とされる事柄は，だいぶ減るだろう．

4．目指すべき治療・ケア

1）医学的な評価と本人の幸福：「病気でなく，人を診なさい」

　私たちは，医学的な評価尺度で，治療成果，治療の成否，治療方針を考えるように教育されている．しかし，だれでも一度は聞いたことがあるように，「病気でなく，人を診なさい」という教えを今一度考えるべきだろう．この教えは，検査数値，画像所見にのみ固執し，その人の生活の背景，根本的な生活上の課題（人生観も含むかもしれない），生活の質を考慮せず，データの改善のみを目指す医療は，狭義の「治療」としては成り立っても，「疾病を抱えた人が，よりよい人生を過ごす」ことには寄与しない，という戒めであろう．急性疾患ならまだしも，何らかの変性疾患や，持続する障害の類は，本人の生活，クオリティ・オブ・ライフ（生活の質，QOL）の視点を抜きにしてはあり得ない．とくに，治療によって完全に以前の能力を回復できる疾患ではなく，何らかの障害を有しながら生きていく．そのよ

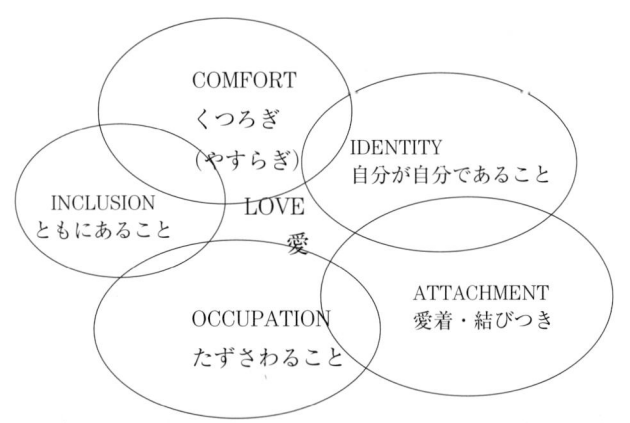

Kitwood は，認知症が重度になっても，これらのニーズは必ず存在していると考えた.
（水野　裕：実践 パーソン・センタード・ケア. 48，ワールドプランニング，東京，2008 をもとに改変引用）

図 1　T. Kitwood が提唱した心理的ニーズ

うな病気に対峙するには，病をもった人がどのように生きるか，そのサポートを私たちはどうするのか？ という視点が欠かせない.

　重度化するにつれて BPSD が増えると報告した，Tractenberg ら [18] は，一方で，同レポートのなかで，アルツハイマー病を有する高齢者において，人生の意義の喪失感（feeling of life isn't worth living），希望のなさ（feeling of hopelessness），嫉妬妄想（belief that spouse is unfaithful）等の訴えは MMSE の得点による重症度に関係なく存在することを報告している.自身の価値の低下（poor self-esteem）に至っては，健常，軽度アルツハイマー病，高度アルツハイマー病によってほとんど差がないことを明らかにしている.これはなにを意味しているだろうか.焦燥，興奮などは，重症度化するにつれて多くみられるが，その心の内にある，不安感，自分の存在の希薄さなどは，重症化とは関係なく，軽度の段階から存在しており，重症化しても，かなりの人たちは人生の意義を見失い，希望の喪失，自己の価値観の低下に苦しんでいるのである.これらから学ぶものは，私たち医師は，画像やデータの改善だけに関心を寄せるだけではなく，「喪失感」「希望のなさ」「自身の価値の低下」に苦しむ人たちが，希望をもって，自身の価値を感じられるような人生を送るために，医療者としてどんな支援をすることができるかを考えるべきではないかと思う.

2）重度化しても心理的な支援を

　では，そのためにはなにを考慮すべきか.認知症を有する人たちの心理状態に影響を与えているであろう，周囲との関係を，いくつかのキーワードとしてまとめたものを図にして示す（図 1）[10].これらは，40 年近く前に英国の心理学者であるトム・キットウッド（Kitwood T）が，心理的ニーズ（psychological needs）と呼んだものであり，これらのニーズは，どん

なに認知症が重症化しても変わらず存在すると考えたのである[5]．体調不良や，周囲の強制的な態度によって易怒的になることもあれば，逆に心身両面への思慮深い対応によって，落ち着きを取り戻す様子を見れば，重度になっても，やすらぎやくつろぎが与える影響の大きさがわかるし，昔から身についた習慣的な行動を繰り返し，それらを止められると怒る姿からは，その意味が説明できないほど重度になったとしても，その人のアイデンティティは何らかの行動や言動となって現れることが想像できる．さらになにかに執着したり，何らかの物品や場所で落ち着いたりする人たちは，室伏[13]が「なじみの関係，仲間，情況」などと呼んだ，愛着・結びつきを求める気持ちがあることを示しているだろう．重症化するほどに，ただ物を動かしたり，積み上げたりするような行動からは，じっとしているより，なにかをしたいという気持ちがあるということを表していると思われる（たずさわること）．また，どんなに会話ができなくなっていても，適切なかかわりのもとであれば，周囲との交流を楽しむことができ，逆に，通り一遍で工夫のない集団におかれると，輪に入れず歩き出したり，眠ってしまったりする行動を見れば，適切なサポートさえあれば，たとえ重度化しても，社会的なかかわりを保つことは可能であるし（ともにあること），それとともに，いかに適切な支援が重要かがわかる．

　これらの心理的ニーズが考慮されない現場では，結果として，われわれがBPSDと決めつけている行動や心理症状が多くみられるだろうし，これらが尊重され，深い洞察力をもってケアが行われれば，認知症の程度にかかわらず，自身の価値を感じられることだろう．図の中心にある愛とはloveの訳であるが，これは「自分の価値を感じられること」と解釈したほうがわかりやすい．心身ともにリラックスできるような配慮がなされ，こだわり，習慣，周囲の人や物への関心などが理解され，自分でかかわれるように適切な支援を受けることができれば，自分の価値を最後まで感じられることが可能だろう．

3）問題の根本は，わかろうとしない文化にある

　しかし，Kitwoodは，軽度の間は，本人のさまざまな不快感や人間関係などが考慮されるが，重度化するとそれらはまるでなくなったかのように対応されてしまうのは，すでに述べたように，脳の機能に過剰に関心を寄せ，それでその人を判断している傾向があるためであり，そのような文化，背景こそが問題の根本にあるとした[14]．

　われわれ医師は，各種検査で疾患の種類，重症度を評価しているために，MMSE等で遅延再生の下位項目が0点になったり，家族の関係も言えなくなったりすると，「人間関係の構築」や「人と人とのつながり」といった社会心理的な側面も消失してしまったと思い込む傾向にあると思う．さらに，介護現場で働くケアにかかわる人たちへの医学教育が盛んになり，われわれ医師が判断基準としてきた医療尺度などが周知されるにつれて，得点が低値になった人たちは，社会心理的な側面も失われたと思い込む負の文化も拡大してしまっている気がする．介護現場で働く人々に医療知識を身につけていただくことは重要だが，われわれが陥りやすい負の側面は誤って伝えるべきではなく，評価尺度上，重症化しても，身体状態，

社会心理的な側面が行動や心理状態に与える影響は大きいことを伝えるべきだろう．たとえ重度になっていても，このような心理的ニーズに思いを馳せ，思慮深い対応が提供されているかを医療者ともども，再度，われわれの対応を振り返る必要があるのではないか．そうでないと，発語や，言葉のやりとりが不可能になった重度のレベルの人にはこのような感情などないと，本人への配慮なく，ただこちらのペースだけで，こちらが今しておきたい介護を一方的に提供していると，BPSD と呼ばれる介護困難な状況が多発して，かえって自分たちを苦しめることになると思う．そのような意味では，BPSD は，われわれの未熟な対応への警鐘ではないかとも思う．

文　献

1) Arai A, Ozaki T, Katsumata Y : Behavioral and psychological symptoms of dementia in older residents in long-term care facilities in Japan ; A cross-sectional study. *Aging Ment Health*, **21** (10) : 1099-1105 (2017).

2) Folstein MF, Folstein SE, McHugh PR : "Mini-mental state" ; A practical method for grading the cognitive state of patients for the clinician. *J Psychiatr Res*, **12** (3) : 189-198 (1975).

3) Hashimoto M, Yatabe Y, Ishikawa T, et al.: Relationship between Dementia Severity and Behavioral and Psychological Symptoms of Dementia in Dementia with Lewy Bodies and Alzheimer's Disease Patients. *Dement Geriatr Cogn Disord Extra*, **5** (2) : 244-252 (2015).

4) 石川博康，下村辰雄，清水徹男：常同行動と疼痛の強迫的な訴えに fluvoxamine が著効した前頭側頭型認知症の 2 症例．精神経誌，**108** (10)：1029-1035 (2006).

5) Kitwood T : Dementia Reconsidered ; The Person Comes First. 80-84, Open University Press, Buckingham (1997).

6) 国際老年精神医学会（日本老年精神医学会監訳)：痴呆の行動と心理症状 BPSD．第 1 版，アルタ出版，東京 (2005).

7) 国際老年精神医学会（日本老年精神医学会監訳)：認知症の行動と心理症状 BPSD．第 2 版，16，アルタ出版，東京 (2013).

8) 厚生労働省：平成 27 年度 厚生労働科学研究費補助金（厚生労働科学特別研究事業）認知症に対するかかりつけ医の向精神薬使用の適正化に関する調査研究班「かかりつけ医のための BPSD に対応する向精神薬使用ガイドライン（第 2 版)」．(2018).

9) 前原勝矢，飯塚礼二：痴呆の治療．神経内科，**11**：237-246 (1979).

10) 水野　裕：実践 パーソン・センタード・ケア．48，ワールドプランニング，東京 (2008).

11) 水野　裕：BPSD への対応の現状と課題．老年精神医学雑誌，**21** (1)：36-43 (2010).

12) 水野　裕：強度の疼痛にパロキセチンが効果的であった重度アルツハイマー病の 3 症例．老年精神医学雑誌，**28** (7)：767-775 (2017).

13) 室伏君士：認知症高齢者のメンタルケア．ワールドプランニング，東京 (2008).

14) 認知症介護研究・研修大府センター（監)：その人を中心としたケアをめざして；パーソン・センタード・ケアと痴呆ケアマッピング．第 7 版 日本語版初版，4，認知症介護研究・研修大府センター，名古屋 (2004).

15) 齊藤祐子，塩谷彩子，村山繁雄：認知症性疾患の臨床病理．*Cognition Dementia*，**12** (1)：13-18 (2013).

16) Seitz D, Purandare N, Conn D : Prevalence of psychiatric disorders among older adults in long-term care homes ; A systematic review. *Int Psychogeriatr*, **22** (7) : 1025-1039 (2010).

17) Takao M, Hirose N, Arai Y, et al.: Neuropathology of supercentenarians ; Four autopsy case studies. *Acta Neuropathol Commun*, **4** (1) : 97 (2016).

18) Tractenberg RE, Patterson M, Weiner MF, et al.: Prevalence of Symptoms on the CERAD Behavior

Rating Scale for Dementia in Normal Elderly Subjects and Alzheimer's Disease Patients. *J Neuropsychiatry Clin Neurosci*, **12** (4) : 472-479 (2000).

19) 山口晴保：認知症疾患の呼称．（日本認知症学会編）認知症テキストブック，1-5，中外医学社，東京 (2008).

20) 山口晴保：BPSD の定義，その症状と発症要因．認知症ケア研究誌，**2**：1-16 (2018).

13

高齢者の生活と地域社会

1. はじめに

　高齢者が尊厳をもって暮らすことができる社会を実現することは，わが国の高齢者施策の根幹である．2023年に，わが国において「共生社会の実現を推進するための認知症基本法」が成立した．この法律では，認知症の人が尊厳を保持しつつ希望をもって暮らすことができるよう認知症施策を総合的かつ計画的に推進し，それによって認知症の人を含めた国民1人ひとりが相互に人格と個性を尊重しつつ支え合いながら共生する活力ある社会（＝「共生社会」）の実現を推進することが法の目的であると明記されている．本章では，はじめに，こうした法律が制定されるまでのわが国の高齢者保健福祉施策と認知症施策の歴史を概観し，今日の高齢者の生活と地域社会に関連するいくつかのテーマを取り上げて解説する．

2. わが国の高齢者保健福祉施策の歴史（表1）

1）高齢者保健福祉施策の草創期

　わが国の高齢者保健福祉施策の草創期は1960年代とされている[注1]．

　すでに明治期には身寄りのない貧困な高齢者を収容保護した養老院が存在したが，それらは1932年の救護法によって救護施設に位置づけられ，1950年の生活保護法によって養老施設と呼ばれるようになった．1961年には病弱老人のみを収容保護する養老施設「十字の園」が浜松聖隷保養院に創設され，それが特別養護老人ホームの先駆けとなり，同年には軽費老人ホームの国庫補助も始まった．一方，1956年には長野県上田市や諏訪市などの市町村で，貧困な高齢者宅を訪問して「家事の援助・身のまわりの世話」をする老人家庭奉仕員事業が始まった．これが全国に広がり，1962年に国庫補助事業となった．

　1963年に制定された老人福祉法では，こうした事業が養護老人ホーム，特別養護老人ホーム，軽費老人ホーム，訪問介護，健康診査として法制化され，わが国の高齢者福祉施策のあ

表 1　高齢者保健福祉施策と認知症施策の歴史

年代	高齢化率	主な施策
1950 年代	4.9% 1950 年	1958 年　国民健康保険法制定 1959 年　国民年金法制定
1960 年代	5.7% 1960 年	1962 年　老人家庭奉仕員事業の国庫補助化 1963 年　老人福祉法制定 ◆特別養護老人ホーム，訪問介護の法制化 1969 年　『厚生白書』に「寝たきり老人」という言葉が登場
1970 年代	7.1% 1970 年	1972 年　有吉佐和子『恍惚の人』 1972 年　厚生省中央社会福祉審議会中間報告 ◆「老人ホームのあり方」で，「収容の場」から「生活の場」へ 1973 年　老人福祉法改正 ◆老人医療費無料化 1978 年　寝たきり老人短期保護事業（ショートステイ）創設 1979 年　デイサービス事業創設
1980 年代	9.1% 1980 年	1982 年　老人保健法制定 ◆老人医療費の一定額負担導入 1982 年　公衆衛生審議会「老人精神保健対策に関する意見」 1984 年　痴呆性老人処遇技術研修事業 1986 年　厚生省に「痴呆性老人対策本部」設置 1986 年　老人保健施設の創設 1987 年　国立療養所における老人性痴呆に対する医療のモデル事業 1987 年　特別養護老人ホームにおける痴呆性老人介護加算の創設 1987 年　社会福祉士及び介護福祉士法制定 1988 年　老人性痴呆疾患専門治療病棟，老人性痴呆疾患デイケア施設創設 1989 年　ゴールドプラン（高齢者保健福祉推進十カ年戦略），消費税創設（3%） ◆施設緊急整備と在宅福祉の推進 1989 年　老人性痴呆疾患センター運営事業
1990 年代	12.0% 1990 年	1990 年　在宅介護支援センター 1991 年　老人訪問看護制度（訪問看護ステーション設置） 1991 年　老人性痴呆疾患療養病棟の創設 1991 年　老人保健施設痴呆専門棟の創設 1992 年　E 型（痴呆対応型）デイサービスの創設 1993 年　「痴呆性老人の日常生活自立度判定基準」作成 1994 年　新ゴールドプラン（新・高齢者保健福祉推進十カ年戦略） ◆整備目標の上方修正，在宅介護の充実 1994 年　厚生省に高齢者介護対策本部設置 1995 年　高齢社会対策基本法 1997 年　介護保険法制定，消費税引き上げ（3→5%） 1997 年　痴呆対応型老人共同生活援助事業（痴呆対応型グループホーム）の創設
2000 年代	17.3% 2000 年	2000 年　介護保険法施行 2000 年　ゴールドプラン 21（今後 5 か年間の高齢者保健福祉施策の方向） 2003 年　高齢者介護研究会報告書「2015 年の高齢者介護」 2004 年　老健局計画課に「痴呆対策推進室」の設置 2004 年　「痴呆」から「認知症」へ呼称変更 2004 年　認知症サポーター養成事業 2005 年　認知症サポート医養成研修 2005 年　介護保険法改正 ◆地域支援事業（地域包括支援センター運営事業など），地域密着型サービス創設 2006 年　かかりつけ医認知症対応力向上研修 2008 年　認知症疾患医療センター運営事業

2010年代	23.1% 2010年	2011年　介護保険法改正
		2012年　社会保障・税一体改革大綱
		◆地域包括ケアシステム実現に向けた総合的な制度改革が始まる
		2012年　厚生労働省認知症施策検討プロジェクトチーム「今後の認知症施策の方向性について」を発表
		2012年　オレンジプラン（認知症施策推進5か年計画）
		◆認知症ケアパス，認知症初期集中支援チームなど
		2014年　医療介護総合確保推進法，消費税引き上げ（5→8%）
		2014年　日本認知症ワーキンググループが発足
		2015年　新オレンジプラン（認知症施策推進総合戦略～認知症高齢者等にやさしい地域づくりに向けて～）
		2016年　ニッポン一億総活躍プラン
		2017年　「これからの精神保健医療福祉のあり方に関する検討会」報告書
		◆精神障害にも対応した地域包括ケアシステムの実現に向けた改革が始まる
		2018年　内閣府が認知症施策推進関係閣僚会議を設置
		2019年　認知症施策推進大綱，消費税引き上げ（8→10%）
		2019年　第198回通常国会に自民・公明両党による認知症基本法案提出
2020年代	28.8% 2020年	2020年　地域共生社会の実現のための社会福祉法等の一部を改正する法律
		2021年　重層的支援体制整備事業
		2023年　共生社会の実現を推進するための認知症基本法

り方が概念化された．

2）老人医療費の無料化

　しかし，当時の高齢者福祉は措置制度（低所得者を救済するために行政が対象者を決定し，サービスを提供する）によって運用されていたため，中高所得者は実質的にはこの制度から排除されていた．しかし，現実には，所得に関係なく寝たきり老人は増加し，1968年の国民生活審議会では「深刻化するこれからの老人問題」として，年金，福祉，保健，就労，住宅政策が課題とされ，1969年の『厚生白書』には「寝たきり老人」という言葉が初めて登場した．こうした状況を背景にして，1973年に「老人医療費の無料化」が導入された．しかし，その後老人医療費の増大によって国民健康保険の運営が厳しくなった．また，病院のサロン化・社会的入院といった問題も生じるようになった．

3）社会的入院，寝たきり老人の社会問題化から介護サービスの基盤整備へ

　こうした状況を背景に，1982年に制定された老人保健法では老人医療費の一定額負担が導入された．しかし，それでも高齢者の社会的入院や寝たきり老人の増加は止まらず，医療費は増え続けた．1989年に消費税が導入され，同年に「高齢者保健福祉推進十カ年戦略（ゴールドプラン）」が策定され，これによって施設の緊急整備と在宅福祉の推進が始まった．しかし，高齢者人口の増加は予測を上回るものであり，1994年には「新・高齢者保健福祉推進十カ年戦略（新ゴールドプラン）」が策定され，整備目標は上方修正され，在宅介護の充実が図られた．また，同年には厚生省に高齢者介護対策本部が設置され，介護保険制度の

導入が検討されるようになり，1997年に介護保険法が制定され，同年に消費税は5％に引き上げられた．3年間の準備期間を経て，2000年に介護保険法が施行された．また，同年に「今後5か年間の高齢者保健福祉施策の方向（ゴールドプラン21）」が策定され，「介護サービスの基盤整備と生活支援対策等を車の両輪」とする5か年計画が始まった．

4）介護保険制度の導入から地域包括ケアシステムへ

　自立支援，利用者本位，社会保険方式を基本理念とする介護保険制度の導入によって介護サービスの資源整備は促進された．しかし，要介護高齢者数の増加とともに，社会保障費は確実に増加し，2005年の介護保険法改正では，予防重視型システムへの転換という観点から「新予防給付」や「地域支援事業」が導入され，独居高齢者や認知症高齢者への対応，在宅支援強化，医療・介護連携の推進という観点から「地域密着型サービス」「地域包括支援センター」が創設された．また，2010年には，社会保障審議会介護保険部会が，「現行のサービス提供体制では重度の要介護高齢者や医療ニーズが高い高齢者を地域で支えることが困難．とくに，単身・高齢者のみ世帯を地域で支えることが困難であり，日常生活支援（見守り，配食，緊急時通報等）や権利擁護等の介護保険制度外サービスを含む地域づくりとともに，高齢者に配慮された住宅の整備が必要」であるとする意見書を提出し，地域包括ケアシステムの実現に向けた取組みを進めることが提言された[13]．これを受けて，2011年の介護保険法改正では地域包括ケアシステムの実現が国および地方公共団体の責務とされ，2012年には社会保障・税一体改革大綱が閣議決定され，地域包括ケアシステムの実現に向けた総合的な制度改革が始まった．2012年は「地域包括ケア元年」と呼ばれている．

3．わが国の認知症施策の歴史（表1）

1）認知症施策の草創期，認知症医療の社会資源整備

　わが国において認知症施策の体系的取組みが模索され始めたのは1980年代からである[注2]．
　1982年の公衆衛生審議会の報告書「老人精神保健対策に関する意見」[14]において，地域老人精神保健対策として精神衛生相談員による訪問指導，デイケア，介護者の講習，家族の組織化，在宅福祉対策との連携，老人精神保健相談窓口の設置，精神病院における老人精神障害対策として老人精神病棟の整備の必要性が指摘された．これを受けて，1984年に「痴呆性老人処遇技術研修事業」が始まり，1986年に「痴呆性老人対策本部」が厚生省に設置され，その報告を受けて「国立療養所における老人性痴呆に対する医療のモデル事業」が始まり，「特別養護老人ホームにおける痴呆性老人介護加算」「老人性痴呆疾患専門治療病棟」「老人性痴呆疾患デイケア施設」が創設され，1989年に「老人性痴呆疾患センター運営事業」が始まった．

2）認知症介護の社会資源整備

　1990 年代のゴールドプラン期には，「施設緊急整備や在宅福祉の推進」という観点から，「在宅介護支援センター」「訪問看護ステーション」「老人性痴呆疾患療養病棟」「老人保健施設痴呆専門棟」「痴呆対応型デイサービス」が創設された．また，新ゴールドプラン期には，「在宅介護の充実」という観点から整備目標が上方修正され，1997 年には「痴呆対応型グループホーム」が創設された．2000 年の介護保険制度導入と同時にスタートしたゴールドプラン 21 では，「今後取り組むべき具体的施策」のひとつに「痴呆性高齢者支援対策の推進」（痴呆性老人グループホームの整備，痴呆介護の質的向上，権利擁護体制の充実）が掲げられ，民法改正によって成年後見制度が導入された．

3）認知症に対する理解の促進，医療・介護連携体制の構築

　しかし，2003 年の高齢者介護研究会の報告書[11]には，認知症の特性に配慮したケアが行われていないこと，その背景には適切な診断がなされていないこと，かかりつけ医をはじめとする専門職の知識が不足していること，家族や地域住民の認知症に対する無理解と偏見があることなどが指摘された．一方，日本老年医学会においても，「『痴呆』という言葉が差別的である」という問題提起がなされた．これらを受けて，2004 年に厚生労働省老健局計画課に設置された「痴呆対策推進室」が主管課となって，「『痴呆』に替わる用語に関する検討会」が設置され，同年に「痴呆」から「認知症」への呼称変更が行われた．これを契機に，2005 年より「認知症を知り，地域をつくる 10 カ年」構想キャンペーンと「認知症サポーター養成研修」が始まり，医療サイドでは，2005 年に「認知症サポート医養成研修」，2006 年に「かかりつけ医認知症対応力向上研修」，2008 年に「認知症疾患医療センター」，介護サイドでは，2005 年に認知症の特性に配慮した「地域密着型サービス」（認知症対応型グループホーム，認知症対応型デイサービス，小規模多機能型居宅介護）が創設された．当初，呼称変更は行政用語に限るものとされたが，その後「認知症」という用語は学術領域や一般社会にも広く浸透し，そのことが認知症の理解と国家プラン策定への動きを促進したのではないかと思われる[3]．

4）オレンジプラン：認知症の人の暮らしを支える地域包括ケアシステム

　2012 年 6 月に厚生労働省認知症対策推進室は「今後の認知症施策の方向性について」[12]を公表した．その基本目標は「認知症になっても本人の意思が尊重され，できる限り住み慣れた地域のよい環境で暮らし続けることができる社会の実現を目指す」とされ，これを実現するための 7 つの視点（①標準的な認知症ケアパスの作成・普及，②早期診断・早期対応，③地域での生活を支える医療サービスの構築，④地域での生活を支える介護サービスの構築，⑤地域での日常生活・家族の支援の強化，⑥若年性認知症施策の強化，⑦医療・介護サービスを担う人材の育成）が掲げられた．同年 11 月には「認知症施策推進 5 か年計画（オレンジプラン）」[6]が公表され，2017 年度末を目途とする数値目標が示された．さきに述べたよう

に，2012年は地域包括ケアシステムの実現に向けた総合的な制度改革が始動した年である．オレンジプランもまたそのような文脈のなかで策定された認知症プランであり，その目標は認知症の人の暮らしを支える地域包括ケアシステムの実現とみなすことができる．

5）新オレンジプラン：認知症フレンドリー社会への萌芽

しかし，オレンジプランは2015年に改定され，新たに「認知症施策推進総合戦略～認知症高齢者等にやさしい地域づくりに向けて～（新オレンジプラン）」[8]が策定された．これは厚生労働省が関係府省庁と共同し，省庁横断で策定した国家プランである（そのような意味でわが国最初の「認知症国家戦略」といわれる）．この新オレンジプランでは，「認知症高齢者等にやさしい地域づくりを推進していくために，認知症の人の意思が尊重され，できる限り住み慣れた地域のよい環境で自分らしく暮らし続けることができる社会の実現を目指す」という基本的考え方のもとで，具体的な施策を推進する7つの柱（①認知症への理解を深めるための普及・啓発の推進，②認知症の容態に応じた適時・適切な医療・介護等の提供，③若年性認知症施策の強化，④認知症の人の介護者への支援，⑤認知症の人を含む高齢者にやさしい地域づくりの推進，⑥認知症の予防，診断法，治療法，リハビリテーションモデル，介護モデル等の研究開発およびその成果の普及の推進，⑦認知症の人やその家族の視点の重視）が掲げられている．そのなかで，第7の柱「認知症の人や家族の視点の重視」は，他の6つの柱を横串に貫くものであり，すべての施策の基盤となるものとされている．新オレンジプランは，"認知症の本人の視点の重視"を基本的考え方に明示した，わが国最初の認知症国家プランである．

6）認知症施策推進大綱：共生と予防

2018年12月，内閣府に認知症施策推進関係閣僚会議が設置され，有識者からの意見聴取，認知症の本人・家族等関係者からの意見聴取を経て，2019年6月18日に「認知症施策推進大綱」（以下，大綱）[16]が閣議決定された．本大綱は，わが国で初めて内閣主導で策定された認知症国家プランである．その基本的考え方は「認知症の発症を遅らせ，認知症になっても希望をもって日常生活を過ごせる社会を目指し，認知症の人や家族の視点を重視しながら，『共生』と『予防』を車の両輪として施策を推進していく」とされている．大綱には5つの柱（①普及啓発・本人発信支援，②予防，③医療・ケア・介護サービス・介護者への支援，④認知症バリアフリーの推進・若年性認知症の人への支援・社会参加支援，⑤研究開発・産業促進・国際展開）が掲げられており，それぞれについて具体的施策の方向性と施策ごとの目標（Key Performance Indicator〈KPI〉）が定められた．

7）認知症基本法：共生社会の実現の推進

政府の施策の方針（＝大綱）を実効力のあるものとしていくためには，それを下支えする法律が必要である．そのような観点からも基本法を必要とする声は大きく，大綱が公表され

た同時期の自民・公明両党によって認知症基本法案が国会に提出された．しかし，この法案は与党だけで策定されたものであったことや，その後の新型コロナウイルス感染症流行の影響もあって審議が進まず，2021 年 10 月の衆議院解散によって審議未了のまま廃案となった．しかし，同年の 6 月には超党派による「共生社会の実現に向けた認知症施策推進議員連盟」が設立されており，その後も勉強会が重ねられ，2023 年 6 月に議員立法で提出された「共生社会の実現を推進するための認知症基本法案」が衆参両議院で可決され成立した．

この法律の最も重要な点は，本稿の冒頭で述べたような意味での「共生社会」というビジョンを掲げ，その実現に向けて施策を実施することが明記されたことと，「基本理念」において，認知症である当事者が基本的人権を享有する個人（＝権利保有者）であること，国・地方公共団体・その他関係する諸団体および国民が責務履行者であることが明示された点であろう．このように権利保有者と責務履行者の関係にフォーカスをあてて，権利保有者が権利を行使できるように，責務履行者が責務を履行できるように包括的な戦略を練り，施策や事業を進めていく方法は「権利ベースのアプローチ」と呼びうるものであり，世界保健機関（WHO）[20]や認知症当事者ら（DAI）[4]が求めてきた方策と一致するものである．

8）わが国の認知症施策のまとめ

松下[15]は，オレンジプランが策定される 2012 年までのわが国の認知症施策の歴史を展望し，1980 年代後半を「認知症高齢者対策の草創期」（医療モデル），1989〜1993 年を「ゴールドプラン期」（医療・施設モデル），1994〜1999 年を「新ゴールドプラン期」（施設・グループホーム・在宅介護モデル），2000〜2004 年を「介護保険下における認知症対策期；ゴールドプラン 21 期」（介護・生活支援モデル），2005〜2011 年を「用語変更と認知症の人のサポート体制充実期」（サポーター体制充実モデル）とし，2012 年に公表された「今後の認知症施策の方向性について」は，「それまでの認知症施策の総決算という趣があり，「『医療・施設・介護・サポーター・在宅・地域』モデルと称してもよいのかもしれない」と述べている．

2012 年以降の認知症施策をさらに筆者なりに総括すれば，2012〜2014 年は「オレンジプラン期」（地域包括ケアシステムの実現を指向した時代），2015〜2018 年は「新オレンジプラン期」（地域包括ケアシステムを基盤に認知症フレンドリー社会の実現を指向した時代）であり，2020 年代はこれらの萌芽的モデルを深化させた「共生社会」の実現を指向する時代にあるのではないかと考える．

4．高齢者の生活と地域社会に関連するいくつかのテーマ

1）地域包括ケアシステム

厚生労働省の説明を要約すると，地域包括ケアシステムとは，日常生活圏域内において，医療・介護・予防・住まい・生活支援サービスが切れ目なく，有機的かつ一体的に提供され

るシステムであり，これを保険者である市町村や都道府県が，地域の自主性や主体性に基づき，地域の特性に応じて作り上げていくものとされている [7]．この考え方は，国際的には，「地域のニーズに根ざし，その地域の人々の信念や価値観に合わせ，その地域の人々の参加によって保障されるシステム」（Community-based System）と「異なる組織間のケアの連携・協調によって，ケアの分断を減らすことを目指したシステム」（Integrated Care System）を結合させたサービス提供システム（Community-based Integrated Care System）に相当するものである [19]．Community-based Integrated Care System は，高齢化が進展する世界の先進諸国が一致してその導入を進めているサービス提供システムである．わが国では，複合的支援ニーズをもつ高齢者の暮らしを支えるサービス提供システムとして制度改革が進められているが，近年では，精神保健医療福祉の領域においても，「入院医療中心から地域生活中心」という政策理念のもとで，「精神障害にも対応した地域包括ケアシステム」[10]の導入が進められている．

2）地域包括支援センター

　地域包括支援センターとは，地域包括ケアシステムの理念を実現するための実践的な調整機関であり，それを介護保険の保険者機能の一環として制度化させたものである．すなわち，市町村が設置主体となり，保健師・社会福祉士・主任介護支援専門員等を配置し，多職種協働のチームアプローチによって住民の健康の保持および生活の安定のために必要な援助を行い，これによって地域の保健医療の向上および福祉の増進を包括的に行うことを目的としている（介護保険法第 115 条の 46 第 1 項）．高齢者の日常生活圏域（おおむね中学校区）単位に 1 か所設置され，地域支援事業（包括的支援事業）の一環で，①介護予防支援事業（介護予防ケアマネジメント），②総合相談支援業務，③権利擁護業務，④包括的・継続的ケアマネジメント支援業務を実施することとされている．また，包括的・継続的ケアマネジメントを効果的に実施するために地域ケア会議を開催し，事業全体を効果的に推進するために地域包括支援ネットワークを構築することとされている（図 1）．

3）認知症ケアパス

　認知症ケアパスとは，認知症の人の暮らしを支えることができる地域包括ケアシステムを実現するための戦略的な試みのひとつである．一般に，ケアパス（care pathway）とは，ある特定の診断を受けた人が，一定期間，適切な時に，適切な場で，適切な医療を受けることができるようにするためのガイドを意味している．もともとは外科的疾患などの急性期疾患に対して，科学的エビデンスやベストプラクティスに関するコンセンサスに基づいて開発されたものであるが，慢性疾患をもつ高齢者が増えた今日の社会では，医療だけではなく，医療・介護を含む多様なサービスを，地域のなかで，適時・適切に利用できるようにするための統合ケアパス（integrated care pathway ; ICP）が求められるようになった．認知症ケアパスとは，認知症のための統合ケアパス（ICP for dementia）にほかならない．オレンジプラ

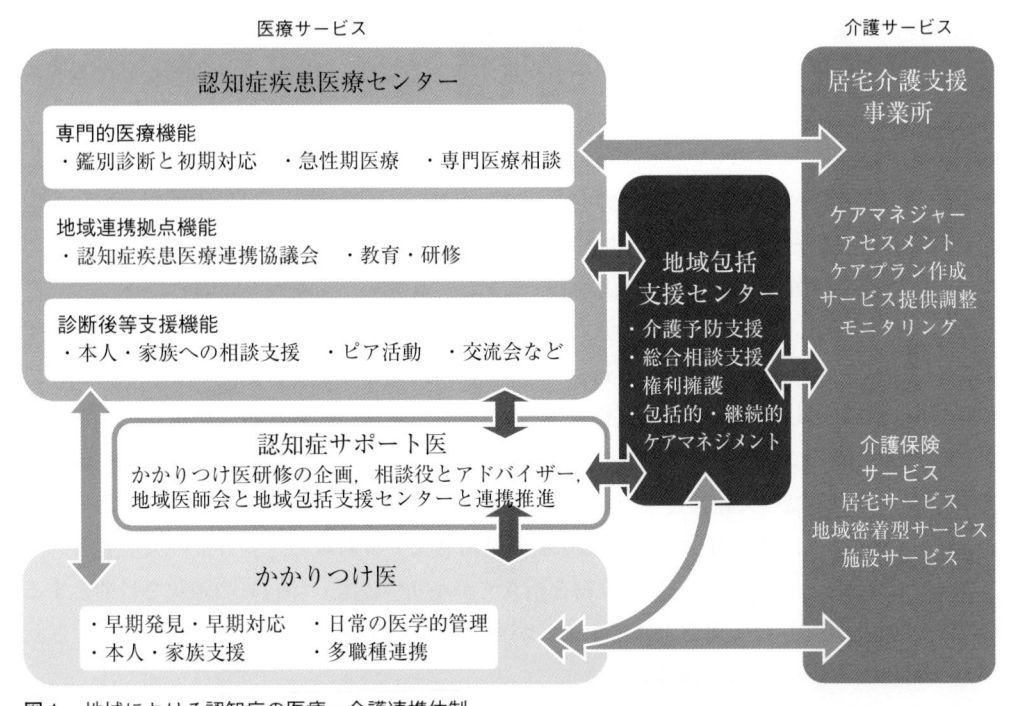

図 1　地域における認知症の医療・介護連携体制

ン[6]や新オレンジプラン[8]では，すべての市町村が認知症ケアパスを作成することを求めており，その目標は大綱[16]にも引き継がれた.

4）認知症疾患医療センター

　認知症疾患医療センターは，都道府県・指定都市を対象とする国庫補助事業である認知症疾患医療センター運営事業によって設置される専門医療サービスである．同事業の目的は，「保健医療・介護関係機関と連携を図りながら，認知症疾患に対する鑑別診断と初期対応，認知症の行動・心理症状と身体合併症の急性期治療に関する対応，専門医療相談，診断後の相談支援等を実施するとともに，地域保健医療・介護関係者等への研修等を行うことにより，地域において認知症に対して進行予防から地域生活の維持まで必要となる医療を提供できる機能体制の構築を図り，事業の着実な実施を推進」することとされている．実施要綱によれば，認知症疾患医療センターには，①専門的医療機能（鑑別診断とそれに基づく初期対応，認知症の行動・心理症状・身体合併症への急性期対応，専門医療相談），②地域連携拠点機能（認知症疾患医療連携協議会の設置および運営，研修会の開催），③診断後等支援機能（診断後の認知症の人や家族に対する相談支援，当事者等によるピア活動や交流会の開催）が求められている．認知症の適時・適切な診断や意味のある効果的な診断後支援（サービスの一体的提供など）を実現するには，相談支援機関（地域包括支援センター等），かかりつ

け医，専門医療機関等の連携体制（図1）の構築が不可欠である．認知症疾患医療センター
は，このような地域連携システムの構築を推進するとともに，連携システムのなかで効果的
に機能することが求められる．

5）医療従事者に対する認知症対応力向上研修

認知症の医療サービスの向上に向けて，以下のような研修事業が実施されている．

A）かかりつけ医認知症対応力向上研修

かかりつけ医は，プライマリ・ケアを提供する医師である．プライマリ・ケアとは，①
人々が最初にアクセスできる場で（近接性），②各人が抱えるヘルスケアニーズの大部分に
責任をもって対応し（責任性，包括性），③急性疾患，多様な慢性疾患，精神疾患がある場
合には必要に応じて他のサービス提供機関のサービスを調整し（協調性），④家族や地域と
のつながりのなかで（文脈性），⑤長期にわたるパートナーシップを築くことである（継続
性）[18]．わが国では，2006年より，①認知症の早期発見・早期対応，②日常の医学的管理，
③本人・家族支援，④多職種連携の役割を担う「かかりつけ医」（図1）の強化を目的とする，
「かかりつけ医認知症対応力向上研修事業」が実施されている．

B）認知症サポート医養成研修

認知症サポート医とは，認知症に係る地域医療体制構築の中核的な役割を担う医師であり，
①かかりつけ医認知症対応力向上研修の企画立案，②「かかりつけ医」の認知症診断等に関
する相談役・アドバイザー，③地域医師会と地域包括支援センターとの連携づくりへの協力
がその役割とされている（図1）．しかし，認知症サポート医については，地域のなかでそ
の役割が明確化されておらず，周知されていない，といった課題も指摘されている．後述す
る認知症初期集中支援チームでは，認知症サポート医は，チームの一員として，多職種と協
働して社会的支援の調整を担う医師として機能することが求められている．

C）歯科医師，薬剤師，看護師，急性期病院に勤務する医療従事者等の研修

認知症の早期発見・対応・医療提供等のための地域のネットワークで重要な役割を果たす
歯科医師，薬剤師，看護師，身体合併症への対応を行う急性期病院に勤務する医療従事者，
急性期病院や入院・外来・訪問等を通じて認知症の人にかかわる看護師，診療所・訪問看護
ステーション・介護事業所等に勤務する医療従事者に対しても認知症対応力向上研修が実施
されている．また，実施にあたっては，「認知症の人を尊重し尊厳を守ることの重要性を受
講者が理解するよう努めるとともに，医学の進歩や医療・介護提供体制の変化に対応するた
め適宜，必要な見直しを行う」とされている[16]．最新の医療の知識や技術とともに，認知症
の本人の尊厳にフォーカスをあてた教育を行うことが求められている点に注目する必要があ
る．

6）認知症初期集中支援推進事業

認知症になっても本人の意思が尊重され，できる限り住み慣れた地域のよい環境で暮らし

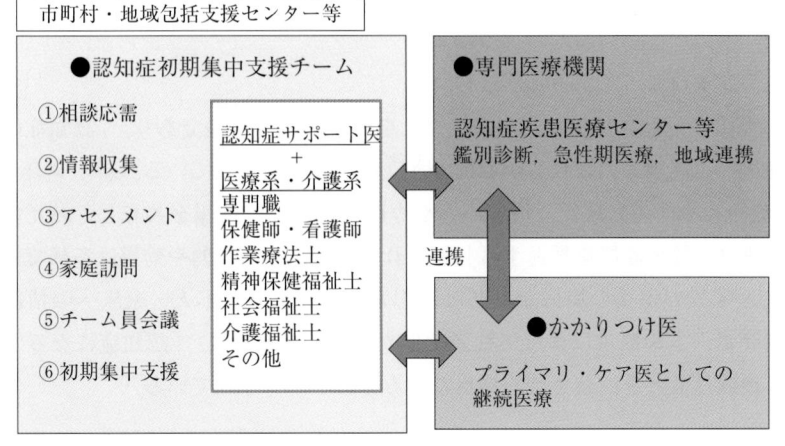

認知症の人の意思が尊重され，できる限り住み慣れた地域のよい環境で，自分らしく暮らし続けることができるように，高齢者が暮らす地域のなかで，認知症の初期支援を包括的・集中的に行う多職種協働チーム．

市町村・地域包括支援センター等

●認知症初期集中支援チーム

①相談応需

②情報収集

③アセスメント

④家庭訪問

⑤チーム員会議

⑥初期集中支援

認知症サポート医
＋
医療系・介護系
専門職
保健師・看護師
作業療法士
精神保健福祉士
社会福祉士
介護福祉士
その他

●専門医療機関

認知症疾患医療センター等
鑑別診断，急性期医療，地域連携

連携

●かかりつけ医

プライマリ・ケア医としての継続医療

図2　認知症初期集中支援チーム

続けられるように，市町村が実施主体となって，地域包括支援センター等に認知症初期集中支援チーム（以下，支援チーム）を配置し，かかりつけ医や認知症疾患医療センターと連携しながら，早期診断・早期対応に向けた支援体制を構築する事業である（図2）．支援チームは，医療系・介護系の専門職2人以上と認知症の専門医かつ認知症サポート医である医師1人で構成される．その本質は，診断前・診断後の配慮のある意思決定支援と社会的支援の統合的調整（コーディネーション）を実践する多職種協働チームであろう．この事業を通して，認知症ケアパスの入り口を構成する地域連携体制（図1）の政策的統合（システム・インテグレーション）[注3] を推進するとともに，認知症フレンドリー社会の実現に向けた地域づくりを進展させることが望まれる．

7）認知症地域支援・ケア向上事業

　市町村が実施主体となって，地域支援事業（認知症総合支援事業）の一環で実施される事業である．その目的は，地域支援推進員（以下，推進員）を配置し，医療・介護等の連携強化等による地域における支援体制の構築と認知症ケアの向上を図ることとされている．推進員は，認知症の医療や介護の専門的知識および経験を有する医師，歯科医師，薬剤師，保健師，看護師，理学療法士，作業療法士，社会福祉士，歯科衛生士，精神保健福祉士，介護福祉士等，認知症の医療・介護の専門知識および経験を有する者として市町村が認めた者とされており，地域包括支援センター，市町村本庁，認知症疾患医療センター等に配置される．大綱 [16)] では，推進員が実施している業務を，地域の支援機関間の連携づくり，「認知症ケアパス」の作成・活用の促進，認知症カフェを活用した取組みの実施，社会参加活動促進等を

通じた地域支援体制づくり，認知症の人や家族への相談等への対応等としており，多彩である．その本質は，認知症フレンドリー社会に向けた地域づくりの推進役とみなすことができよう．

8）認知症カフェ

　オランダで始まったアルツハイマーカフェを源流とするものであり，「認知症の本人，家族，地域住民，専門職等のだれもが参加でき，集う場」とされている．新オレンジプランでは，「認知症の人やその家族が，地域の人や専門家と相互に情報を共有し，お互いを理解し合う認知症カフェ等の設置を推進する」とされている．その目的や効果は多様であるが，認知症の本人と家族の支援の場になることが想定されており，本人・家族への情緒的・手段的・情報的サポートの提供によって社会的孤立を防ぐとともに，「認知症になっても安心して暮らせる地域社会」を波及させる拠点になることが期待されている[17]．

9）認知症フレンドリー社会

　認知症フレンドリー社会（Dementia Friendly Communities ; DFC）は，認知症に対する偏見の解消，差別の撤廃，認知症とともに生きる人々の包摂，社会参加の促進を目指す活動を表す言葉として，21世紀初頭ごろから欧州において使用されるようになった用語である[2]．日本では「認知症にやさしい地域」と表現されることが多く，新オレンジプラン[8]では「認知症高齢者等にやさしい地域づくりに向けて」という副題も掲げられたが，「認知症にやさしい」という言葉ではDFCの理念が適切に表現されないという観点から，「認知症フレンドリー」という用語が広く用いられるようになってきている．

　国際アルツハイマー病協会（ADI）[1]は，DFCを「認知症である本人と介護者が，力づけられ，支援され，社会に包摂され，その人々の権利が人々に理解され，その人々がもつ力が人々に認識されている場であり，文化である」と説明し，それを達成するための4原則を掲げている（表2）．DFCにおいて最も重要なことは，その基本理念が「人権ベースのアプローチ」を指向しており，認知症の本人・家族・地域に暮らすすべての人々の基本的人権を認識すること，人として“あたりまえ”に生きること，差別されないこと，“意味のある”社会参加の実現を強調していることであり，それによって新たな保健・医療・福祉・政治・経済・社会・文化の創出を目指していることであろう．

10）地域共生社会

　地域共生社会とは，2016年6月に閣議決定された「ニッポン一億総活躍プラン」に盛り込まれた今後の福祉施策の総合的ビジョンを表す用語である．それは，少子高齢化の進展とともに，1人ひとりの福祉ニーズが多様化・複雑化していること，地域・家庭・職場などの生活の場での支え合いの基盤が弱まっていること，社会経済の担い手の減少によって地域社会の存続の危機が高まっていることなどから，制度・分野ごとの「縦割り」や「支え手」

表 2　認知症フレンドリー社会の基本原則

1．People
　認知症とともに生きる人々を尊重し，尊厳を守り，本人の求めていることを理解するためには，当事者の参画が不可欠である．
2．Community
　認知症に関連する偏見や社会的孤立と闘い，当事者のニーズに合った活動やサービスを利用できるようにする必要がある．
3．Organization
　さまざまな組織・機関において，認知症フレンドリーなアプローチを確立する必要がある．
4．Partnership
　個別の組織・機関だけではなく，社会全体を変化させるには，官民連携を含む領域横断的な協働が必要である．

「受け手」という関係を超えて，福祉分野のみならず経済分野とも協働して，地域住民や多様な主体が参画して，活力ある地域社会を創出しようというものである[9]．このビジョンに基づいて，同年の社会福祉法改正において「分野を超えて地域生活課題について総合的に相談に応じ，関係機関と連絡調整等を行う包括的な支援体制づくり」に努めることが明記され，2019 年に開催された「地域共生社会推進検討会」において重層的なセーフティネットを確保していく観点が示され，2020 年の「地域共生社会の実現のための社会福祉法等の一部を改正する法律」に基づいて「重層的支援体制整備事業」が実施されるようになり，同時に介護保険法，老人福祉法，地域における医療及び介護の総合的な確保の促進に関する法律，社会福祉士法，介護福祉士法等関係する法律が改正されるに至った．

　以上のように，地域共生社会は，わが国が直面している超高齢社会の諸課題の克服を目的に，社会保障制度を全体的に改革する共通ビジョンとして登場した概念である．認知症基本法もまた，そのような文脈のなかで成立した新法とみなす必要がある．しかし，これまでの認知症政策とは異なり，当事者らの粘り強い地道な活動を通して，認知症とともに生きる人々の基本的人権の実現・確保・促進を法律の基本理念に据えた点に，この法律の重要な意味があると考えることができる．

5．おわりに

　2014 年にわが国は国連 障害者の権利に関する条約（障害者権利条約）を批准した．これは，障害者の人権や基本的自由の享有を確保し，障害者の固有の尊厳の尊重を促進するため，障害者の権利の実現のための措置等を規定する国際条約である．そこには，①一般原則（障害者の尊厳，自律および自立の尊重，無差別，社会への完全かつ効果的な参加および包容等），②一般的義務（合理的配慮の実施を怠ることを含め，障害に基づくいかなる差別もなしにすべての障害者の人権および基本的自由を実現・確保・促進すること），③障害者の権利実現のための措置，④条約実施のための仕組み等が規定されている[5]．

　偶然にも，その同じ年に，わが国最初の認知症当事者組織である「日本認知症本人ワーキンググループ」[注4] が発足している．同グループは，希望と尊厳をもって暮らせる社会の実現に向けて活動すると宣言し，2015年以降，当事者参画による政策立案や地域づくりを目的とする本人ミーティング，希望宣言，基本法への提案，希望大使等の活動を展開し，国および地方の認知症施策に意味のあるインパクトを与え続けている．世界最高水準の長寿国であるわが国では，多くの国民が認知症や障害をもって生きる超高齢期を経験するであろう．「共生社会」とは，認知症の有無にかかわらず，障害の有無にかかわらず，年齢にかかわらず，すべての人が基本的人権を享有する個人として認識され，相互に尊重し，支え合い，希望と尊厳をもって暮らせる社会を意味しているものと考える．

注1　厚生労働省老健局資料「公的介護保険制度の現状と今後の役割」によれば，わが国の高齢者福祉の始まりは1960年代とされている．Available at : https://www.mhlw.go.jp/file/06-Seisaku jouhou-12300000-Roukenkyoku/0000213177.pdf

注2　「痴呆」に替わる用語に関する検討会（第1回検討会）の資料3によれば，1980年代が痴呆性高齢者対策の草創期とされている．Available at : https://www.mhlw.go.jp/shingi/2004/06/s0621-5c.html

注3　Banks (2004) は，integrated care における integration をその範囲から clinical integration（臨床的統合），organizational integration（組織的統合），system integration（システム統合または政策的統合）と分類し，3つのレベルの統合のうち1つでも機能が不十分であれば，すべてのレベルの統合がうまく機能しないと述べている．認知症初期集中支援推進事業の課題として，地域包括支援センターの業務過剰や事業すみ分けの問題が指摘されているが，この問題を克服するには，市町村の責務として，地域包括支援センター運営事業の見直しを含め，事業が効果的に稼働できるようにするためのシステム設計が必要であろう．

注4　発足時の名称は「日本認知症ワーキンググループ」であるが，2017年9月29日に一般社団法人となり，「日本認知症本人ワーキンググループ（JDWG）」に改称された．Available at : http://www.jdwg.org/

文　献

1) Alzheimer's Disease International : Dementia Friendly Communities ; Key Principles. Available at : https://www.alzint.org/u/dfc-principles.pdf
2) 粟田主一：Dementia Friendly Community の理念と世界の動き．老年精神医学雑誌，**28**（5）：458-465（2017）．
3) 粟田主一：病名変更が何をもたらしたか；痴呆から認知症へ．精神医学，**60**（11）：1191-1198（2018）．
4) Dementia Alliance International : Human rights & dementia as a disability. Available at : https://dementiaallianceinternational.org/human-rights
5) 外務省：障害者の権利に関する条約（略称：障害者権利条約）．Available at : https://www.mofa.go.jp/mofaj/gaiko/jinken/index_shogaisha.html
6) 厚生労働省：「認知症施策推進5か年計画（オレンジプラン）」（平成25年度から29年度までの計画）．平成24年9月5日．Available at : http://www.mhlw.go.jp/stf/houdou/2r9852000002j8dh-att/2r9852000002j8ey.pdf
7) 厚生労働省：地域包括ケアシステム．（2012）．Available at : https://www.mhlw.go.jp/stf/seisakunitsuite/bunya/hukushi_kaigo/kaigo_koureisha/chiiki-houkatsu/
8) 厚生労働省：「認知症施策推進総合戦略〜認知症高齢者等にやさしい地域づくりに向けて〜（新

オレンジプラン)」について. 平成 27 年 1 月 27 日. Available at : http://www.mhlw.go.jp/stf/houdou/0000072246.html

9) 厚生労働省：地域共生社会の実現に向けた取組の経緯. Available at : https://www.mhlw.go.jp/kyouseisyakaiportal/keii/

10) 厚生労働省：これからの精神保健医療福祉のあり方に関する検討会 報告書. 平成 29 年 2 月 17 日. Available at : https://www.mhlw.go.jp/stf/shingi2/0000152029.html

11) 厚生労働省高齢者介護研究会：2015 年の高齢者介護；高齢者の尊厳を支えるケアの確立に向けて. (2003). Available at : http://www.mhlw.go.jp/topics/kaigo/kentou/15kourei/

12) 厚生労働省認知症施策検討プロジェクトチーム：今後の認知症施策の方向性について. 平成 24 年 6 月 18 日. Available at : https://www.mhlw.go.jp/stf/shingi/2r9852000002fv2e-att/2r98520000002fv5j.pdf

13) 厚生労働省社会保障審議会介護保険部会：介護保険制度の見直しに関する意見. 平成 22 年 11 月 30 日. Available at : https://www.mhlw.go.jp/stf/shingi/2r9852000000xkzs-att/2r9852000000xl19.pdf

14) 公衆衛生審議会：老人精神保健対策に関する意見. 昭和 57 年 11 月 24 日. 国立社会保障・人口問題研究所「日本社会保障資料IV (1980-2000). 社会福祉関係 1980 年代, 番号：202」より. Available at : http://www.ipss.go.jp/publication/j/shiryou/no.13/data/shiryou/syakaifukushi/202.pdf

15) 松下正明：わが国の認知症国家戦略はどうあるべきか. 老年精神医学雑誌, **24** (10)：1023-1034 (2013).

16) 内閣府認知症施策推進関係閣僚会議：認知症施策推進大綱. 2019 年 6 月 18 日.

17) 認知症介護研究・研修仙台センター：平成 30 年度 老人保健事業推進費等補助金（老人保健健康増進等事業）認知症カフェを活用した高齢者の社会参加促進に関する調査研究事業「よくわかる！ 地域が広がる認知症カフェ；地域性や人口規模の事例から」. 2019 年 3 月. Available at : https://www.mhlw.go.jp/content/12300000/000523084.pdf

18) Phillips RL Jr, Pugno PA, Saultz JW, et al.: Health is primary ; Family medicine for America's Health. *Ann Fam Med*, **12** Suppl 1〔Suppl 1〕：S1-S12 (2014).

19) 筒井孝子：Community-based integrated care の基本的な考え方；地域包括ケアシステムにおける認知症患者への支援. 老年精神医学雑誌, **23** (3)：271-279 (2012).

20) World Health Organization : Ensuring a human rights-based approach for people living with dementia. (2015). Available at : https://www.knowledge-action-portal.com/en/content/ensuring-human-rights-based-approach-people-living-dementia

14

認知症に関する国の施策

1．高齢者および認知症に関する国の施策の流れ

　高齢者に対する国の施策としては，1963年には老人福祉法が制定され，1982年には老人保健法が制定されてきた流れがあった．老人福祉としては，ホームヘルプサービス，デイサービスといったサービスが提供されるものであったが，「利用者が主体的にサービスを選択できない」「所得調査が必要になる」「収入に応じて費用が変わるため中所得者や高所得者にとって負担が重くなる」などの問題点があった．そして，老人医療に関しては介護を理由にした一般病院への長期入院や，医療施設では要介護者が長期的に療養する環境が整っていないなどの問題点もあった．そこで，高齢者の介護や医療を社会全体で支える仕組みをつくる目的で，1997年に介護保険法が成立し2000年に施行された（総論第16章参照）．介護保険制度には自立支援，利用者本位，社会保険方式という3本の柱があるが，自立支援とは，要介護とならないように予防的な策や高齢者の自立を支援することであり，利用者本位とは利用者の選択によってさまざまなサービスを総合的に受けられるようすることであり，社会保険方式とは所得にかかわらず一定の負担割合で介護サービスを利用できるように制度化したことである．この自立支援制度は2005年に1回目の改正が行われたのち，3年ごとに改正が行われ，高齢者が住み慣れた地域で少しでも長く自立した生活を送れるように医療や介護，生活支援サービスなどを途切れることなく提供する地域包括ケアシステムを作り出すための取組みを促す等，さまざまな改善が進められてきている．

　2012年にわが国の認知症患者数に関する調査が行われたが，いくつかの地域において悉皆調査を行われ，その数字をもとに全国の総数を推計したところ，わが国には462万人の認知症者がいるものと推定された[1]．また同時に，認知症予備群である軽度認知障害の人についても調査され400万人と推定された．さらに，その後の調査研究によって2020年の認知症の患者数は約600万人，2025年の認知症の患者数は約700万人と推定された[4]．これらの数字は今までの推計値よりはるかに大きかったため，国としては認知症の人に対する施策の

立案を加速し速やかに実行する体制が必要であると認識されるようになった．また，抗認知症薬の開発も進められてはいたが，アルツハイマー型認知症の場合はアミロイド β をターゲットとした疾患修飾薬が研究されていたものの，γ-セクレターゼおよび β-セクレターゼをターゲットとする化合物やアミロイド β に結合親和性のある抗体医薬など数多くの臨床治験は次々に失敗し，ようやく 2020 年 6 月に抗体医薬アデュカヌマブ（Aducanumab）が米国で迅速承認，2022 年 12 月に抗体医薬レカネマブ（Lecanemab）が米国で迅速承認，2023 年6 月に同薬が米国で正式承認，同年 9 月に同薬がわが国で正式承認されたが，それまではどの薬剤も承認されていなかった．つまり，2020 年までは，認知症に対しては医療開発のみで対応することがきわめて困難であるという認識が共有されていた．

　そこで，認知症に対する施策としては，これを地域づくりのなかに組み入れ，地域全体のなかで，診断・介護等の適切な連携のもとに対応していくものという認識に至った．国の施策としては，まず 2012 年に厚生労働省は「認知症施策推進 5 か年計画（オレンジプラン）」を公表したが，これは認知症の人の意思が尊重されできる限り住み慣れた地域のよい環境で自分らしく暮らし続けることができるための指針とされた．次に 2015 年に「認知症施策推進総合戦略〜認知症高齢者等にやさしい地域づくりに向けて〜（新オレンジプラン）」が策定され，早期診断・早期対応とともに医療・介護サービスが有機的に連携し，認知症の容態に応じて切れ目なく提供できる循環型のシステムを構築することが目標とされることになった．このプランにおいては，厚生労働省のみならず多くの省庁がかかわる横断的・総合的な戦略として，認知症の方本人やその家族の視点に立った施策の推進が進められることになった．そして 2018 年 12 月には認知症に係る諸問題について，関係行政機関の緊密な連携のもと政府一体となって総合的に対策を推進することを目的として「認知症施策推進関係閣僚会議」が設置され，2019 年 6 月に「認知症施策推進大綱」（以下，「大綱」）が国の施策としてとりまとめられた [13]．そして，超党派による「共生社会の実現に向けた認知症施策推進議員連盟」が 2021 年に発足し，2023 年 6 月に「共生社会の実現を推進するための認知症基本法」（以下，「基本法」）が成立した [5,21]．

　本章では，「大綱」と「基本法」に関して概説する．

2．「大綱」の基本的考え方

　「大綱」の基本的考え方としては，認知症の発症を遅らせ，認知症になっても希望をもって日常生活を過ごせる社会を目指し認知症の人や家族の視点を重視しながら「共生」と「予防」を車の両輪として施策を推進することを目的としている．ここでの「共生」とは，認知症の人が尊厳と希望をもって認知症とともに生きる，または認知症があってもなくても同じ社会でともに生きるという意味であり，「予防」とは「認知症にならない」という意味ではなく，「認知症になるのを遅らせる」「認知症になっても進行を緩やかにする」という意味で用いられている．そして，認知症はだれもがなりうるものであり，家族や身近な人が認知症

になることなども含め，多くの人にとって身近なものとなっていることを踏まえ，生活上の困難が生じた場合でも重症化を予防しつつ周囲や地域の理解と協力のもと本人が希望をもって前を向いて力を活かしていくことで極力困難を減らし，住み慣れた地域のなかで自己の尊厳が守られ自分らしく暮らし続けることができる社会を目指している．そして，運動不足の改善，糖尿病や高血圧症等の生活習慣病の予防，社会参加による社会的孤立の解消や役割の保持等が，認知症の発症を遅らせることができる可能性が示唆されていることを踏まえて，予防に関するエビデンスを収集・普及し，正しい理解に基づき予防を含めた認知症への「備え」としての取組みを促すこととしている．結果として 70 歳代での発症を 10 年間で 1 歳遅らせることを目指すとともに，認知症の発症や進行の仕組みの解明や予防法・診断法・治療法等の研究開発を進めるものとしている．このようなビジョンを展開するため，国は 5 つの柱を立てている（図 1）．

3．「大綱」の 5 つの柱

1）普及啓発・本人発信支援

A）認知症サポーター

認知症サポーターとは，認知症に関する正しい知識と理解をもち，地域や職域で認知症の人や家族に対してできる範囲での手助けをする人のことである[14,15]．認知症サポーター養成講座（90 分）を 1 回受けると認知症サポーターになることができる．講義内容は，認知症に対する，医学的，心理的，社会的理解に関するもので，認知症の行動・心理症状（behavioral and psychological symptoms of dementia ; BPSD）および，地域におけるサポートの在り方などが含まれている．この養成講座は，都道府県，市町村，職域団体等が実施主体となり，地域住民としては自治会，老人クラブ，民生委員，家族会，防災・防犯組織等，職域団体としては企業，金融機関，消防，警察，スーパーマーケット，コンビニエンスストア，宅配業，公共交通機関等，学校関係としては小中高等学校，教職員，PTA 等を対象に開催されている．受講するとオレンジのリストバンドが実費で配布される．新オレンジプランにおける認知症サポーターの養成人数の目標は 2020 年に 1200 万人となっていたが，これは同年の 6 月に達成され，2023 年 6 月時点で約 1400 万人となっている．

また，この認知症サポーター養成講座の講師に当たるのがキャラバンメイトであり，認知症の基礎知識等のほか，サポーター養成講座の展開方法，対象別の企画手法，カリキュラム等をグループワークで学んでいる．さらに，認知症サポーター養成に関しては事例集をもとに DVD が作成され，さまざまな場面で①認知症の人への接し方，②悪い対応事例，③望ましい対応事例，④接し方のアドバイス，が示されている．この DVD はいくつかの場面が設定されており，スーパーマーケット編，マンション管理編，金融機関編，交通機関編，訪問業務編と，いろいろな状況でどのような問題が起こり，どのように対応することが望ましいかに関する情報が提示されている（図 2）．認知症サポーターの実際の活動状況については，

254

図1 認知症施策推進大綱

認知症施策推進大綱（令和元年6月18日認知症施策推進関係閣僚会議決定）
対象期間：2025（令和7）年まで

1. 普及啓発・本人発信支援
○小売・金融・交通等の職域や子供への認知症サポーター養成講座を拡充
○認知症本人からの発信の機会を拡大（「認知症とともに生きる希望宣言」の展開など）

2. 予防
○介護予防に資する取組である「通いの場」の拡充など、公民館やコミュニティセンター、公園などの身近な場における社会参加、運動等の活動を推進
○予防に関するエビデンスの収集・分析と予防活動の進め方に関する手引きを作成
○予防に資するとされる商品やサービスの評価・認証する仕組みの検討

3. 医療・ケア・介護サービス・介護者への支援
○早期発見・早期対応のため、地域包括支援センター、認知症初期集中支援チーム、認知症疾患医療センター等の質の向上を図るとともに、連携を強化
○BPSD（行動・心理症状）等の予防の推進
○介護人材確保の推進、介護サービス基盤の整備
○認知症カフェの推進、家族等の負担軽減

4. 認知症バリアフリーの推進・若年性認知症の人への支援・社会参加支援
○移動手段、交通安全、住宅の確保、地域での支援体制（※）の構築による認知症バリアフリーを推進
（※）ステップアップ講座を受講した認知症サポーター等が支援チームを作り、認知症の人やその家族への支援を行う「チームオレンジ」の仕組みなど
○認知症当事者の意見を企業等の商品・サービスの開発につなげる仕組みの構築
○若年性認知症支援コーディネーターの好事例の収集
○認知症の人の社会貢献や社会参加活動を促進

5. 研究開発・産業促進・国際展開
○認知症の発症や予防法、診断法、治療法、リハビリテーション、介護モデル等の研究開発を推進（薬剤治験に即応できるコホートの構築、認知症バイオマーカーの開発など）
○認知症の予防法やケアに関する技術・サービス・機器等の検証、評価指標の確立
○研究成果の産業化、介護サービス等の国際展開

☆上記1～5の施策は、認知症の人やその家族の意見を踏まえ、立案及び推進する。

「オレンジカフェの開催または参加」が最も多く，次いで「認知症者の見守り」「認知症サポーター養成講座の開催協力」「認知症者に対する傾聴」となっている．

　B）本人座談会

　「認知症と共に生きる社会」，だれもが自分らしく暮らすことができる「地域共生社会」のなかで，個々人が自分自身や家族の「認知症」をどう考えるか，どのように向き合っていく

図 2　さまざまな場面での認知症サポーター養成講座 DVD

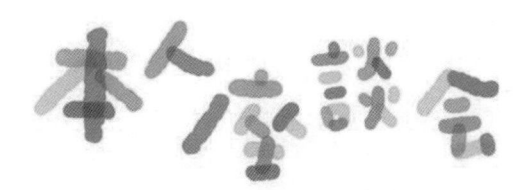

認知症の理解を深める
普及・啓発 キャンペーンDVD

〜語り合う「私と認知症」〜

図 3　本人座談会 DVD

かという問題は重要である．このような認知症への向き合い方に関する普及・啓発キャン
ペーンとして，本人座談会の DVD が作成されている[16]（図 3）．これは 4 人の認知症当事者が，
今伝えたいことを，考え話し合ったものである．この座談会では，自分の抱いていた「認知
症」と実際の「認知症」ではどこが同じなのか，あるいはどこが違うのか，認知症の人の発

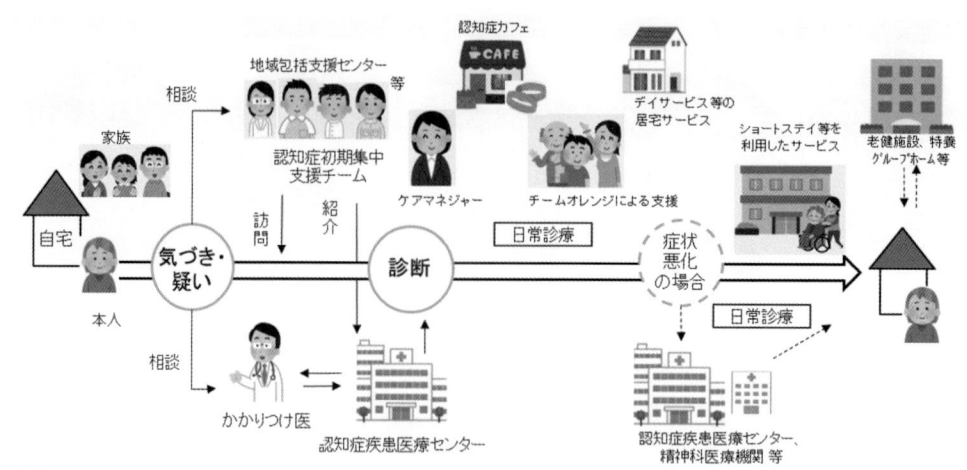

（認知症ケアパス —— Available at : https://www.mhlw.go.jp/content/000965198.pdf より）

図4　認知症ケアパスのイメージ図

言を聞いてどう思ったかなど，改めて「認知症」について考えることができるようになっている．この DVD は，「認知症について何らかの『答え』を提供するものではないが，多様な価値観のなかで，自分自身の『認知症観』を考えてもらう契機になれば」という主旨で作成されている．

C）認知症ケアパス

認知症ケアパスとは，認知症発症予防から人生の最終段階まで，認知症の容態に応じ，相談先や，いつ，どこで，どのような医療・介護サービスを受ければよいのか，これらの流れをあらかじめ標準的に示したものである（図4）[17]．市町村が地域の実情に合わせて作成し，住民や関係機関に広く周知することとしている．認知症ケアパスのイメージとしては，健常から，認知症を疑われ，かかりつけ医や地域包括支援センターに相談のうえ，専門医療機関にて診断を受け，さまざまな治療と介護サービスを受けるという流れのなかで，地域のなかでどのような機関で，どのようなサービスを頼ればよいかが図解されている．

D）認知症本人大使

「大綱」において，認知症とともに生きる希望を推進する旨が謳われ，「認知症本人大使」を創設して本人等による普及活動を支援することになり，2020（令和2）年1月20日に5人の「希望大使」が任命されている．「希望大使」は，国が行う認知症の普及啓発活動への参加・協力や国際的な会合への参加，希望宣言の紹介等を行っている．「希望大使」は，さまざまな場面で認知症になっても希望をもって前を向いて暮らすことができている姿等を積極的に発信している．また，「私たちの体験を生かし，希望をもって暮らせる社会を作り出そう」をテーマに希望ミーティングが実施されている．

E）意思決定支援

　人権への配慮から，普段から人間 1 人ひとりが自分で意思を形成し，それを表明でき，その意思が尊重され，日常生活・社会生活を決めていくことが重要であることはいうまでもない．もちろん，認知症者においてもその意思が尊重されるべきことは同じであるが，認知機能の障害により，このプロセスが十分に行えない場合がある．そこで，『認知症の人の日常生活・社会生活における意思決定支援ガイドライン』[6]がまとめられている．このガイドラインでは，認知症の人を支える周囲の人において行われる意思決定支援の基本的考え方（理念）や姿勢，方法，配慮すべき事柄等を整理して示し，これにより，認知症の人が，自らの意思に基づいた日常生活・社会生活を送れることを目指すものである．

　プロセスの流れとしては，本人の意思決定能力を適切に評価しながら，本人が意思を形成することの支援（意思形成支援），本人が意思を表明することの支援（意思表明支援），本人が意思を実現するための支援（意思実現支援）を行うことになる．意思形成支援としては，本人が意思を形成するのに必要な情報が説明されているか，本人が理解できるようにわかりやすい言葉や文字にしてゆっくりと説明されているかなどを確認することが求められる．そして，認知症の人は説明された内容を忘れてしまうこともあることから，そのつど丁寧に説明することや，本人がなにを望んでいるかに関してはできる限りオープンクエスチョンで聞くことも重要視される．本人が理解しているという反応をしていても，実際は理解できていない場合もあるため，本人の様子をみながらよく確認することが必要である．意思表明支援としては，本人の意思を表明しにくくする要因に関して配慮し，意思決定支援者の態度，人的・物的環境の整備について今一度考慮することが求められる．そして，本人と時間をかけてコミュニケーションをとることが重要であり，本人を焦らせるようなことは避けなければならない．本人の示した意思は，時間の経過や本人がおかれた状況等によって変わりうるので，最初に示された意思に縛られることなく，適宜その意思を確認することも必要となる．そして，重要な意思決定の際には，表明した意思を，「可能であれば時間をおいて確認する」「複数の意思決定支援者で確認する」などの工夫が適切である．最後の意思実現支援としては，自発的に形成され，表明された本人の意思を，本人の能力を最大限活用したうえで，日常生活・社会生活に反映させるため，意思決定支援チームが，多職種で協働することが求められている．

2）予防

A）WHO ガイドライン

　認知症の原因にはさまざまなものが報告されているが，認知症発症の寄与率が推定されている [10]．たとえば，アポリポ蛋白 E の $\varepsilon4$ 型など遺伝の影響に関しては 7% であり，そのほかに若年期の低い教育（7%），中年期以降の難聴（8%），頭部外傷（3%），高血圧（2%），過量飲酒（1%），肥満（1%），晩年期以降の喫煙（5%），うつ病（4%），社会的孤立（4%），運動不足（2%），大気汚染（2%），糖尿病（1%）などが挙げられている．遺伝のように本

258

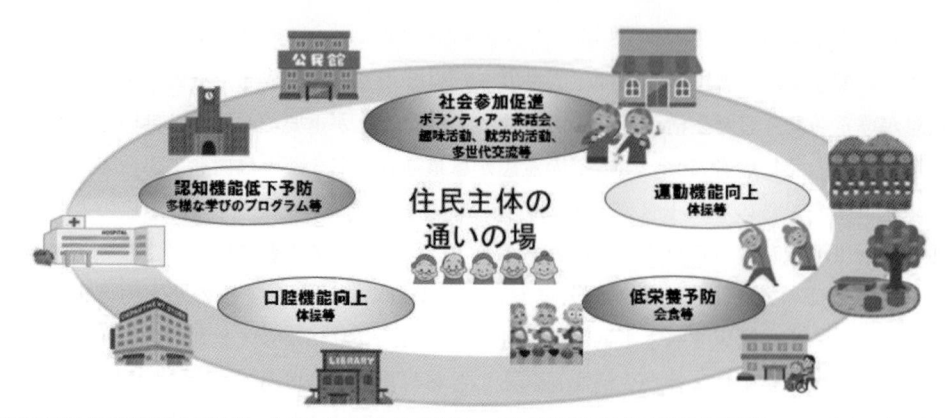

（厚生労働省老健局老人保健課：令和2年度全国介護保険・高齢者保健福祉担当課長会議資料．45，令和3年3月9日
　── Available at : https://www.mhlw.go.jp/content/12300000/000750872.pdf）

図5　住民主体の通いの場のイメージ図

人の努力では改善できないものもあるが，40％は潜在的に予防可能なものであると推認され
ている．これらの事情を踏まえ，世界保健機関（WHO）は認知症に対する行動計画（"Global
action plan on the public health response to dementia 2017-2025"）における取組みのひとつ
として，認知機能低下および認知症のリスク低減に関するガイドラインを発表している．そ
のなかで，認知症に対する個々の予防介入が推奨されるかどうか，そのエビデンスのレベル
はどうか，全体として推奨の強さはどうか，といったことがまとめられている．概要として
は，運動，禁煙，栄養管理，飲酒コントロール，社会活動参加は予防として推奨され，高血
圧や糖尿病はならないようにする，および罹患した場合は適切に治療管理することが認知症
予防に重要であるとされている．厚生労働省は事業としてこのガイドラインを翻訳して公表
している[23]．また同省は，このような事実を踏まえたうえで，自治体における認知症予防事
業を促進するために，手引きと取組事例集を作成し，これを公表している[7]．

　B）住民主体の通いの場

　「予防」に関する施策のなかには，運動，食生活改善，成人病予防の推進といった医学モ
デルに基礎づけられた方法もあるが，それ以外に「共生社会」における予防の推進として，
地域において高齢者が身近に通える場を拡充するとともに，認知症の人のみならず一般住民
や高齢者全般を対象に整備されている社会参加活動・学習等の活動の場も活用し，認知症予
防に資する可能性のある活動を推進するというものがある．地域介護予防活動支援事業は，
年齢や心身の状況等によって高齢者を分け隔てることなく，だれでも一緒に参加することの
できる介護予防活動の地域展開を目指して，市町村が介護予防に資すると判断する住民主体
の通いの場等の活動を地域の実情に応じて効果的かつ効率的に支援することを目的としてい
るが，このなかに「住民主体の通いの場」が存在する（図5）[8]．「住民主体の通いの場」の
定義としては，「体操や趣味活動等を行って介護予防に資すると市町村が判断するものであ

ること」「運営主体は住民であること」「月 1 回以上の活動実績があること」などが挙げられる．また，その運営については，市町村が財政的支援を行っているものに限らない．ここでの活動では，運動機能向上，社会参加促進，低栄養予防，認知機能低下予防，口腔機能向上などが行われている．2020 年の調査によると，1,741 市町村のなかで 1,620（93.0%）の市町村が活動を行っている．またこの活動に関して，運営主体，場所，活動内容を類型化した事例集もまとめられている[3]．

3）「医療・ケア・介護サービス・介護者への支援」のなかの施策

　認知症の人が住み慣れた地域のよい環境で自分らしく暮らし続けることができるようにすることが提唱されている．そのために，認知症の容態に応じた適時・適切な医療・介護等の提供ということで，容態の変化に応じて医療・介護等が有機的に連携し，適時・適切に切れ目なく提供されることが求められている．そこで，早期診断・早期対応を軸とし，妄想・うつ・徘徊等の BPSD や身体合併症等がみられても，医療機関・介護施設等での対応が固定化されないように，最もふさわしい場所で適切なサービスが提供される循環型の仕組みを構築するということが必要とされている．体制整備のイメージとして，かかりつけ医，歯科医師やその他コメディカル等が本人の認知症に気づき受診勧奨する，あるいは認知症サポート医と連携して助言を受け対応を進める，あるいは認知症初期集中支援チームが介入するなどの対応が行われ，認知症疾患医療センター等の専門機関を受診してもらい認知症医療の枠組みにはいっていただいたうえで，認知症に関する知識をもった看護師，介護士による適切なケアを病院，診療所，介護施設等で受けていただくといった流れになっている（図 6）．

　A）かかりつけ医の認知症対応力向上と認知症サポート医の育成

　早期診断・早期対応のための体制整備のため，かかりつけ医等の対応力向上研修，および認知症サポート医の養成研修を行っている．かかりつけ医に対しては，早期段階での発見・気づき，専門医療機関への受診誘導，家族の介護負担，不安への理解ができるように研修を行っている．2020 年度末の時点で，約 68,497 人がこの研修を受けている．また，認知症サポート医育成のため，かかりつけ医研修の企画立案やその講師を務めたり，かかりつけ医の認知症診断等に関する相談役・アドバイザーとなったり，地域の連携役になれるようにその養成研修を行っている．認知症サポート医の数は，2020 年度末の時点で 11,381 人となっている．

　B）認知症初期集中支援チーム

　認知症初期集中支援チームは，認知症疾患医療センターまたは地域包括支援センター等に配置され，家族の訴え等により認知症が疑われる人や，認知症の人およびその家族を訪問し，アセスメント，家族支援などの初期の支援を，専門医療機関やかかりつけ医と連携しながら，包括的，集中的に行うものである[18]．また，支援チームは，対象者が必要な日常生活支援や日常診療に結びつくように支援を行い，おおむね 6 か月を目途に介護支援専門員等に引き継ぐことになる．支援チームは，認知症サポート医である医師と，保健師，看護師，作業療法

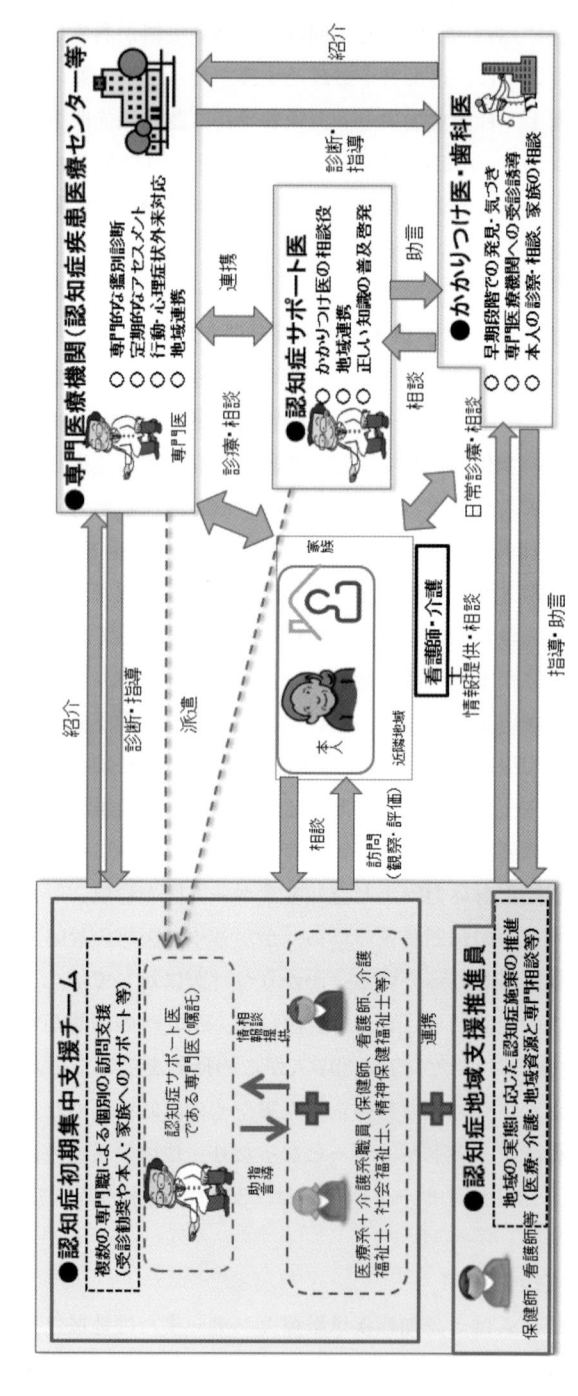

図6　認知症の人が適時・適切な医療・介護を早期に受ける体制整備のイメージ

士，介護福祉士など医療と福祉に関する専門職など，複数の専門職で編成されている．すでにすべての市町村に 1 チーム以上が配備されている．

　C）認知症疾患医療センター

　認知症疾患医療センターとは，地域において認知症疾患に関する鑑別診断や医療相談を行うほか，本人や家族に対して今後の生活等に関する不安が軽減されるように診断後等支援を行ったり，研修事業および「認知症疾患医療センター地域連携会議」の組織化等の地域連携を促進する活動を行うことを役割とする施設である[19]．認知症疾患医療センターには，基幹型，地域型，連携型という 3 つのタイプがある．基幹型は，都道府県圏域におおむね 1 つ配置するもので，空床確保義務を有する基幹型 I が全国に 17 か所（2022 年度 10 月時点），空床確保義務をもたない基幹型 II が全国に 4 か所あり，高度な鑑別診断，認知症診療にかかわる医師，看護師，介護士などの人材育成，その地域の中核として他のセンターのとりまとめ，合併症を伴う認知症患者のための空床確保などが役割となっている．地域型は，二次医療圏域におおむね 1 つ配置するもので，全国に 382 か所ある．連携型は，主に認知症を診ていただける診療所が中心であり，全国に 96 か所ある．

　D）さまざまな認知症対応力向上研修

　認知症患者を早く見つけて対応するという意味で気づきを促進するため，歯科医師認知症対応力向上研修および薬剤師認知症対応力向上研修なども行われている．高齢者等と接するなかで，「認知症の疑いがある人に早期に気づき，かかりつけ医等と連携して対応する」，および「認知症の人の状況に応じた歯科治療・口腔機能管理，服薬指導等を適切に行う」といったことを目的としている．歯科医師認知症対応力向上研修は 2017 年度末までに約 8,000 人が受講し，薬剤師認知症対応力向上研修は同年度末までに約 17,000 人が受講している．

　さらに，医療現場における BPSD への対応力を向上させるために，病院勤務の医療従事者向け認知症対応力向上研修が行われ，身体合併症への早期対応や認知症の人の個別性に合わせた適切な対応を推進することとし，2017 年度末までに約 12 万 2000 人が受講している．また同様の目的で看護職員認知症対応力向上研修も行われ，研修受講者が同じ医療機関等の看護職員に対して伝達することで医療機関内等での認知症ケアの適切な実施とマネジメント体制の構築を目指すこととし，同年度末までに約 1 万人が受講している．

　E）介護現場における認知症対応力向上のための研修

　介護職員には就労に必須の資格はない．そこで，新任の介護職員等が認知症介護に最低限必要な知識，技能を e- ラーニングの活用により修得できるように，認知症介護基礎研修が設けられた．これは 2024 年 4 月から受講が義務化される予定となっている．さらに，認知症介護の理念，知識および技術を習得するための認知症介護実践者研修が行われており，事業所内のケアチームにおける指導者を担うことができるようになるために認知症介護実践リーダー研修が行われており，認知症介護実践者研修の企画立案，介護の質の改善に対する指導者を担うことができるようになるために認知症介護指導者養成研修が行われている．2017 年度末時点での受講者は，認知症介護実践者研修で 26 万 5000 人，認知症介護実践リー

ダー研修は4万1000人，認知症介護指導者養成研修は2万3000人となっている．

F）認知症地域支援推進員

地域に配置されている認知症疾患医療センターや認知症初期集中支援チーム，その他の役割の人々の連携を介助し，認知症に対する取組みの企画・周知・運営を行うにあたって自治体の通常職員のみで行うことは効率的ではない．そこで，「つなぎ役・調整役」として認知症地域支援推進員が都道府県に1人以上配置されている．認知症地域支援推進員は，医療・介護等の支援ネットワーク構築，認知症対応力向上のための支援，相談支援・支援体制構築，といった仕事を行っている．

G）認知症カフェ

「共生社会」のもとで認知症者およびその家族を支える場として「認知症カフェ」というものがある[20]．「認知症カフェ」は，認知症の人やその家族が，地域の人や専門家と相互に情報を共有し，お互いを理解し合う場所のことである．おおむね1〜2回/月程度の頻度で，通所介護施設や公民館の空き時間を活用して開催されている．活動内容は，特別なプログラムは用意されていない場合が多く，利用者が主体的に活動している．この「認知症カフェ」の効果としては，認知症の人にとっては自ら活動して楽しめる場所となり，家族にとってはわかり合える人と出会う場所となり，地域住民にとってはつながりの再構築の場所となっている．

4）認知症バリアフリーの推進・若年性認知症の人への支援・社会参加支援

A）日本認知症官民協議会

認知症バリアフリーの推進という施策のなか，2019年に「日本認知症官民協議会」が設立された[12]．ここには，経済団体，金融・交通業・住宅業・生活関連産業界団体，医療介護福祉団体，地方団体，学会，当事者団体，関係省庁等，約100団体が参画している．協議会のもとに2つのワーキンググループ（WG）が設置され，当事者・その家族の意見も踏まえつつ，具体的な検討を行っている．このWGには，経済産業省が管轄する認知症イノベーションアライアンスWGと厚生労働省が管轄する認知症バリアフリーWGがあり，前者は認知症当事者や支え手の課題・ニーズに応えるようなソリューションの創出と社会実装に向けた議論を実施し，後者は「認知症バリアフリー社会」の実現に向けて諸課題を整理し，その解決に向けた検討を実施している．認知症バリアフリーWGでは，認知症の人に対する接遇方法等をまとめたガイドラインの作成や認知症バリアフリーの取組みの横展開等の取組みを実施している．

B）若年性認知症者への社会参加・就労支援

発症年齢65歳未満の認知症は特別に若年性認知症と呼ばれているが，2020年に公表された調査結果からは全国における若年性認知症者数は，3.57万人と推計されている[22]．若年性認知症者は勤労世代であるということから，「経済的な負荷が大きくなる」「主介護者が配偶者に集中する」「親の介護と重なると複数介護となってしまう」「子どもが介護者（ヤングケ

アラー）になるなど子どもの教育・就労・結婚へと問題が波及する」など，数々の問題を抱えている．そのため，政策上これを特別に項目立てて施策が設定されている．

　若年性認知症者の場合，介護よりも就労支援などが求められることが多く，高齢の認知症者とは状況が異なっている．そこで国は，①若年性認知症の人との意見交換会の開催等を通じた若年性認知症の人のニーズ把握，②若年性認知症の人やその家族が交流できる居場所づくり，③産業医や事業主に対する若年性認知症の人の特性や就労についての周知，④企業における就業上の措置等の適切な実施など治療と仕事の両立支援の取組みの促進，⑤若年性認知症の人がハローワークによる支援等が利用可能であることの周知，等を行っている．このような活動を円滑化するために，国は若年性認知症支援コーディネーターを各都道府県に配置している．また，認知症の人が就労や労働より広義に「はたらく」ことについて，参考となる先進事例などを集めた手引きを作成している．そのなかでは，そもそも「はたらく」ということについての問いかけから始まり，さまざまな「はたらく」かたちがあり，認知症の当事者としてできること，経験を活かして得意なことをする仕事，グループ作業や身体を使う仕事，その場にいること自体が価値になる仕事，通常の労働市場に上がってくる仕事，と分けて，その人に合った仕事に就くことを勧めている．

　なお，若年性認知症者に関しては，2022 年度の診療報酬改定において，これまでの対象疾患として悪性新生物，脳梗塞，脳出血，等に加えて療養・就労両立支援指導料の算定が認められることになった．もともと患者の「就労中の療養」と「就労の両立支援」のため，ご本人と雇用する事業者が共同して作成した勤務情報を記載した文書の内容を踏まえ，就労の状況を考慮して療養上の指導を行うこと，および勤務する事業場において選任されている「産業医」等に就労と療養の両立に必要な情報を提供し，診療情報を提供したあとの療養上必要な指導を行った場合に加算されるものである．これに関しては，必要となる診断書および両立支援プランの作成例などが記載された『若年性認知症における治療と仕事の両立に関する手引き』が公表されている[2]．

5）研究開発・産業促進・国際展開

　認知症に関連する研究開発に関しては，大きな予算は日本医療研究開発機構（Japan Agency for Medical Research and Development ; AMED）に振り分けられ，厚生労働省が支援する認知症研究開発事業のなかで行われている[11]．認知症施策における研究開発の目標として掲げられているものには，①認知症のバイオマーカーの開発・確立，②日本発の認知症の疾患修飾薬候補の治験開始，③認知症の予防・治療法開発に資するデータベースの構築と実用化，④薬剤治験に即刻対応できるコホートを構築，というものがある．具体的な研究内容としては，まず認知症臨床研究の中心となるコホート・レジストリがあり，そのなかには大規模認知症コホート研究（2016〜2025 年度），認知症ステージ別コホート研究（2021〜2026 年度），薬剤治験に即刻対応できるコホートを構築する研究（2019〜2026 年度）がある．また，バイオマーカー研究や病態解明を目指した研究も，国の支援のもとに進行中である．

4．「基本法」の考え方と内容

　前述の「大綱」を踏まえ，2023年に「基本法」が制定されたが[5, 21]，その目的は，認知症の人を含めた国民1人ひとりがその個性と能力を十分に発揮し，相互に人格と個性を尊重しつつ支え合いながら共生する活力ある社会，すなわち共生社会の実現を推進するということにある（第1条）．法律を制定したことに関しては，認知症の人がより住みやすい社会をつくるために，法的基盤のもとに十分な予算付けのうえでこれを強固に推進するという狙いがある．基本理念は，以下の7つである（第3条）．

　(1) 全ての認知症の人が，基本的人権を享有する個人として，自らの意思によって日常生活及び社会生活を営むことができる．

　(2) 国民が，共生社会の実現を推進するために必要な認知症に関する正しい知識及び認知症の人に関する正しい理解を深めることができる．

　(3) 認知症の人にとって日常生活又は社会生活を営む上で障壁となるものを除去することにより，全ての認知症の人が，社会の対等な構成員として，地域において安全にかつ安心して自立した日常生活を営むことができるとともに，自己に直接関係する事項に関して意見を表明する機会及び社会のあらゆる分野における活動に参画する機会の確保を通じてその個性と能力を十分に発揮することができる．

　(4) 認知症の人の意向を十分に尊重しつつ，良質かつ適切な保健医療サービス及び福祉サービスが切れ目なく提供される．

　(5) 認知症の人のみならず家族等に対する支援が適切に行われることにより，認知症の人及び家族等が地域において安心して日常生活を営むことができる．

　(6) 共生社会の実現に資する研究等を推進するとともに，認知症及び軽度の認知機能の障害に係る予防，診断及び治療並びにリハビリテーション及び介護方法，認知症の人が尊厳を保持しつつ希望を持って暮らすための社会参加の在り方及び認知症の人が他の人々と支え合いながら共生することができる社会環境の整備その他の事項に関する科学的知見に基づく研究等の成果を広く国民が享受できる環境を整備する．

　(7) 教育，地域づくり，雇用，保健，医療，福祉その他の各関連分野における総合的な取組として行われる．

　これらの基本理念は，「大綱」の考え方をおおむね共有したものとなっている．そして，国・地方公共団体は，基本理念に則り，認知症施策を総合的かつ計画的に策定・実施する責務を有することが定められている（第4，5条）．そして，認知症の人および家族等により構成される関係者会議の意見を聴取したうえで，政府は認知症施策推進基本計画を策定すること，都道府県・市町村は都道府県計画・市町村計画を策定することが努力義務として求められている．

　基本的施策は，以下のとおりである．

　①認知症の人に関する国民の理解の増進等（第14条）（「大綱」の5つの柱—1に対応）

②認知症の人の生活におけるバリアフリー化の推進（第 15 条）（「大綱」の 5 つの柱―4 に対応）

③認知症の人の社会参加の機会の確保等（第 16 条）（「大綱」の 5 つの柱―4 に対応）

④認知症の人の意思決定の支援及び権利利益の保護（第 17 条）（「大綱」の 5 つの柱―1 に対応）

⑤保健医療サービス及び福祉サービスの提供体制の整備等（第 18 条）（「大綱」の 5 つの柱―3 に対応）

⑥相談体制の整備等（第 19 条）（「大綱」の 5 つの柱―3 に対応）

⑦研究等の推進等（第 20 条）（「大綱」の 5 つの柱―5 に対応）

⑧認知症の予防等（第 21 条）（「大綱」の 5 つの柱―2 に対応）

そして，内閣に内閣総理大臣を本部長とする認知症施策推進本部を設置し，基本計画の案の作成・実施の推進等を司ることになっている（第 26，29 条）．

5．おわりに

以上，認知症に関する国の施策に関して概要を説明した．認知症施策として行われている事業は数多くあるのだが，詳細を知りたい方は厚生労働省のウェブサイト[9]を参照していただければ幸いである．

認知症への対応としては，新薬の開発に関してやっと陽の目をみた状況であり，まだ当面は地域医療・地域介護のなかでどのように対応するかが重要な課題となっている．「基本法」の考え方をもとに，国・自治体・各種関連団体・一般の個人等の協力のうえで，認知症者本人が希望をもって前を向き，住み慣れた地域のなかで尊厳が守られ，自分らしく暮らし続けることができる社会が実現されることが期待される．

文　　献

1) 平成 21〜24 年度 厚生労働科学研究費補助金 認知症対策総合研究事業「都市部における認知症有病率と認知症の生活機能障害への対応」（研究代表者：朝田　隆）平成 23 年度〜24 年度総合研究報告書．平成 25（2013）年 3 月．Available at : https://www.tsukuba-psychiatry.com/wp-content/uploads/2013/06/H24Report_Part1.pdf

2) 「若年性認知症疾者の就労支援のための調査研究事業」検討委員会：令和 3 年度 厚生労働省 老人保健健康増進等事業「若年性認知症における治療と仕事の両立に関する手引き」．令和 3 年 12 月．Available at : https://www.hyogos.johas.go.jp/sanpo/wp-content/uploads/2022/02/r03mhlw_kaigo2021_01.pdf

3) 通いの場の類型化について（Ver1.0）．2021（令和 3）年 8 月．Available at : https://www.mhlw.go.jp/content/000814300.pdf

4) 厚生労働科学研究費補助金 厚生労働科学特別研究事業「日本における認知症の高齢者人口の将来推計に関する研究」（研究代表者：二宮利治）平成 26 年度　総括・分担研究報告書．平成 27（2015）年 3 月．

5) 厚生労働省：共生社会の実現を推進するための認知症基本法について．社会保障審議会 介護保険部会（第 107 回）資料 4，令和 5 年 7 月 10 日．Available at : https://www.mhlw.go.jp/content/

12300000/001119099.pdf

6) 厚生労働省：認知症の人の日常生活・社会生活における意思決定支援ガイドライン．平成 30 年 6 月．Available at：https://www.city.tsuyama.lg.jp/common/photo/free/files/10931/gaidorain.pdf

7) 厚生労働省：認知症施策関連ガイドライン（手引き等），取組事例．Available at：https://www.mhlw.go.jp/stf/seisakunitsuite/bunya/0000167731_00001.html

8) 厚生労働省老健局老人保健課：令和 2 年度全国介護保険・高齢者保健福祉担当課長会議資料．45，令和 3 年 3 月 9 日．Available at：https://www.mhlw.go.jp/content/12300000/000750872.pdf

9) 厚生労働省：主な認知症施策．Available at：https://www.mhlw.go.jp/stf/seisakunitsuite/bunya/0000076236_00006.html#%E8%AA%8D%E7%9F%A5%E7%97%87%E3%82%AB%E3%83%95%E3%82%A7

10) Livingston G, Huntley J, Sommerlad A, et al.: Dementia prevention, intervention, and care: 2020 report of the Lancet Commission. *Lancet*, **396**（10248）：413-446（2020）.

11) 国立研究開発法人日本医療研究開発機構：認知症研究開発事業．Available at：https://www.amed.go.jp/program/list/14/03/001.html

12) 日本認知症官民協議会．Available at：https://ninchisho-kanmin.or.jp/

13) 認知症施策推進関係閣僚会議：認知症施策推進大綱．令和元年 6 月 18 日．Available at：https://www.kantei.go.jp/jp/singi/ninchisho_kaigi/pdf/shisaku_taikou.pdf

14) 認知症サポーターの活動．Available at：https://www.caravanmate.com/activities/

15) 認知症施策推進大綱　1　普及啓発・本人発信支援（1）認知症に関する理解促進＜認知症サポーター＞．Available at：https://www.mhlw.go.jp/content/000563418.pdf

16) 認知症の理解を深める普及・啓発キャンペーン「本人座談会」映像活用のてびき．本人座談会 DVD．Available at：https://www.npwo.or.jp/dementia_campaign/index.html

17) 認知症ケアパス．Available at：https://www.mhlw.go.jp/content/000965198.pdf

18) 認知症初期集中支援チーム．Available at：https://www.mhlw.go.jp/content/001061147.pdf

19) 認知症疾患医療センター．Available at：https://www.mhlw.go.jp/content/001042883.pdf

20) 認知症カフェ．Available at：https://www.mhlw.go.jp/content/000935275.pdf

21) 令和五年法律第六十五号　共生社会の実現を推進するための認知症基本法．Available at：https://elaws.e-gov.go.jp/document?lawid=505AC1000000065_20240615_000000000000000

22) 東京都健康長寿医療センター研究所：わが国の若年性認知症の有病率と有病者数．令和 2 年 7 月 27 日．Available at：https://www.tmghig.jp/research/release/2020/0727-2.html（概要：https://www.tmghig.jp/research/release/cms_upload/20200727.pdf）

23) WHO ガイドライン『認知機能低下および認知症のリスク低減』邦訳検討委員会：WHO ガイドライン 認知機能低下および認知症のリスク低減．令和元年度 厚生労働省老人保健健康増進等事業「海外認知症予防ガイドラインの整理に関する調査研究事業」，日本総合研究所，東京（2020）. Available　at：https://www.jri.co.jp/MediaLibrary/file/column/opinion/detail/20200410_theme_t22.pdf

15

高齢者の自動車運転

1. はじめに

　近年，高齢者と自動車運転の問題，とくに認知症と自動車運転の問題は社会的にも問題化し，臨床現場でもさまざまな対応や試みが行われている．さらに，2017（平成 29）年 3 月12 日からは 75 歳以上の高齢ドライバーは 3 年ごとの免許更新時と基準行為と呼ばれる特定の交通違反を犯すと更新を待たずに認知機能検査を受検することが必要となった[6]．その結果，認知症が疑われる第 1 分類に判定されれば，医師の診断を受けることが義務化された（その後の一部改正により，第 1 分類から現在は区分「認知症のおそれあり」に変更，後述）．現在，本邦では認知症と認識されれば，現行法でもすでに自動車運転が禁止されているが，高齢者，とくに認知症の人と運転免許の対応についてはまだまだ医学的な対応や臨床現場への影響は十分検討されているとは言い難い．今後，高齢ドライバーの増加を考慮すると，臨床現場で運転免許をもつ高齢者や認知症の人に遭遇することがますます増えていく．そのため，認知症医療にかかわる医療者は認知症と運転免許保有者などの実態，改正道路交通法（以下，改正道交法）をはじめとする法律について理解をしておく必要がある．

　そこで本章では，認知症にかかわる専門職に求められる知識と対応，認知症と運転行動の関連性などの医学的検討，現時点での課題について解説する．

2. 認知症と免許保有者の実態

　2021（令和 3）年において，本邦の免許保有者は 8189 万人であり，65 歳以上のドライバーはすでに 1927 万人を超えている．これは免許保有者数の 23.5％が高齢者であり，65 歳以上の高齢者 3621 万人のうち過半数が運転免許を保持していることになる[9]．高齢ドライバーが増加すると，認知症の発症率を考慮すれば運転免許をもった人が認知症になる場合も今後ますます増えてくるため，その対策が社会的にも求められている．超高齢社会のわが国

表1　道路交通法（道交法）の変遷

- ➢ 1960 年：道路交通法制定
- ➢ 2001 年：改正道路交通法施行[a]
  - ▶ 精神病とてんかんが絶対的欠格事由から相対的事由に
  - ▶ 認知症や睡眠障害など，運転に支障をきたすおそれのある疾患や病状については個別に判断を行う
- ➢ 2002 年：改正道路交通法施行
    免許更新時に病状申告書の提出義務
- ➢ 2009 年：75 歳以上の免許更新者に講習予備検査の義務化[b]
- ➢ 2013 年：病状申告書の虚偽記載に罰則規定
- ➢ 2014 年：医師の任意通報制度開始[c]
- ➢ 2015 年：臨時適性検査の対象拡大[d]

[a] 道路交通法改正　新法 90 条 1 項本文　第 103 条第一項（免許の取消し，停止等）平成 13 年 6 月（平成 14 年 6 月施行）．認知症が判明した場合，公安委員会が免許を取り消し，停止することができる．道路交通法の一部を改正する法律．改正平成 13 年 6 月 20 日法律第 51 号を参照されたい．
[b] 講習予備検査（認知機能検査）の導入（平成 21 年 6 月 1 日施行）．認知機能検査の導入等を内容とする道路交通法の一部を改正する法律（平成 19 年法律第 90 号）の一部の施行等については，警察庁交通局：「道路交通法施行規則の一部を改正する内閣府令」等について．平成 21 年 5 月 11 日．URL：https://www.npa.go.jp/koutsuu/menkyo22/1_gaiyo.pdf を参照されたい．
[c] 任意通報制度については，警察庁のウェブサイト：https://www.npa.go.jp/pdc/notification/koutuu/kouki/kouki20140314.pdf を参照されたい．
[d] 臨時適性検査の対象拡大（法第百二条関係）については，警察庁のウェブサイト：https://www.npa.go.jp/syokanhourei/kokkai/270310/01_youkou.pdf を参照されたい．

では，今後ますます認知症を理由に行政処分を受けるケースが増えていくだろう．2017 年 3 月に開始された新たな改正道交法施行 1 年後の運用状況が警察庁から発表されたが，それによると，全国で 210 万 5477 人が認知機能検査を受検し，そのうち 5 万 7099 人が，「認知症のおそれがある」第 1 分類と判定され，そのうち医師の診断を受けた者は 1 万 6470 人で，最終的に医師が認知症と診断して，免許が取消しまたは停止となった者が 1,892 人と前年の約 3 倍に増えたことが明らかとなった[7]．また，慢性進行性の認知症は否定されたものの，認知機能低下が認められる，いわゆる軽度認知障害（mild cognitive impairment；MCI）と判断された者は，医師の診断を受けたなかで，9,563 人（58.1%）が一定期間後の診断書提出（原則 6 か月後）と判定されている．しかし，半年ごとの評価の間隔が適切であるのかどうか，また，高齢化が進んで独居高齢者の認知症の診断など，判断が困難であるのと同様に，運転免許の可否を考えるうえで，その対応については，今後ますます医療現場への影響が大きくなることが予測されるため，臨床現場で課題となりつつある．

3．道路交通法の変遷と改正道路交通法関連法規[5]

2001（平成 13）年に初めて“認知症”が免許更新時に一定の制限を受けることが明文化され，2009 年からは 75 歳以上の高齢者は免許更新時に講習予備検査と呼ばれる認知機能検査を受講することが義務化された．また 2014 年 6 月からは任意通報制度が開始され，医師が認知症と診断した場合，都道府県公安委員会に任意で通報が可能となっている（表1）．

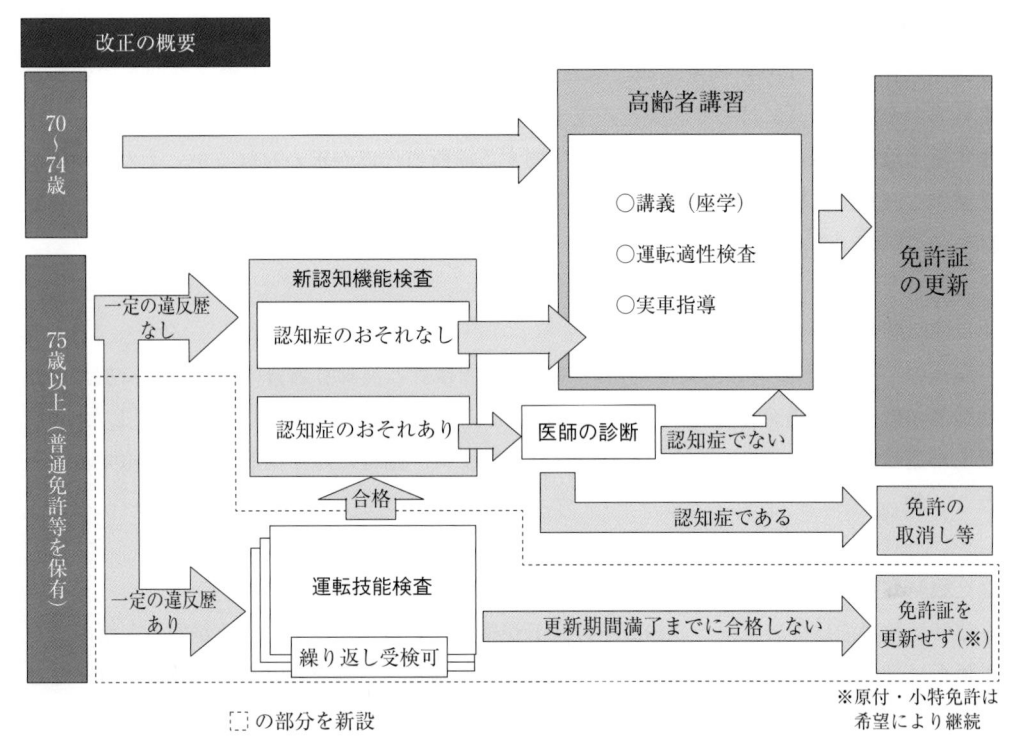

図1　改正道路交通法のポイント

※運転技能検査については，教習所等が行う認定検査により代替可能

※運転技能検査を受けた者は，実車指導を免除

※新認知機能検査においては，認知症のおそれの有無のみ判定

※ 70 歳以上の実車指導においては，運転技能の評価を行い，結果を本人に通知

（日本医師会：かかりつけ医向け認知症高齢者の運転免許更新に関する診断書作成の手引き～改定版～．令和 4 年 4 月
　── Available at : https://www.med.or.jp/dl-med/doctor/ninmen/20220513kaigo_tebiki.pdf）

そして 2017 年 3 月 12 日からは，75 歳以上の高齢者は免許更新時と基準行為と呼ばれる交通違反を犯した場合，認知機能検査を受ける必要があり，その検査結果において認知症のおそれがある第 1 分類と判定された場合，医療機関の受診が義務化された．そして，認知症の背景疾患において 4 大認知症であれば運転免許の取消しとなる．その後，2022（令和 4）年 5 月 13 日に施行された改正道交法[8]により，以下の 4 点が大きく変更された（図 1）．1 点目は，一定の違反や事故歴のある人を対象に実車試験が導入された[8]．2 点目は，認知機能検査が簡素化され，従来の 3 区分から 2 区分（認知症のおそれの有無）に変更された．従来の第 2 分類（おおむね MCI 相当）と第 3 分類（おおむね健常範囲）とが厳密に区別されないため MCI に対する予防的対策が今後懸念される．3 点目は，安全運転サポート車（サポカー）に限定した免許が創設されたが，「サポカー＝すべての高齢者向けに適切」であるとは限らないため，高齢者の身体的・精神的特徴やその影響を加味した医学的検討が必要であ

る．4点目は運転の可否に関する診断書提出命令を出せる適応が拡大された[8]．したがって，今回の法律改正により家族や地域包括支援センター職員，近隣住民の警察機関への通報によってかかりつけ医に対して診断書の提出を命令できるようになった．そこで，今後，ますます臨床現場では高齢ドライバーの運転に関する診断書作成が求められるが，その前段階で受講する認知機能検査の概要と更新時の新制度，診断書作成とかかりつけ医が配慮すべき点について解説する．

1）臨時認知機能検査の導入

現状の 75 歳以上の運転免許証更新時の認知機能検査と高齢者講習の受講義務に加え，認知機能が低下した場合に行われやすい信号無視，一時停止など一定の違反行為をした 75 歳以上の運転者に対しては，3年ごとの更新を待たずに，臨時に認知機能検査を実施することとなった．

2）臨時高齢者講習の導入

臨時認知機能検査の結果，認知機能の低下が運転に影響を及ぼす可能性があると認められた場合には，個別講習を含む臨時の高齢者講習を実施し，さらなる安全運転教育を行うこととなった．

3）臨時適性検査[6]

上記の臨時認知機能検査の結果，認知症のおそれがあると判断された者，および 75 歳の更新時に「認知症のおそれがある」と判定された者は，違反の有無にかかわらず医師の診断を受けることが義務づけられた．かかりつけ医がいない場合，専門的な知識を有する医師として公安委員会が認める医師（認知症疾患医療センター，日本老年精神医学会，日本認知症学会等の専門医）の診断を受けることになるが，これは公費負担の対象となる．臨時適性検査とは，道路交通法第 102 条第 1〜4 項または第 107 条の 4 第 1 項の規定により，一定の病気等に係る者に対して，都道府県公安委員会の指示のもと専門医もしくは都道府県公安委員会が認定する医師により行われる診察を指す．一定の病気とは，認知症以外にも運転に支障をきたすおそれのある疾患であれば，公安委員会はそれぞれの専門分野の医師に適性の判断を求めることができ，"臨時"とは，交通指導取締りや交通事故捜査において必要に応じて行われたり，一定の交通違反を犯した場合や 75 歳以上の免許更新時の認知機能検査において「認知症のおそれがある」と判定された人に対して，主治医やかかりつけ医が存在しない場合に実施される．臨時適性検査は公費負担であるが，主治医の存在の確認やかかりつけ医と専門医との地域連携の状況により，臨時適性検査となるかどうかについては地域により差異があるため，課題となっている．

4）任意通報制度[10]

　2014 年から医師の任意通報制度ができた．これは，医師が運転に支障をきたすおそれが
ある一定の病気などに罹患していることを疑う場合に，任意で都道府県公安委員会に届け出
ることができる仕組みである．この場合，医師の守秘義務は例外規定となり，刑事的に罰せ
られることはない．認知症については，専門学会が合同で本通報制度のガイドラインを作成
しているので，参照されたい．

5）善管注意義務と説明報告義務[1]

　善良な管理者である医師や弁護士などの専門職者は，社会通念に照らして当然の注意をは
らう必要があるとされており，これを善管注意義務という．その注意を怠ると民法第 644 条
の違反となる．本邦では現行法でも認知症の人は運転が禁止されており，医師が認知症と判
断している場合には医師法以外にもこれらの法律に基づいた医療行為を意識しなければ民法
上の過失を問われることがありうる．また医療現場では，治療上，薬剤の説明や治療方針の
説明を行うと思われるが，薬の適用や検査結果および治療方針についても患者，家族への説
明責任があり，これらを怠ると説明報告義務違反に問われることがあり，それについては民
法第 645 条に規定されている．

6）高齢者講習内容の見直し

　更新時の認知機能検査において「認知症のおそれがある」に該当した者に対する講習時間
を拡大し，ドライブレコーダーなどの映像を利用した個別指導や実技指導を行うこととなっ
た．

7）都道府県公安委員会に提出する診断書

　これまでは認知症の運転免許の可否をめぐって診断を求められる医師は，ほぼ認知症の専
門医に限られていたが，今後は専門医のみで対応するのは不可能であり，主治医にも診断書
の提出が求められることが法律にも明記された（道路交通法施行規則第 29 条の 3 第 3 項）．
モデル診断書様式も公開されているが，認知症の具体的な診断名だけでなく，Clinical De-
mentia Rating（CDR）や Functional Assessment Staging（FAST）などの認知症の重症度ある
いは日常生活の自立度を記載し，Mini-Mental State Examination（MMSE）ないし改訂長谷
川式簡易知能評価スケール（HDS-R）と画像検査を含む臨床検査が原則として実施するこ
とが求められるなど，非専門医にとってはやや複雑な内容となっている．なお，現在，違反
の有無にかかわらず「認知症のおそれがある」と判定された者全員に対して診断書の提出が
義務づけられることになったため，従来に比べてより軽度の認知障害や軽度レベルの認知症
の高齢者が診断の対象になることが増加し，非専門医にとっては診断困難例の診断書作成を
依頼されることが増えることや，主治医が直接診断書の作成にかかわることにより，患者や
その家族との信頼関係が損なわれ，通院が中断するなど，身体疾患や認知症の治療に支障を

きたすことも予想されるため，認知症疾患医療センターの活用といった地域連携も必要とされるだろう．なお，改正道交法で述べている“認知症”の定義は，介護保険法第5条の2に規定されている「認知症」であり，アルツハイマー型認知症（Alzheimer's disease；AD），前頭側頭型認知症（frontotemporal dementia；FTD），血管性認知症（vascular dementia；VaD），レビー小体型認知症（dementia with Lewy bodies；DLB）などが免許の拒否や取消しの対象となる．正常圧水頭症などの回復しうる認知症は，拒否や取消しのほか，免許の保留は停止をし，再評価を行うことになっている．また，診断書の提出は3か月を超えない範囲でと命令書に明記されているが，期限までに診断できない場合は警察署に問い合わせることで，提出延期が可能な場合がある．

4．運転行動・運転能力と認知症との関連性

　運転行動とは，「認知−予測−判断−操作」といった一連の行為であり，大脳の機能低下をきたす認知症疾患では，認知，予測，判断，操作能力にさまざまな影響を及ぼし，したがって運転能力に影響を及ぼすことは想像に難くない．認知症にはさまざまな原因疾患があり，4大認知症と呼ばれるAD，VaD，DLB，FTDでも，みられる心理症状・行動障害には大きな差異がある．すなわち，記憶障害や視空間性の障害が目立つAD，アパシーや動作緩慢が目立つVaD，パーキンソン症状などの錐体外路症状のほか，独特の幻視や視覚認知障害の目立つDLB，記憶障害は目立たないが，意味記憶障害や脱抑制，被影響性の亢進，我が道を行く行動が目立つFTDなど，同じ認知症といっても行動・心理症状（behavioral and psychological symptoms of dementia；BPSD）には大きな差異がみられる．それと同様に，運転行動に与える影響にも大きな差異がみられることが予測される．そこで上村ら[4]は，認知症の原因疾患によって運転継続の危険性や事故リスクの差異があるかどうかを検討した．対象は運転免許を保有する認知症患者で，83人（男性63人，女性20人）を対象に実態調査を行った．対象者の平均年齢は70.7歳で，臨床診断の内訳はAD41人，VaD20人，前頭側頭葉変性症（frontotemporal lobar degeneration；FTLD）22人であった．その結果，83人中34人（41.0%）が交通事故を起こしていた．認知症の原因別では，AD患者は41人中16人（39.0%）が事故を起こし，行き先を忘れてしまう，迷子運転や駐車場で車庫入れを行う際の枠入れがうまくできず接触事故を起こすことが運転行動/事故特徴として認められた．VaD患者では20人中4人（20.0%）が事故を起こし，ハンドル操作やギアチェンジミス，速度維持困難が要因と考えられた．FTLD患者では22人中14人（63.6%）と最も高い割合で事故を起こしており，その特徴として信号無視や注意維持困難やわき見運転による追突事故が多くみられた．表2に，認知症の背景疾患別の運転行動と，危険性，事故率などをまとめたが，認知症でも大脳のどの機能やどの病変に異常がみられるかにより，運転行動には大きな差異が認められる．また藤戸ら[3]は，FTLD患者ではAD患者と比較して，10.4倍交通事故を起こしやすいと報告しているが，FTLDとADの運転能力や事故につながる神経心理

表 2　認知症の背景疾患別運転行動，危険性，事故率

	交通事故率（人）	事故 / 危険運転特徴
アルツハイマー病（$n = 41$）	39.0%（16）	迷子運転 枠入れで接触事故
血管性認知症（$n = 20$）	20.0%（4）	操作ミス 速度維持困難
前頭側頭葉変性症（$n = 22$）	63.6%（14）	信号無視，追突事故 わき見運転
全体（$N = 83$）	41.0%（34）	認知症の原因で差異を認める

（池田　学：平成 17 年度 厚生労働科学研究費補助金（長寿科学総合研究事業）「痴呆性高齢者の自動車運転と権利擁護に関する研究」平成 15〜17 年度総合研究報告書（主任研究者：池田　学）．2006）

学的要因は大きく異なることから，今後は交通違反や交通事故といった観点から，認知症や認知機能との関連性を医学的に検討することが重要である．DLB の運転能力に関する医学的検討はほとんどなく，今後の検証が必要である．

　なお，軽度認知障害は免許停止とはならないが，6 か月に一度の再評価が必要とされ，認知症への進行などの見極めが重要である．したがって，今後は軽度認知障害レベルでも運転能力に影響があるのかないのか，また，どのような機能が運転能力や事故につながるのか，といった医学的検討が課題と思われる．現時点でも，軽度認知障害者に対する運転能力の維持についてさまざまな検討が報告されているが，慎重な対応や生活指導が必要である．とくに MMSE や HDS-R の点数のみでの判断は禁物であり，心理検査や画像検査に加え，ADL（activities of daily living）評価などを含めた総合的な評価に基づいて臨床診断を行い，過剰診断や過少診断の可能性を考慮すべきである．地方都市では，高齢者や認知症の人が自動車運転をやめにくい事情があることは周知のことであるが，医療的な診断と生活指導的な面での自動車運転への対応に矛盾が生じないような配慮も必要である．医師から認知症の診断告知を受けても，認知症であればその告知を忘れたり，理解できない場合もありうる．そのため，運転をやめても地域で生活できるような具体的な支援がないまま，運転中断を告知しても，無免許運転や BPSD の悪化がみられることもありうるため，運転免許の自主返納や運転中断には認知症の人の納得が重要である．また，抗認知症薬の使用は適応外使用となり，医療保険上も問題となりうるため，処方の際は本人，家族にも十分説明を行う必要がある．

5．自主返納制度と認知症者の運転中止後支援

　運転免許の自主返納制度とは，運転に不安を感じている高齢ドライバーの方などに対して，自主的に運転免許を返納しやすい環境づくりを行い，また，そのご家族や地域で高齢者の運転について考える機会をつくることで，高齢ドライバーの交通事故を防止することを目的と

した制度であり，1998年の改正道交法で制度化された．都道府県の公安委員会では2002年から，返納者が申請すれば顔写真付きの「運転経歴証明書」が発行される．本人確認の身分証として当初は6か月間有効だったが，2012年4月以降は無期限になり，以後，自主返納者が増加傾向である．最近は運転免許センターのほか，居住地の警察署でも手続きが可能となっている．また，自主返納により事業所や自治体等が，運転免許を自主的に返納して運転経歴証明書の交付を受けた高齢者に対して，商品の割引などの特典やサービスを提供することによって生活支援を行うなど，地元の警察の窓口での相談が有効である．最近は，自主返納が一定の基準を満たした代理人が行うことも可能となる自治体もあるため，今後ますます自主返納が進んでいくものと思われる．一方で，認知症対策の一環として，認知症初期集中支援事業が各自治体で取り組まれているが，難聴や視力障害，講習予備検査の複数回受検への懸念も問題となっており，やはりきちんとした認知症の診断や早期発見の取組みがまず行われるべきであり，本来運転が可能な高齢者が，難聴や視力障害のために運転継続に支障をきたす場合や高齢という理由だけで免許の自主返納が促されてしまい，過剰診断につながることは避けなければならない．したがって，主治医も関与する診断書の作成を円滑に進めるために，自主返納の促進と返納後の支援策の強化が今後ますます重要であると思われる．

　なお，認知症と一度診断され，自主返納をしたあとでうつ病であったと判明しても，運転免許を一度返納してしまえば，免許の再発行はできない．したがって，運転をするためには再度初めから運転免許試験を受ける必要が生じるため，認知症の診断や判定にあたっては慎重な姿勢が必要とされる．

6. 臨床的対応
── 関連学会の提言と地域連携 ──

　認知症と運転に関しては最近，社会的問題にもなっており，改正道交法施行に関する認知症関連学会の提言と対応マニュアルが作成されている．日本医師会では「かかりつけ医向け認知症高齢者の運転免許更新に関する診断書作成の手引き」をウェブサイトで公開している[11]．どのような事例が，専門医による診断を勧められて紹介されてくるのかを理解しておくためにも，専門医やサポート医も目を通しておく必要があると思われる．たとえば，かかりつけ医のいない「認知症のおそれがある」と判定された者は公安委員会が全額公的費用で賄うこととなるが，かかりつけ医の存在が確認された場合，公安委員会は診断書提出命令を発行し，「医師の皆様へ」という通知を持参して医療機関を受診することとなる．保健医療機関における認知症の診断に係る診察・検査などの費用については原則として保険請求が可能であるが，診断書発行に係る費用は本人負担となる．かかりつけ医からの専門外を理由に専門医療機関が診断書作成の依頼や受診を受ける場合は，診療情報の提供を受けなければ応需側である専門機関も医療保険での診断や検査ができないとも解釈されるため，かかりつけ医と専門医療機関では，紹介状や診療情報提供などの連携が重要である．他方，認知症にか

かわる専門学会である日本認知症学会など認知症関連 5 学会（日本神経学会，日本神経治療学会，日本認知症学会，日本老年医学会，日本老年精神医学会）が，「認知症高齢者の自動車運転に関する専門医のための Q & A 集」をおのおののウェブサイトで公開している [14]. そこでは，診断書作成にあたって判断に迷うような事例への対応が具体的に示されており，専門医には一読してほしい. また，認知症関連学会の改正道交法施行に向けての提言で，日本老年精神医学会は，その提言のなかで改正道交法の趣旨に賛同しつつ，高齢者の尊厳を守り，生活の質を保証することが，法の実効性を上げるために不可欠であることを強調している [12]. そして，①道路交通インフラの安全対策，高齢運転者を支援するハードウェアの開発促進，②運転免許証の取消し・自主返納に対応する「生活の質」の保証，③高齢者講習会での実車テスト等の導入，④「認知症」と一括されていることの問題点，について早急な対策を促している. また，日本認知症学会を中心とする関連 4 学会も同様に，省庁横断的な対策の構築には全面的な協力を表明する一方で，①運転中止後の生活の質の保証と運転免許証の自主返納促進，②初期認知症の人の運転能力の適正な判断基準構築のための研究推進と実車テスト等の導入の早急な検討を促している [13]. 今後の課題としては，医学的な診断技術の発展も期待されることから，①認知症の診断・告知・薬物治療と運転の是非について，②MCI（mild cognitive impairment）など，軽度認知障害などの診断，評価と，半年ごとの診断書作成の是非について，③独居者の認知症もしくは MCI の判断と，運転のあり方，指導，④認知症が発症していない段階での，疾患への罹患と運転のあり方，⑤地域限定免許など特定条件のもとでの運転の可否などさまざまな技術応用により解決可能なことをより現実の臨床場面で実現させていくかが，老年精神医学の役割と期待される.

7.　ま と め

　医師は，運転中断の勧告をするのみではなく，認知症の背景疾患や重症度を踏まえたうえで，「なぜ目の前の認知症患者は運転にこだわるのか」という心理社会的視点をもっておく必要がある. 運転中断後の通院や生活の継続性を提案することで，中断勧告を受け入れやすくすることが重要である. 荒井由美子らは，認知症高齢者が運転を中断しても地域生活が可能となるような心理教育マニュアルを作成している [2]. これは「荒井由美子：認知症高齢者の自動車運転を考える家族介護者のための支援マニュアル©」というもので，ぜひ，入手していただき参照していただきたい.

文　献

1) 新井　誠：アルツハイマー型痴呆に関する権利擁護について；4 年目を迎えた成年後見制度. 老年精神医学雑誌，**15**（増刊-Ⅰ）：18-20（2004）.
2) 荒井由美子：認知症高齢者の自動車運転を考える家族介護者のための支援マニュアル©；認知症高齢者の安全と安心のために［第 2 版］.（2016）.
3) Fujito R, Kamimura N, Ikeda M, et al.: Comparing the driving behaviours of individuals with fron-

totemporal lobar degeneration and those with Alzheimer's disease. *PSYCHOGERIATRICS*, **16** (1)：27-33（2016）.

4）上村直人，井関美咲，谷勝良子ほか：認知症患者の自動車運転の実態と医師の役割．精神科，**11**（1）：43-49（2007）.

5）警察庁：道路交通法等の改正．Available at：https://www.npa.go.jp/bureau/traffic/law/index.html

6）警察庁：道路交通法の一部を改正する法律案要綱．第一　高齢運転者対策の推進を図るための規定の整備　三　臨時適性検査等に関する規定の整備（法第百二条関係）.2015 年 3 月 10 日．Available at：https://www.npa.go.jp/syokanhourei/kokkai/270310/01_youkou.pdf

7）警察庁：平成 30 年度 警察庁事業「高齢運転者交通事故防止対策に関する提言」の具体化に向けた調査研究に係る「認知機能と安全運転の関係に関する調査研究」調査研究報告書．2019（平成 31）年 3 月．

8）警察庁：「改正道路交通法（高齢運転者対策・第二種免許等の受験資格の見直し）の施行に向けた調査研究」調査研究報告書．令和 3 年 3 月．Available at：https://www.npa.go.jp/koutsuu/menkyo/kaisei_doukouhou_r02/final_report.pdf

9）警察庁：令和 4 年版警察白書　統計資料．（2022）.Available at：https://www.npa.go.jp/hakusyo/r04/index.html

10）警察庁交通局長：警察庁丙交企発第 42 号，丙交指発第 12 号　丙規発第 9 号，丙運発第 14 号「道路交通法の一部を改正する法律の施行に伴う交通警察の運営について」1 一定の病気等に係る運転者対策の推進を図るための規定の整備（2）内容　イ 一定の病気等に該当する者を診察した医師による診察結果の届出に関する規定の整備（法第 101 条の 6）.平成 26 年 3 月 14 日．Available at：https://www.npa.go.jp/pdc/notification/koutuu/kouki/kouki20140314.pdf

11）日本医師会：かかりつけ医向け認知症高齢者の運転免許更新に関する診断書作成の手引き～改定版～．令和 4 年 4 月．Available at：https://www.med.or.jp/dl-med/doctor/ninmen/20220513kaigo_tebiki.pdf

12）日本老年精神医学会：改正道路交通法施行に関する提言．平成 28 年 11 月 15 日．Available at：http://www.rounen.org

13）日本神経学会ほか：改正道路交通法施行に向けての提言について．平成 29 年 1 月 6 日．Available at：http://www.neurology-jp.org/news/pdf/news_20170111_01_01.pdf

14）日本神経学会ほか：認知症高齢者の自動車運転に関する専門医のための Q & A 集．平成 29 年 3 月 14 日．Available at：http://dementia.umin.jp/pdf/road_qa.pdf

16

介護保険制度

1．はじめに

　介護保険法は2000年4月に施行され，2005年，2008年，2011年，2014年，2017年，2020年，2023年にと，それぞれ3年ごとに改正が行われてきた．介護保険導入の背景には，超高齢化に伴い，要介護高齢者の増加，介護期間の長期化を踏まえ，核家族化の進展，介護者の高齢化があった．そこで，介護保険制度は介護の社会化を目指し，自立支援，利用者本位，公的社会保険制度の確立を目的に構築された．改正の概要はそれぞれの時代や状況により異なるが，主な改正点は「介護予防」「地域包括ケア」の導入である．すなわち，地域での医療と福祉の連携が重要視され，市町村の主体的取組みの推進，重度化した利用者の在宅療養のニーズの担保などが焦点となっている．介護保険制度は改訂されるたびに複雑化しており，すべてを把握することはむずかしくなっているが，医師として必要な知識は得ておく必要がある．とくに認知症診療や在宅診療を実践する場合，介護保険サービスの知識と医療と福祉の連携を踏まえ，制度の活用は必須である．

2．2000年介護保険創設の背景と目的

　介護保険制度は超高齢社会を前に，高齢化に伴う介護問題を解決する手段として，また介護の社会化を目的に創設された．それまで福祉は措置制度が原則であったが，公的保険制度を導入することで，福祉は措置制度から契約制度へと大きく転換され，介護の社会化が推進された．また，主体は利用者であり，利用者の自己決定，自己選択を原則とした．また介護事業者の参入が自由化され，介護サービスの民間活用が狙いのひとつとなった．日本全体でどこでもあまねく介護サービスが利用できる環境が必要であった．

　介護保険の保険料は40歳以上（第2号被保険者）で毎月保険料の支払いが必須である．一方，介護サービスは市町村が保険者であり，介護保険サービスの利用時には申請主義であ

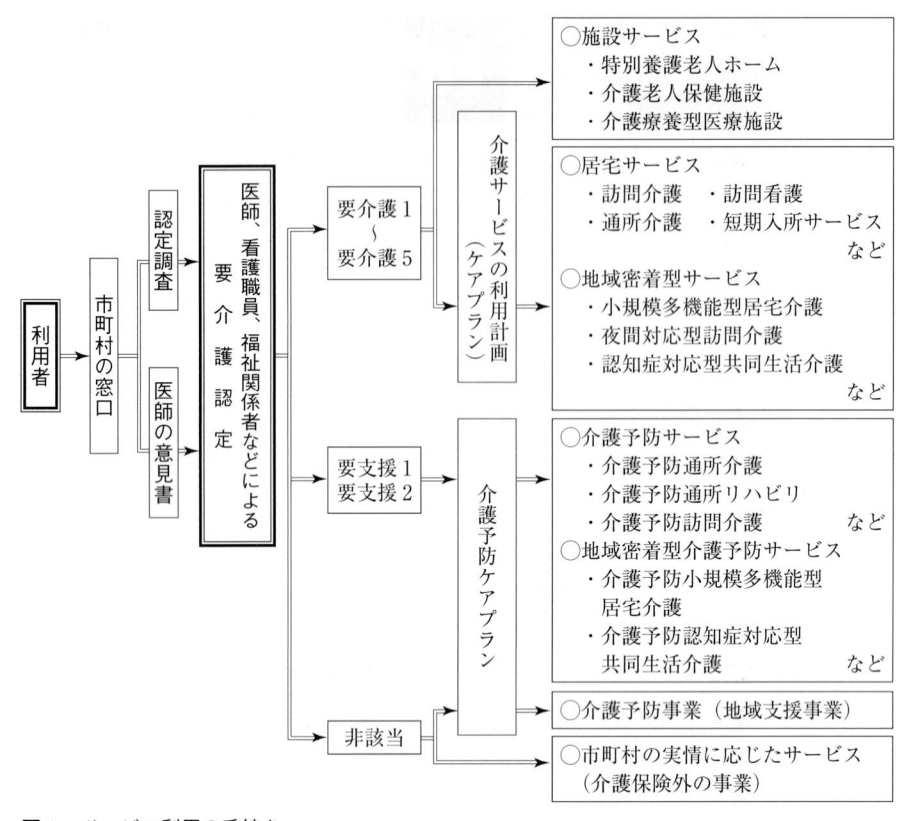

図1　サービス利用の手続き

る．すなわち，介護サービスの利用の際には，保険者である市町村に申請を行う．初めの手続きとしては認定調査を受け，主治医意見書が必要となる．その結果を受けて，各地域の介護認定審査会で検討される．その後，市町村長の名前で認定が通知される．サービスの利用の手続きの流れを図1に示した．

　介護サービスの種類を図2に示した．2006年4月よりはこれまでのデイサービスやショートステイなどの介護サービスに加えて介護予防サービスが加わった．こうした介護サービスを利用しつつ，在宅介護を継続したりすることになる．また一方介護保険では，さらにサービス内容を担保し，本人の自己決定を支えるためにケアマネジメント制度を導入している．さまざまな障害をもつ人に対して，ケアアセスメントを行い，ケアプランを立案したのち，介護サービスなどを提供し，その後モニタリングをする一連の行為をケアマネジメントという．日本の介護保険制度において，介護支援専門員（ケアマネジャー）をおき，ケアマネジメントが介護サービスや施設利用において必要な制度として位置づけられた．認知症ケアにおいても，ケアマネジャーが適正な介護サービスの提供を図ることになっている．

市町村が 指定・監督を行うサービス	都道府県が指定・監督を行うサービス	
◎地域密着型サービス 　○夜間対応型訪問介護 　○認知症対応型通所介護 　○小規模多機能型居宅介護 　○認知症対応型共同生活介護 　　（グループホーム） 　○地域密着型特定施設 　　　　入居者生活介護 　○地域密着型介護老人福祉施設 　　　　入所者生活介護	◎居宅サービス 　【訪問サービス】 　○訪問介護（ホームヘルプサービス） 　○訪問入浴介護 　○訪問看護 　○訪問リハビリテーション 　○居宅療養管理指導 　○特定施設入居者生活介護 　○特定福祉用具販売 　【通所サービス】 　○通所介護（デイサービス） 　○通所リハビリテーション 　【短期入所サービス】 　○短期入所生活介護（ショートステイ） 　○短期入所療養介護 　○福祉用具貸与 ◎居宅介護支援　　◎施設サービス 　○介護老人福祉施設 　○介護老人保健施設 　○介護療養型医療施設	介護給付を行うサービス
◎地域密着型介護予防サービス 　○介護予防認知症対応型通所介護 　○介護予防小規模多機能型居宅介護 　○介護予防認知症対応型共同生活介護 　　（グループホーム） ◎介護予防支援	◎介護予防サービス 　【訪問サービス】 　○介護予防訪問介護（ホームヘルプサービス） 　○介護予防訪問入浴介護 　○介護予防訪問看護 　○介護予防訪問リハビリテーション 　○介護予防居宅療養管理指導 　○介護予防特定施設入居者生活介護 　○特定介護予防福祉用具販売 　【通所サービス】 　○介護予防通所介護（デイサービス） 　○介護予防通所リハビリテーション 　【短期入所サービス】 　○介護予防短期入所生活介護 　　（ショートステイ） 　○介護予防短期入所療養介護 　○介護予防福祉用具貸与	予防給付を行うサービス

図2　介護サービスの種類

3. 2005年介護保険制度の改正

　2005年に介護保険の改正がなされ，2006年4月より改正介護保険が施行された．その趣旨は，2003年の高齢者介護研究会による報告「2015年の高齢者介護」をベースに，超高齢化に突入する前の2015年に備えて，保健医療福祉の方向性を提言したものである．そこで，要介護高齢者の半数が認知症をもち，介護施設入所者の8割が認知症をもつというデータに基づき，今後は身体ケアから認知症ケアに重点を移し，介護予防の重要性が認識された．その結果，認知症ケアの普遍化を目指すことが指摘された．その第1段階として，2004年12月に「痴呆症」から「認知症」への名称変更がなされた．これは疾患のイメージチェンジが目的とされた．すなわち，認知症への偏見をなくし，認知症への理解を進めることを目的とした．つまり，認知症ケアの方向性として，政策的に認知症対策が重要であり，地域包括ケアの進展が重要であるとの位置づけがなされた．具体的には，小規模多機能型居宅介護の創設である．また，地域における総合的・継続的な認知症ケア支援体制の整備として，地域包括支援センターでの早期発見・診断への支援，相談体制や家族支援などが役割とされている．医師はとくに認知症の早期発見と診断に重要な役割を果たす必要がある．こうしたサービスは「生活圏域」単位のサービス基盤の整備が考えられており，認知症ケアに関する人材育成（専門資格化を含む）が重要であり，さらに高齢者虐待の防止，権利擁護システムの強化にも重点がおかれるようになっている．

　地域密着型サービスは地域に根ざし，市町村の指定，監督を行うサービスとして位置づけられた．とくに小規模多機能型居宅介護サービスは在宅を1日でも長く続け，リロケーションダメージを回避することで，新しい形のサービスといえる．認知症をもつ人にとって有用な地域の認知症や独居高齢者対策サービスとして期待される．その後，グループホームへの住み替えが考えられている．今後は，民間のサービス付き高齢者賃貸住宅等の住居の拡充が推進されている．また，認知症生活介護としてのグループホームサービスの進展を踏まえて，介護施設においてもユニットケア化が徐々に図られた．

4. 地域包括支援センターの役割

　2005年改正介護保険の目玉は全国4,500か所以上に及ぶ地域包括支援センターの開設であった．総合的な介護予防システムの確立やケアマネジメントの体系的な見直しを踏まえ，地域における総合的なマネジメントを担う中核機関として創設された．専門職種として，社会福祉士，保健師，主任ケアマネジャーの保健医療福祉に携わる専門職種が必置とされている．認知症や介護者もこの支援センターの直接的もしくは間接的な対象となる．図3にイメージ図を示し，表1にその機能をまとめた．認知症対策に対しても，地域包括支援センターは利用される．介護予防や相談支援，さらに高齢者虐待防止がその役割である．

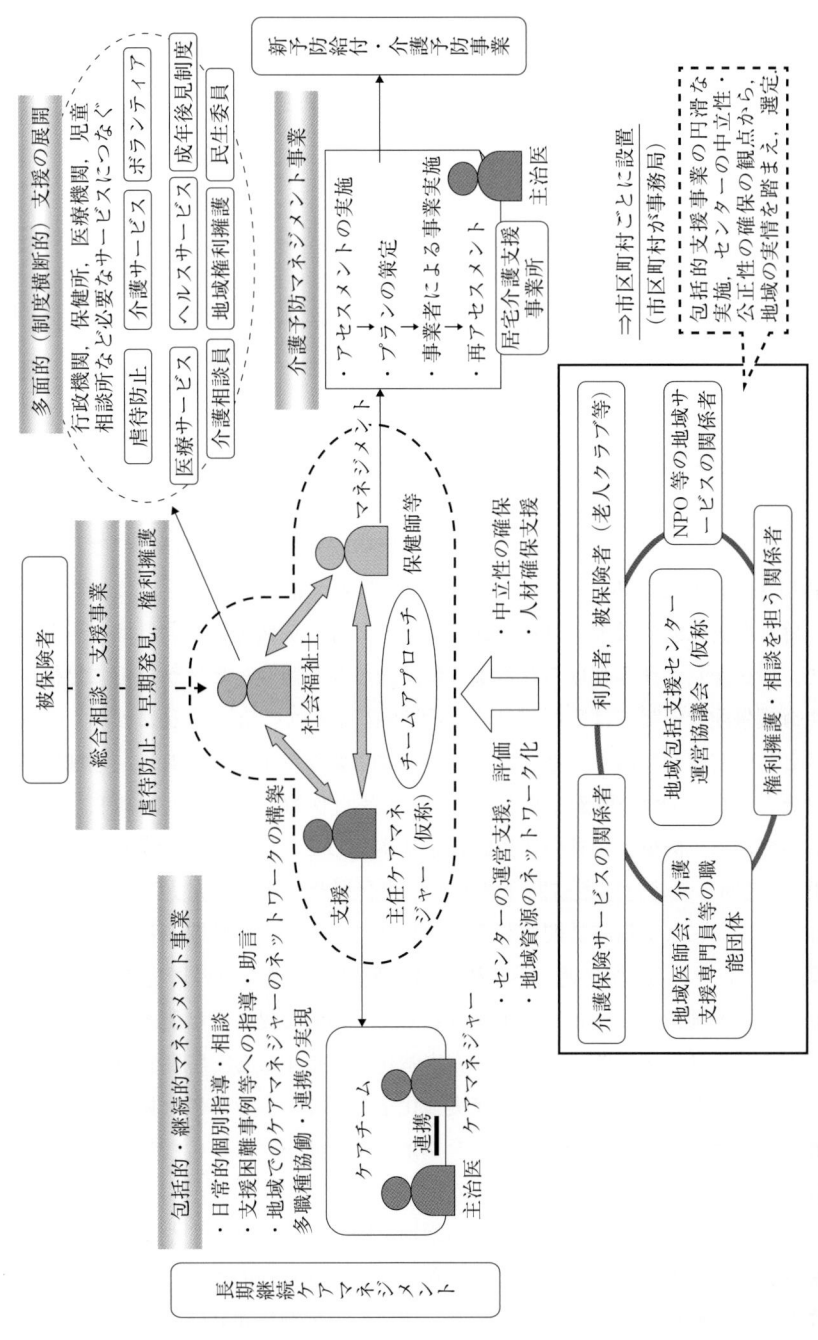

図3　地域包括支援センター（地域包括ケアシステム）のイメージ

表 1　地域包括支援センターの 4 つの機能

1．総合的な相談窓口機能
初期相談対応，相談支援，実態把握，権利擁護　等
2．介護予防マネジメント
介護予防プランの作成等の介護予防サービスの利用に要する業務
介護予防サービスの一部実施　等
3．包括的マネジメント（マネジメントの統括）
市町村，関係機関との調整
ケアマネジメント等のバックアップ　等
4．権利擁護

5．2011 年介護保険改正

　介護保険の改正において，最大の焦点は保険財政の安定化であり，ひいては介護保険の継続性をどう担保するかである．そして，この 2011 年の改正の目玉は「地域包括ケア」であり，それ以降も介護保険の最大の目標理念となっている．地域包括ケアとは，小さい規模の生活圏域で，住民が長く住み続けられるように，医療と介護サービスが適正に提供されることである．介護保険サービスはそれぞれの生活圏域において，在宅療養にはなくてはならないサービスとして定着しており，どう改良するかが重要なポイントである．地域包括ケアの推進の中身としては，5 つの要素からなる．すなわち「医療」「介護」「予防」「住宅」「生活支援」の 5 つである．医療と福祉の連携強化を基本として，地域密着型サービスに追加される 24 時間定期巡回・随時対応型訪問介護看護と複合型サービスの充実，すなわち定期巡回のほかにオンコールによる随時訪問を行うサービスである．複合型サービスとは，訪問介護や訪問看護，訪問リハ，通所介護，小規模多機能型居宅介護などの居宅系と地域密着型系サービスからなる 2 種類のサービスを組み合わせて一体的な提供を可能とするものである．

　また，訪問看護やリハビリテーションの充実強化を目指すこと，特別養護老人ホームなどの介護拠点の整備をし，介護サービスの充実強化を行うこと，さらには見守り，配食，買い物などの在宅サービスを強化すること，インフォーマルサービスを含む多様な生活支援サービスの確保や権利擁護を支援することである．

　さらに，一人暮らし，高齢夫婦のみ世帯の増加を踏まえ，さまざまな生活支援サービスを推進し，高齢になっても住み続けることのできるバリアフリーのサービス付き高齢者向け住宅の整備を行うことが柱となっている．また，認知症の徘徊見守りサービスはインフォーマルケアを含む重要な地域のネットワークの構築を必要としている．

6．2017 年介護保険改正

　2017 年にも介護保険の改正が行われた．内容としては，地域包括ケアの強化推進が重点

化されており，とりわけ地域ケア会議の推進と自立支援型ケアマネジメントへの転換をすること，在宅医療と介護連携の推進が重点化された．また，介護予防の横展開も推進されてきた．さらに，年収 340 万円以上の高齢者は 3 割負担となり，療養病床は廃止され，介護医療院に転換される．地域包括支援センターの機能強化を行い，地域共生型を目指すこととされている．また，認知症施策の推進も継続される．地域共生社会の構築が謳われ，今後の地域でのまちづくり，人づくりと高齢者介護サービス提供体制の見直しが図られている．

7．2020 年介護保険改正

2020 年の改正では，地域住民の支援ニーズに対応する市町村の包括的な支援体制の構築支援と医療・介護のデータ基盤の整備の推進が主な目玉であった．体操，会食，茶話会，認知症予防，趣味活動などの住民主体の通いの場の整備等，地域介護予防活動支援事業が推進された．後期高齢者健診において，フレイル健診が導入された．介護現場においては，介護ロボットの導入や ICT（情報通信技術）化も図られている．

8．2023 年介護保険改正

2023 年の改正では，介護需要の増大や介護人材不足の深刻化に対応するために，基本的な視点として「地域包括ケアシステムの深化・推進」「自立支援・重度化防止に向けた対応」「良質なサービスの効率的な提供に向けた働きやすい職場づくり」「制度の安定性・持続可能性の確保」が提示されている．これらの要点を通じて，質の高い介護サービスの提供と制度の改善が求められている．介護予防支援が居宅介護支援事業所でも可能になった．また，詳細な財務状況の報告が義務づけられる．科学的介護情報システム「LIFE」の活用が推進され，介護情報を管理する基盤の整備も加速される．

9．介護保険制度における認知症対策の概要

介護保険の対象として，認知症対策が大きな焦点のひとつである．国の施策もその時々のニーズに合わせて徐々に進展してきている．認知症対策は介護保険制度の充実なくして語ることはできない．認知症に対する地域の取組みはさまざまな面で実施されている．市民への教育として認知症サポーター研修が導入され，修了者は 1400 万人を超えている．また，かかりつけ医に対する認知症対応力向上研修ではすでに 60,000 人以上の医師が研修を修了している．この講師役としての認知症サポート医研修が実施されており，14,000 人を超える医師が研修を修了している．さらに，国では認知症疾患医療センターを設置して，安心して認知症の人が医療を受け入れることができるように，また地域と連携ができるようにその整備が行われている．

認知症施策の総合的な推進について

○平成27年に「認知症施策推進総合戦略～認知症高齢者等にやさしい地域づくりに向けて～」(新オレンジプラン) を策定し、認知症の人の意思が尊重され、できる限り住み慣れた地域のよい環境で自分らしく暮らし続けることが出来る社会の実現に向けた取組みを進めてきた

○平成30年12月には、認知症に係る諸問題について、関係行政機関の緊密な連携の下、政府一体となって総合的に対策を推進することを目的として「認知症施策推進関係閣僚会議」が設置され、本年6月18日に「認知症施策推進大綱」が取りまとめられた

認知症施策推進大綱 (概要) (令和元年6月18日認知症施策推進関係閣僚会議決定)

【基本的な考え方】
認知症の発症を遅らせ、認知症になっても希望を持って日常生活を過ごせる社会を目指し認知症の人や家族の視点を重視しながら「共生」と「予防」※を車の両輪として施策を推進

※1 「共生」とは、認知症の人が、尊厳と希望を持って認知症とともに生きる、また、認知症があってもなくても同じ社会でともに生きる、という意味
※2 「予防」とは、「認知症にならない」という意味ではなく、「認知症になるのを遅らせる」「認知症になっても進行を緩やかにする」という意味

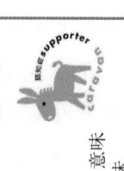

コンセプト

○認知症は誰もがなりうるものであり、家族や身近な人が認知症になることなどを含め、多くの人にとって身近なものとなっている

○生活上の困難が生じた場合でも、重症化を予防しつつ、周囲や地域の理解と協力の下、本人が希望を持って前を向き、力を活かしていくことで極力それを減らし、住み慣れた地域の中で尊厳が守られ、自分らしく暮らし続けることができる社会を目指す

○運動不足の改善、糖尿病や高血圧症等の生活習慣病の予防、社会参加による社会的孤立の解消や役割の保持等が、認知症の発症を遅らせることができる可能性が示唆されていることを踏まえ、予防に関するエビデンスを収集・普及し、正しい理解に基づき、予防を含めた認知症への「備え」としての取組を促す。結果として70歳代での発症を10年間で1歳遅らせることを目指す。また、認知症の発症や進行の仕組みの解明や予防法・診断法・治療法等の研究開発を進める

具体的な施策の5つの柱

認知症の人や家族の視点の重視

① 普及啓発・本人発信支援
・企業・職域での認知症サポーター養成の推進
・認知症とともに生きる希望宣言の展開 等

② 予防
・高齢者等が身近で通える場「通いの場」の拡充
・エビデンスの収集・普及 等

③ 医療・ケア・介護サービス・介護者への支援
・早期発見・早期対応の体制の質の向上、連携強化
・家族教室や家族同士のピア活動等の推進 等

④ 認知症バリアフリーの推進・若年性認知症の支援・社会参加支援
・認知症になっても利用しやすい生活環境づくり
・企業認証・表彰の仕組みづくり
・社会参加活動等の推進 等

⑤ 研究開発・産業促進・国際展開
・薬剤治験に即応できるコホートの構築 等

図4 認知症施策推進大綱概要 (2019年6月18日)

　こうした地域での人材育成と同時に，各市町村では認知症ケアマップの作成や徘徊見守り SOS ネットワークの構築も実施されてきている．すなわち，認知症対策の国家戦略として，2012 年以降オレンジプラン（認知症施策推進 5 か年計画）と 2015 年には新オレンジプラン（認知症施策推進総合戦略〜認知症高齢者等にやさしい地域づくりに向けて〜）が発出されている．内容は，認知症に係る人材育成や啓発，医療介護サービスの充実，認知症バリアフリーや研究開発などを推進する取組みである．なかでも若年性認知症対策が進展してきている．若年性認知症コールセンターの設置や若年性認知症支援コーディネーターを各地に配置し，市町村では認知症地域支援推進員を配置し，認知症対策を進めている．また，認知症初期集中支援チームの活動は認知症の早期発見につながり，大きな役割を果たしている．

　その後，2019 年 6 月 18 日に「認知症施策推進大綱」がとりまとめられた．認知症になっても住み慣れた地域で自分らしく暮らし続けられる「共生」を目指し，認知症バリアフリーの取組みを進めていくとともに，共生の基盤のもと，認知症カフェなど寄り添う場の拡大を図り，「認知症予防」の取組みを市町村ごとに行うことが推進されている（図 4）．現在では，認知症サポーターをチームオレンジとして登録制にしつつ，認知症の人の生活支援を強化しつつある．

10.　おわりに

　介護保険はもともと新たな時代への挑戦であり，当初より鹿児島大学元学長の井形昭弘氏によれば「走りながら考える」とされた．つまり，継続的な法律の改正を経て，継続させることが重要であり，よりよい制度に変えていく必要がある．2008 年には厚生労働省において緊急プロジェクト委員会が開催され，政策の方向性の指針が出され，その後 2013 年にはオレンジプラン，2015 年には新オレンジプランと続き，認知症施策は国家戦略のひとつと位置づけられた．これらの政策により，認知症対策がさらに前進することが必要である．

参考文献

1) 阿部　崇：Q&A でわかる 利用者と共有する介護保険のポイント；2012 年 4 月改正で何が変わったか．じほう，東京（2012）．
2) 阿部　崇：患者さんのこれからとこれからの患者さんのための かかりつけ医介護保険ガイド．じほう，東京（2013）．
3) 遠藤英俊ほか：かかりつけ医のための認知症マニュアル．社会保険研究所，東京（2017）．
4) 日本医師会（編）：認知症トータルケア．日本医師会雑誌，**147**（特別号（2）），日本医師会，東京（2018）．
5) 鈴木憲一：介護保険制度の見直し；新予防給付を中心として．群馬県医師会報，676：8-16（2004）．
6) 田中　元：改正介護保険法ポイント解説．ケアマネジャー，**13**：32-37（2011）．
7) 東京都福祉保健局医療政策部医療政策課：今そしてこれから在宅医療を支える皆さんへ　在宅医療実践ガイドブック；多分野融合型連携をめざして．東京都医師会，東京（2008）．

17

成年後見法と日常生活自立支援事業

1. 成年後見制度の概略

　介護保険制度と同じ 2000 年 4 月から施行されている成年後見制度の概略について述べる [1,2]．この成年後見制度は家庭裁判所の審判によって決められる法定後見制度と，個人が自分の意思で契約を結ぶ任意後見制度の 2 つに分けられる．

1）成年後見制度の歴史

　成年後見制度の前身である，禁治産，準禁治産制度は，1890 年，旧民法によって法制化された．この制度の対象は，民事上責任無能力者，刑事上責任無能力者，瘋癲者（ふうてん），および妻とされ，制度の目的は，無能力者の財産の保全，扶養義務者の保護，公益への配慮（公的扶助を要するような事態の予防），推定相続人の相続期待権保護が挙げられていた．まもなく改訂された 1898 年の明治民法でも，制度の目的に変更はなかった．

　第二次世界大戦が終わり，1947 年には新民法が制定された．対象者から妻が除かれ，申立権者から戸主が除かれ，制度の目的は，本人の財産保全，扶養請求権の保全，配偶者その他の相続期待権の保全，扶養義務の発生予防，社会・公共に対する危害の予防，公的財政負担発生の予防とされている．新民法においても，広範な代理権，取消権・同意権によって被後見人等の財産を守るという法の骨格には，まったく変更がなかった．民法学の泰斗である我妻榮 [9] が，「禁治産者の行為は，後見人の同意のもとに行った行為であっても取り消すことができる．意思能力を欠く常況にあるのであるから，事前に同意を与えて単独に行動させることは，本人の保護のうえから言っても相手方の利益からみても危険であり，むしろ単独の行為を絶対に認めないようにすることが，制度の目的に合する」と述べていることからもわかるとおり，きわめてパターナリスティックな制度であったといってよい．

　2000 年，民法改正により，従来の禁治産，準禁治産制度はその装いを一新した．新民法では，禁治産，準禁治産制度は，成年後見制度（後見，保佐，補助）という名称に変更され，

自己決定の尊重，残存機能の活用，ノーマライゼーション等を新たな理念として掲げた．この改正について，立法担当者らは，主な改正点として，①補助，任意後見制度を創設して，より障害の軽い人の利用を促す，②市区町村長申請を創設して，家族・親族がなくても利用できるようにする，③法人後見，複数後見を認め，配偶者の法定後見を廃止することによって，制度の実効性を高める，④保佐監督人，補助監督人，法人後見監督人を明文化して，監督の実効性を高める，⑤成年後見制度と名称を変更し，戸籍記載を廃止して制度への抵抗を減らした，⑥保佐人，補助人に代理権を認めることで保護の実効性を高めた，等を挙げている．しかしながら，新しい成年後見制度も，ほとんどすべての法律行為に関する代理権，同意権・取消権を代償に財産を守るという構造そのものはまったく変更がなく，上記⑥のように，かえって後見人等の権限が強化された．

2000年の民法改正後，成年後見制度は，従来の財産を保護する制度としての機能を保ちながら，後見人がもつ広範な代理権によって，家族の支援が得られない，意思決定がむずかしい認知症高齢者の福祉サービス支援のツールとして用いられるようになった．2016年，こうした観点から制度利用を拡大することを目的として「成年後見制度の利用促進に関する法律」（略称：成年後見制度利用促進法）が定められた．

２）成年後見制度利用促進法
2016年4月8日，「成年後見制度の利用促進に関する法律」（平成28年法律第29号）（以下，促進法）が成立した．この法律は，成年後見制度の構造を変えるものではないが，これによって従来法務省が管理していた制度の中核に，厚生労働省が関与することとなった．1999年の民法改正で，個人の財産を守る制度であった従来の禁治産・準禁治産制度が，新たにノーマライゼーション，残存機能の活用，自己決定支援を理念に掲げて現在の後見制度となったが，今回の促進法は，成年後見制度の運用を，上記の新しい理念を実現するために実効性のある支援を行おうとするものである．

厚生労働省は，促進法に基づいて，成年後見制度利用促進基本計画を作成している．基本計画は2017〜2021年度の間を対象とし，この間に実施すべき成年後見制度利用促進のための対策を示し，国，地方公共団体，関係団体はそれぞれに，工程表を踏まえて施策の進捗を管理することになっている．計画に盛り込まれた今後の施策の基本的な考え方として，ノーマライゼーション（個人としての尊厳を重んじ，その尊厳にふさわしい生活を保障する），自己決定の尊重（意思決定支援の重視と自発的意思の尊重），財産管理のみならず身上保護も重視することの３点が挙げられており，具体的な施策の目標としては，利用者がメリットを実感できる制度・運用への改善，権利擁護支援の地域連携ネットワークづくり，不正防止の徹底と利用しやすさの調和を挙げている[6]．

成年後見制度に伴う，広範な代理権については，わが国がすでに批准している障害者の権利に関する条約（障害者権利条約）に抵触するという指摘[8]もある．家族支援が得られない高齢者が増加する超高齢社会において，何らかの意思決定支援が必要であることは論を俟た

表 1　補助・保佐・後見の制度の概要

		補助開始の審判	保佐開始の審判	後見開始の審判
要件	〈対象者〉（判断能力）	精神上の障害（認知症・知的障害・精神障害等）により重要な財産の管理・処分には援助を要することがある	精神上の障害により重要な財産の管理・処分には常に援助を要する	精神上の障害により日常的な買い物程度の経済行為もできない
開始の手続	申立権者	本人，成年後見人，配偶者，四親等内の親族，検察官，任意後見人，任意後見受任者，任意後見監督人，市区町村長	同　　左	同　　左
	本人の同意	必　要	不　要	不　要
同意権・取消権	付与の対象	民法 12 条 1 項の一部で，申立ての範囲内で家庭裁判所が定める「特定の法律行為」	民法 12 条 1 項各号所定の行為（審判により拡張可）	日常の生活に関する事項を除き，ほぼすべての法律行為
	付与の手続	補助開始の審判＋同意権付与の審判	保佐開始の審判	後見開始の審判
	本人の同意	必　要	不　要	不　要
代理権	付与の対象	申立ての範囲内で家庭裁判所が定める「特定の法律行為」	同　　左	財産に関するすべての法律行為
	付与の手続	補助開始の審判＋代理権付与の審判	保佐開始の審判＋代理権付与の審判	後見開始の審判
	本人の同意	必　要	必　要	不　要
責務	身上配慮義務	本人の心身の状態および生活の状況に配慮する義務	同　　左	同　　左

　　　本人の同意を要する事柄

ない．しかしながら，明治以来の禁治産，準禁治産の枠組みをそのまま継承し，保護の代償に，ほとんどすべての法的権限について代理権を取り上げる制度では，「自己決定支援」も，「ノーマライゼーション」もおぼつかない．広範な法的権限の恒久的制限を伴わない制度が必要である．さらに，現行の成年後見制度は，もともと，扶養期待権，遺産相続期待の保護を目的のなかに含む制度で，財産を守ることはできても，財産を個人のために使うためにデザインされたものではない．高齢者福祉に関する財政負担が拡大するなか，自分の資産を自分の老後のために使えるような制度設計も必要であろう．

3）法定後見制度の概略

　法定後見制度は，後見類型，保佐類型，補助類型の 3 類型からなる．表 1 に 3 類型の概略

表2　民法12条1項が定める法律行為

1. 元本の領収または利用；利息，家賃，地代等を生む財産を受領すること，預貯金の払い戻し，金銭，不動産の貸し付け等
2. 借財または保証
3. 不動産その他重要な財産に関する権利の得喪を目的とする行為
4. 訴訟行為
5. 贈与，和解または仲裁契約
6. 相続の承認もしくは放棄または遺産分割
7. 贈与もしくは贈与の拒絶または負担つきの贈与もしくは贈与の受諾
8. 新築，改築または大修繕
9. 第602条に定める期間を超える賃貸借；短期間の賃貸借であれば管理行為の範囲内とされ，同意権・取消権の対象外

をまとめて示した．

　後見類型は，従来の禁治産に相当する．後見類型の対象は，精神上の障害のために，自己の財産の管理・処分をする能力を欠く人である．後見人は，家庭裁判所による後見開始の審判と同時に，自動的に，日用品の購入等を除く，財産に関する法律行為全般について同意権，取消権をもち，財産に関するすべての法律行為について代理権をもつ．財産に関する法律行為には，直接財産を管理・処分するための法律行為にとどまらず，財産の支出ともかかわるため，医療，介護契約など身上監護を目的とする法律行為，あるいは，これらの法律行為にかかわる登記・供託の申請，要介護認定の申請なども含まれている．一方，婚姻，認知，養子縁組，嫡出否認等，いわゆる身分行為は，一身専属的な法律行為と解されるため，後見制度における，代理権，同意権・取消権の及ぶ範囲ではない．訴訟については，後見人の代理権のなかに含まれる[3]．

　保佐類型は，従来の準禁治産に相当するが，準禁治産の対象であった浪費者は，保佐類型の対象から除外された．保佐類型の対象となるのは，精神上の障害により，自己の財産の管理・処分を行うにあたって常に援助を必要とする人である．保佐人は，民法12条1項に具体的に列挙された重要な財産行為（表2）および，申請の範囲内で，裁判所が必要と認めたその他の財産行為について，同意権・取消権を有する．従来の準禁治産制度における保佐人には代理権がなかったが，2000年の改正で，家庭裁判所は，申請に基づき，本人の同意を条件に，特定の法律行為について保佐人に代理権を付与することができるようになった．保佐人に与えられる可能性がある代理権は，後見人の場合と同様，財産に関する法律行為，身上監護に関する法律行為，これに関する登記・供託の申請，介護保険の要介護認定の申請，およびこれらの事務にかかわる訴訟行為であるが，その範囲は，申立人の申請の範囲内で，家庭裁判所が必要と認め，被保佐人の同意した特定の法律行為に限定されるが，民法12条1項の範囲内に限定されるものではない．

　新設された補助類型は，精神上の障害により自己の財産の管理・処分を行うにあたって援助を必要とする場合がある程度の人を対象とする．後見，保佐類型と同様，本人以外でも申請できるが，後見，保佐とは異なり，申請者が本人でない場合，補助開始の審判開始自体に

本人の同意を必要とする．補助人には，後見人，保佐人のような審判と同時に自動的に付与される権限はなく，家庭裁判所が，本人の同意のうえで，補助人に対して申請の範囲内で，特定の行為について同意権・取消権や代理権を付与する．補助人の同意権・取消権は，本人の申請または同意を前提に，申立ての範囲内の特定の法律行為について付与される．ただし，補助人の同意権・取消権の範囲は，民法 12 条 1 項に定められた行為の一部に限定される．これに対して，補助人に付与される可能性がある代理権の範囲は，保佐人の場合と同様で，本人による申請または同意があれば民法 12 条 1 項に限定されない．

　なお，保佐制度，補助制度では，自己決定の重視という観点から，本人が行おうとする法律行為が，本人の利益を損なうおそれがないのに，保佐人または補助人が同意を与えない場合，被後見者は家庭裁判所に対して，この法律行為を行う許可を求めることができる．また，補助人に代理権を付与した法律行為であっても，被補助人は自らこれを行うことができる．

4）任意後見制度の概略

　任意後見契約とは，精神上の障害により，判断能力が不十分な状況（おおむね，補助相当以上）における自己の生活，療養看護および財産管理に関する事務の一部ないし全部を委任し，代理権を与える契約であって，家庭裁判所によって任意後見監督人が選任された時点から効果を発するという特約をつけたものをいう．法定後見制度における後見人等が家庭裁判所によって選任されるのに対して，任意後見制度は，本人の意思によって任意後見人を選任し，代理権等の詳細も本人の意思によって決めることができる．委任代理される行為は，公的後見制度同様に，財産管理に関する法律行為，身上監護に関する法律行為，関連する登記・供託の申請や要介護認定の申請等，およびこれらに関係する訴訟行為（任意後見人が弁護士ならば自ら受任し，それ以外の場合は，弁護士に依頼する権限）に限られる．法定後見制度に基づく，代理権の付与は，視点を変えれば本人の権限の制限になるので，家庭裁判所は，後見人等への代理権付与は，申請の範囲内でかつ，裁判所が必要と認める行為に限定されるが，任意後見契約は，本人の意思に基づくものと想定されるので，代理権の範囲を，自分の意思で自由に決めることができる．

　たとえば，単身の高齢者が，将来，認知症等によって自分の財産の管理運用ができないような事態になった場合に備え，信頼できる個人または法人に，あらかじめ資産管理を含む法的代理権を委ね，自分の資産を活用して自分があらかじめ指示しておいた方針で介護が受けられるように手配してもらう公正証書契約をする．ただし，その代理権が発効するのは，実際に自分の精神機能が低下し，家庭裁判所が任意後見監督人を選任した時点からである．任意後見監督人の選任を家庭裁判所に申し立てる権限をもつのは，本人，配偶者，四親等以内の親族，任意後見人受任者である．これによって，契約者は，将来，自分の能力が低下したあとも，自分の意思に従った後見を期待でき，任意後見監督人制度によって，契約の誠実な実行を担保できる．

　任意後見は，本人の意思によって行われるものであるから，家庭裁判所の審査によって決

定される法定後見制度に優先する．任意後見と法定後見が併用される事態を防ぐため，任意後見契約が登記されている人について，家庭裁判所は，原則として後見開始の審判を行うことはない（任意後見契約法10条1項）．一方，必要があって後見が開始された場合，任意後見契約は終了する（任意後見契約法10条3項）．任意後見が行われているものについて，法定後見が必要となるのは，契約時に想定した代理権では本人の保護が十分にできなくなった場合，任意後見では認められない同意権・取消権の付与が本人保護のために必要になった場合等である．

　任意後見が発効したのち，任意後見人の側から契約解除をするためには，家庭裁判所の許可が要件となるので，任意後見人の一方的都合で，意思能力を失った被後見人が保護のないまま放り出されるということはない．一方，任意後見人に不行跡その他不都合な行動があった場合，本人，任意後見監督人，親族，検察官の申立てによって家庭裁判所が審査し，事実であれば任意後見人が解任され，任意後見契約そのものが自動的に失効する．

5）成年後見制度の現状と課題

　2000年に現在の成年後見制度が発足して20年あまりが経過した．この間，制度利用の状況は大きく変化している．最高裁判所事務総局家庭局が毎年公表している統計[7]によれば，申立件数は，2000年度の9,007件から，2023年には40,951件に増加した．被後見人等（被後見人，被保佐人，被補助人）においては，高齢者の割合が増え，70歳以上の人が占める割合は，同じ期間に，女性の場合，65.4%から82.4%に，男性では31.6%から63.1%に増加した．申請者では2000年度0.5%だった市区町村長による申請が2023年には23.6%にまで増加し，配偶者や子どもによる申請が減少した．近年注目すべきは本人による申立てで，2000年度の2.9%から2023年には22.2%に上っている．本人申請の実情については，権利擁護の視点から検討を要する．審判の結果選任される後見人等の構成にも大きな変化が起こった．2000年に親族以外の第三者後見人は9.1%であったが，2023年には81.9%を占めるに至った．すなわち，この間，制度利用者のなかに占める高齢者の割合が拡大し，家族以外が申請し，第三者が後見するタイプの制度利用が増加したことになる．これらの事例の多くは，財産の管理より，後見人がもつ代理権を利用して，家族のいない認知症高齢者の福祉上の決定を代理することを主たる目的に申請されているものと考えられる．こうした側面を強化することは，上記の成年後見制度利用促進法成立の一つのきっかけとなった．

　審判の状況についても変化が起こっている．申請の認容率は2000年度の68.7%が2023年には95.3%に増加，3か月以内の審理は43.0%から87.1%に増加している．審理期間の大幅な短縮は，裁判規則で原則実施が定められている鑑定や本人の面接が90%以上の審理で省略されていることも大きく影響している．この間，家庭裁判所調査官の数はほとんど増えていないために，調査官1人あたり成年後見関連審査件数は3倍以上になっている．そのため，現在では，成年後見に関する審判は，提出書類さえ整っていればきわめて短期間の審理で，申請どおり認容されていることになる．

　こうした家庭裁判所による審査能力の低下，監督能力の低下は後見人による被後見人の財産横領などの事件を引き起こし，2014年度には1年間の横領事件が831件，横領額が56億7000万円に上った．こうした事件を防止するため，2012年，最高裁判所が後見信託制度を提唱し，一定の額を超える資産を管理する家族後見人に対して，資産の信託を強く勧めるよう提唱した．後見信託利用者数は増加し，横領事件も減少に転じたが，同時に，後見人が被後見人のために資産を使おうとするとき，いちいち家庭裁判所の許可を求める必要が起こるなど不便が生じている．成年後見利用促進法に基づく計画のなかに，不正防止の徹底と利用しやすさの調和が掲げられているのは，こうした事態に対する対応でもある．

2. 日常生活自立支援事業

1）日常生活自立支援事業の概要

　日常生活自立支援事業は，1999年10月にスタートした地域福祉権利擁護事業が，2007年に名称変更された制度である．介護保険制度の発足によって，従来は行政措置として提供されていた福祉サービスの多くが，利用者とサービス提供者との間の契約によって提供されるものとなった．このため，契約能力が低下した障害者にとっては，成年後見制度の代理権契約による以外，サービス提供者との間で対等の契約を結び，福祉サービスを利用することがむずかしくなった．地域福祉権利擁護事業は，介護保険のスタートに合わせ，認知症高齢者など，自己決定能力の低下した人の福祉サービス利用を支援するため，民法の成年後見制度を補完する仕組みとして制度化されたもので，都道府県社会福祉協議会等において実施されるものである[4]．

　同制度は，1999年10月，全国一斉にスタートし，翌2000年5月29日に成立した新しい社会福祉法によって，法的な裏づけを得ることになった[5]．2007年度から，日常生活自立支援事業と名称が改められたが，サービスの内容には変更がない．この制度の対象となるのは，精神発達遅滞，精神疾患，認知症疾患などによる精神機能の障害のために，単独では，福祉サービスを十分利用できない人たちである．この制度のなかで，社会福祉協議会等は，契約に基づいて，福祉サービス利用援助を行う．具体的なサービスの内容は，

　①福祉サービスに関する情報の提供，選択および利用に関する助言，契約の援助，利用料の支払い，苦情解決制度の利用援助など，福祉サービス利用援助，

　②年金や手当の受領手続き，医療費支払い，日用品費支払い援助など，日常的な金銭管理，

　③年金証書，預貯金通帳，権利証，契約書類，保険証書，実印，銀行印，書類等の預かり，

などである[5]．

　この事業の利用を希望する場合，利用者希望者が市区町村の社会福祉協議会等に相談する．明らかに意思能力のない進行した認知症高齢者本人の申請はできないが，後見人等，法的に代理権を有する者が，本人に代わって契約することは可能である．

　利用申請があると，各地域の基幹的社会福祉協議会に所属する専門員が，契約能力を審査

し，支援計画を策定し，援助の内容を特定したあと，都道府県の社会福祉協議会と本人との間に利用契約が締結される．社会福祉協議会との契約能力はあるか，この制度の利用対象者となりうるか等についての審査は，契約締結判定ガイドライン[10]によって行われる．判定が困難な場合は，専門員から，都道府県の社会福祉協議会のなかに設置される契約締結審査会に報告され，ここで審査が行われる．このサービスは，高額な資産の管理等を行う成年後見制度とは異なり，日常生活の自立を支援することを目的としたものであるから，契約能力の有無の審査にあたっては，利用者の必要性，利便性を優先して，場合によっては，契約締結判定ガイドラインの示す水準をかなり下回る人についても契約を認めている．

　審査を経て利用契約が結ばれると，社会福祉協議会から生活支援員が派遣されて，実際のサービスが提供される．別に，第三者的機関として運営適正化委員会が各都道府県社協のなかに設置され，制度全体の運営監視，助言，報告などを行うほか，福祉サービス一般に関する苦情解決の責務を負う．

２）日常生活自立支援事業の現状と課題

　全国社会福祉協議会の調査[11]によれば，日常生活自立支援事業の利用者は年々増加を続けており，2017年度には，相談件数2,009,914件，新規契約件数11,761件，年度末の実利用者数は53,484人に上っている．2017年7月における専門員の数は3,243人，生活支援員は14,377人である．

　同年度における利用者の障害別割合は，認知症37.9％，知的障碍者等23.3％，精神障碍者等32.2％，その他6.4％となっている．一方，新規利用者では認知症高齢者が53.3％と過半数を占める．認知症高齢者の制度利用期間が比較的短いのに対して，知的障碍者や精神障碍者の利用は長期に及ぶことなどの理由によると考えれられる．制度利用の地域格差が大きいことは，制度発足当時から変わっていない．2017年度の実績では，最も利用の多い大阪市で人口10万対実利用者数121.1人であるのに対して，最も少ない札幌市では10.9人にとどまっている．

　日常生活自立支援事業は，成年後見制度のように，被援助者の法的権限に大きな制限を加えることなく，援助者は，被援助者と文字どおり対等な立場で自立を支援することになる．したがって，この制度による支援では，障害をもつ人の意思決定を促すだけでなく，試行錯誤や，失敗経験による再挑戦など，自己決定の過程におけるさまざまな局面を寄り添ってよりよい決定に導くという手法が求められる．それだけに専門的な知識，経験と時間を要することになる．当然，地域生活が破綻して，迅速に近隣住民の苦情に対処しなければならないというような事態に至ってからの利用では効果が得られない．できる限り早期に契約して支援を続けるなかで，互いの信頼が生まれ，成年後見人のような代理権や同意権といった法的手段を用いないで自己決定を尊重していけるような信頼関係が醸し出される．

　一方，認知機能が徐々に低下していく認知症高齢者の支援においては，症状が進行したあとの福祉契約の代理や，多額の資産管理が必要になる場合も多く，今後，日常生活自立支援

事業と成年後見制度との複合的な制度設計が必要になると考えられる.

文　献

1) 法務省民事局：民法の一部を改正する法律等の概要. (1999).
2) 小林昭彦：成年後見制度の概要. 判例タイムズ, No. 1030：37-43 (2000).
3) 小林昭彦, 大門　匡 (編著), 岩井伸晃, 福本修也, 原　　司ほか (著)：新成年後見制度の解説. 金融財政事情研究会, 東京 (2000).
4) 厚生労働省：社会福祉の増進のための社会福祉事業法等の一部を改正する等の法律の概要. (2000).
5) 厚生労働省社会援護局長：地域福祉権利擁護事業の実施について. 社援第 1355 号, 平成 12 年 6 月 7 日 (2000).
6) 厚生労働省：成年後見制度利用促進. Available at：https://www.mhlw.go.jp/stf/seisakunitsuite/bunya/0000202622.html
7) 最高裁判所事務総局家庭局：成年後見関係事件の概況　平成 12 年 4 月から 13 年 3 月まで. 令和 5 年 1 月から 12 月まで. Available at：https://www.courts.go.jp/toukei_siryou/siryo/kouken/index.html
8) 田山輝明 (編著)：成年後見制度と障害者権利条約；東西諸国における成年後見制度の課題と動向. 三省堂書店, 東京 (2012).
9) 我妻　榮：新訂民法總則 (民法講義 I). 岩波書店, 東京 (1965).
10) 全国社会福祉協議会：契約締結判定ガイドライン. 全国社会福祉協議会, 東京 (1999).
11) 全国社会福祉協議会 地域福祉推進委員会 今後の権利擁護体制の在り方に関する検討委員会：日常生活自立支援事業の今後の展開に向けて〜地域での暮らしを支える意思決定支援と権利擁護 (平成 30 年度日常生活自立支援事業実態調査報告書). 2019 年 3 月.

18

高齢者精神医学における
法と倫理的側面

1．高齢者の人権

　現代日本の社会において，その構成員たる国民は，他人に危害を加えない限り，公的権力によって私生活に干渉されることはない．これを自由権と呼ぶ．しかし，一方で，社会には公的な扶助なくしては生存することさえおぼつかない人々がいるから，こうした人々は，国家に対して憲法が保障する最低限の生活ができるよう扶助を要求する権利をもっている．これを社会権という．高齢者の人権を考えるときは，自由権と社会権のバランスが常に問題になる．

　さらに，現代日本の社会においては，他人に影響を与えないで生きていくことは現実的には不可能に近いことから，個人の自由権の主張が周囲の人の人権と相克することも珍しくない．たとえば，都会のアパートで生活している一人暮らしで身寄りのない高齢者が，軽度の認知症状を発症し，ゴミ出しの日をまちがえたり，やかんの空だきでボヤ騒ぎを起こしたりするようになったとしよう．本人は施設入居を強く拒み，たとえ飢え死にしても，一人で暮らし，一人で死んでいきたいと希望したとする．一人で暮らしたいという意思を尊重するのが自由権，そうはいっても一人では安全な生活ができないのだし，本人は認知症によって意思能力が減退しているのだから必要な保護はすべきであるというのが社会権の考え方である．可能な限りの在宅サービスを動員してこの高齢者の在宅生活を支援すべく自由権と社会権の折り合いをつけたとしても，アパートの隣人は常に失火の心配をしなければならず，場合によっては生存権をおびやかされることになる．失火の心配をしたアパートのほかの住民が出て行ってしまえば，家賃収入が減ることになるし，実際に燃えてしまえば収入の源を失うことになるから，アパートの持ち主は財産権がおびやかされることになる．

　理屈のうえで，人権を守れというお題目を唱えることは簡単であっても，臨床の場で日々直面する人権問題は，複雑で正解のない問題である．医療従事者はしばしば，目の前にいる自分の患者の意思を尊重しようとするあまり，患者の周囲にいる人のことを視野の外に押し

やりがちである．しかしながら，高齢の患者の多くは，たとえ一人暮らしであっても周囲の人々と無関係に生きているわけではないし，本人も周囲の人々も現実の制約のなかで生活しているわけだから，医療，福祉従事者はいたずらに理想論を振り回すことなく，冷静に周囲の状況をも勘案した現実的な判断を下すよう努めなければならない．

2．守られるべき高齢者の人権とはなにか

　日本国憲法第25条第1項は，「すべて国民は，健康で文化的な最低限度の生活を営む権利を有する」，同2項は，「国は，すべての生活部面について，社会福祉，社会保障及び公衆衛生の向上及び増進に努めなければならない」と規定している．第25条第1項はいわゆる生存権を保障する規定とされる．25条1項には「公共の福利に反しない限り」といった条件がない．すなわち，日本国憲法が保障する生存権は，基本的な人権のうち最も重要なものであり，憲法が保障する生存権とは，動物園の動物のような生存ではなく，人が人として文化的に生活を営む権利であるということが謳われている．第2項は，第1項が規定する生存権を実現するための支援を，国家に要求する社会権の規定である．この憲法の規定に則って，わが国の国民皆保険制度は，すべての国民に平等な医療機会を提供し，その成果として，日本国民は世界有数の平均寿命，健康寿命を達成した．

　さて，老年精神医学の臨床において，第25条第1項が規定する生存権とはどういうものであろうか．高齢者が健康で文化的な生活を営むために最低限必要なのは，第1に生活の場，第2にその場において安心して生活するための衣食やその人らしい生活環境の保障，第3に事故や犯罪から守られる社会的な安全の保障であろう．3世代同居が標準的な世帯構成であったかつての日本社会においては，高齢者に対する生活の場の保障，衣食の保障，社会的安全保障は，同居する次の世代の責任と考えられていた．そうした社会においては，国家，社会による高齢者に対する社会保障，人権の保障は，こうした家族支援が得られない人に対して考えれば済むものであった．しかし，第二次世界大戦のあと，徐々に進んだ核家族化，その後に起こった少子高齢化といった社会構造の変化は，しだいに家族による保護を困難にし，今日ではむしろ，家族的な保護を期待できる高齢者のほうが少数派になってしまった．世帯規模の縮小は，単身，高齢者2人，あるいは高齢者と社会的に自立していない子ども世代からなる世帯が，高齢者のいる世帯の過半数を占めるところまで進行し，今後もその傾向が進行しつつある．以下には，こうした社会情勢の変化を視野にいれて，これからの日本社会における精神医療の倫理と法的側面について検討する．

3．意思能力

　本項では，高齢者医療や福祉における法律的問題，医療倫理上の課題について論じるが，その際，常に問題になるのが高齢者の自己決定権の問題である．自己決定を尊重するために

は，高齢者がある程度の精神機能を保っている必要がある．たとえば，幻覚や妄想に支配された意思を無条件にその人の意思であるとして尊重すれば，周囲に混乱が生じるばかりか，本人の生存さえおびやかすことになる．したがって，こういう場合は無条件に自己決定権を尊重するというわけにはいかない．一方で，精神機能が障害されていればどんなときでも周囲のパターナリスティックな介入が正当化されるというわけではない．そこで評価されるのが意思能力である．意思能力とは，特定の法律関係を発生させる意思を形成し，それを表示し，結果を判断，予測できる知的能力をいう．

　この定義からして当然のことながら，意思能力は法律行為ごとに異なる．たとえば，民法は「満 15 歳に達したものは遺言をなすことができる」とし，「成年に達したものは養子をすることができる」としているから，遺言については 15 歳相当の精神機能，養子縁組に関しては 20 歳相当の精神機能を意思能力とするということになる．一方で，同じ民法でも，経済行為に関してはほぼまったく法的能力がないはずの被後見人でも遺言ができる状況があることを明示し，「被後見者の養子は後見人の同意を必要としない」としているから，経済活動における意思能力は，遺言や養子縁組，婚姻などの身分行為に関する意思能力より高いということになる．法律が定義する意思能力は，精神医学的には必ずしも自明なものではない．たとえば，15 歳に達すれば遺言に関する意思能力があるという法律の表現は明快であるが，臨床精神医学的には，15 歳相当の精神機能を一律明快に定義することはできない．また，同じ遺言をなすについても，数億の資産を，複雑な婚姻関係によって形成された複数の相続人に分けようとする遺言に必要な精神機能と，天涯孤独の高齢者が，100 万円の預金を世話になった 1 人の隣人にすべて相続させようとする遺言書を作成するのに必要な精神機能とは同じものでよいのだろうか．単純明快にみえる法律的定義も，これらの課題に定まった答えを出していない．遺言が与える影響の大きさを重視し，高い精神機能を要求する立場に立つ宇田川[10]は，「身分的行為の意思能力は，身分行為の重大性に照らし，財産行為の意思能力より高い精神能力が必要」（遺言は法律上身分行為に分類される）とするが，遺言は最後の意思であり，本人には影響がないのだからできる限りだれにでも自由に遺言ができるようにしたほうがよいという立場に立てば，「通常の財産行為における意思能力より低めないしゆるやかに遺言能力は認定されてよい」[8]ということになる．西山[5]は，英国における，Banks v. Goodfellow 裁判における判示を紹介している．この基準は，遺言をなすには，①遺言とその結果の性質を理解する能力，②必ずしも詳細を要しないが，自分の財産の性質と，③近親者の氏名および彼らの遺贈に対する要求を想起する力，④遺言者の自然な感情を曲げ，その決断に影響する病的精神状態ではないことという 4 つの条件を満たす必要があるとしている．こうした基準は精神医学的な評価にもなじみやすいし，さきに挙げた状況によって必要とされる能力に違いが出るという問題にも対応できる．こうした基準が確立すれば日常の臨床における相談においても，民事鑑定においてもよい指針となるが，わが国においては，裁判所の判断も，必ずしも一定していない．

　高齢者の意思能力評価に関しては，五十嵐禎人[1]が参考になる．

4. 高齢者医療・福祉における倫理的，法律的構造

　高齢者に限らず，医師の医療行為の基底には医療倫理があり，同時に，現代社会において他人に影響を与えるすべての行為がそうであるように，医療行為の背後には常に法律の枠組みがある．ここでは，高齢者の精神科臨床における医療行為全般についてわれわれの行動を律する医療倫理と規定する法的構造について解説する．

1）初診

　精神科の外来，とくに認知症を中心とする高齢者の外来では，時として本人が受診を希望していないか，拒否しているのに家族等によって受診させられている人を診察せざるを得ない場合がある．「本人には精神科だと言ってありません．身体検査だと言ってありますからよろしく」とか，「父についての相談だということで母も連れて行きますので何とか診察してください」といった依頼を受けることもまれではない．

　診察の初めについたうその影響は，その後の検査，説明，治療の段階まで尾を引くことになり，結局，最後まで患者を中心とした誠実な医療の足かせになる．診療は原則として本人の了解のもとに行うべきである．その場の状況に応じて柔軟に対応するべきことはいうまでもないが，家族に連れてこられた場合であっても，安易に家族に同調し，本人に真実を告げずに診療を続けてはならない．医師がいかに良心的な動機から診療を行ったとしても，精神科の診断をつけること，検査をすること自体が，本人の行動を制限したり将来の生活に関する選択の幅を狭める結果となることも少なくないからである．本人が知らないうちに精神機能の評価を行い，家族にのみその結果を告げることは，本来本人に属すべき情報を勝手に取り出し，本人の了解なく本人以外に漏らしていることにほかならない．初診の段階で，本人に受診の動機を尋ね，家族に無理矢理連れてこられたと言うなら，家族はなにを心配しているのか，あるいは，家族はもの忘れを心配しているようだが自分では心配でないのか等を率直に聞いてみるほうがよい．

　もちろん，進行した認知症や病識を欠く幻覚妄想状態，意識障害など，明らかに医療の必要性に関する判断能力を欠く場合には，同意能力のない本人の同意をうんぬんすること自体が欺瞞であるから家族と医師の同意によって診療を始めることになるが，その場合でも診療の結果が本人の不利益につながることのないように配慮する必要がある．福祉機関などの要請によって，本人の同意なく診療を開始する場合にもより慎重な配慮が必要である．

　もちろん，精神保健福祉法等による強制的な診療の場合は上記の限りではない．また，医療行為は，法的には準委任契約であると考えられるので，公的後見人には，本人を代理して受診契約を結ぶ権限がある．ただし，その場合でも本人の意思をできる限り尊重する必要があることはいうまでもない．

2）インフォームド・コンセント

　インフォームド・コンセントのない治療行為は，不法行為または債務不履行による損害賠償の対象となりうる．従来，インフォームド・コンセントの有無が裁判によって争われるのは医療過誤が証明しにくい場合の法廷戦略である場合が多かったが，最近では，インフォームド・コンセントの有無そのものが初めから争点となるような訴訟も起こっている．

　医療におけるインフォームド・コンセントの問題は，単に，患者が説明を理解して同意すれば治療を行い，同意しなければ治療しないというような単純なものではない．医師は，患者とその周囲の人々の心身の健康を維持し，時として，社会全体の健康にも資するために働くという専門家としての使命と，患者の自律を尊重するという原則とのバランスを常に考慮しなければならない．本人が医療情報を理解し，本人にとって合理的な結論に至る能力がある場合は問題は少ないようにみえるが，実際はそれほど簡単ではない．たとえば宗教的信念に従って輸血を拒否するエホバの証人の信者が，輸血を必要とする手術を拒否することを，本人にとって「合理的」な判断であると裁判所が認めたからといって，オウム真理教の教義に基づいて治療拒否する青年の意思を，本人の信仰に基づく「合理的」意思であると考えて，両親の懇願を無視して治療をやめるべきであるかとなると簡単にそうだとはいえない．患者が治療に同意しない場合のインフォームド・コンセントの問題は，臨床場面では決して単純なマニュアルで処理できる課題ではないのである．

　老年期精神医療の臨床においては，認知症などの精神疾患のために，患者が医師の説明を理解し，合理的な判断をする能力に欠ける場合が少なくない．とくに，認知症疾患は，しばしば，抽象的な思考や判断を障害するから，医学的治療のような目に見えない事柄を理解し，それを受ける場合と拒否する場合の結果を予測し，自己の利害を比較考量して合理的な判断をするというような能力は，かなり早い時期から十全とはいえなくなる．本人の意思決定能力が不十分であれば，代諾が必要となるが，わが国では代諾の権限に関する法的な枠組みがまったく存在しない．同意能力が不十分な高齢者について，治療や治験に関する同意が必要である場合，医師は，多くの場合，家族による代理同意を求めるが，これには法的根拠がない．家庭裁判所が任命した後見人であっても，法務省の立法担当者の見解によれば，医療機関と治療契約を結ぶ代理権はあっても，医療の内容に関する同意権（インフォームド・コンセントに関する代理権）はないということになっている[2]．もちろん，法律学者のなかにも，こうした立法担当者の見解に不同意の意見がないわけではない．しかしながら，民法上の後見については，精神科医も財産の管理処分に関する能力を鑑定しているにすぎず，一身の医療上の決定に関する能力を判定してはいないわけだから，後見人がいるから本人の同意より後見人の同意を優先させるというわけにはいかない．札幌ロボトミー裁判のように，法定後見人が同意していても，本人が不同意であったことを理由に医療行為が不当とされた判例も現に存在する．成年後見人の代理権と医療同意については，田山[9]，小賀野[6]に詳しい．

　いずれにせよ，意思能力の程度が疑われる患者の医療上の決定に関しては，まず，医療上の必要性，治療の妥当性を十分検討し，医師としてその治療を行うべきであるか否かを判断

することが最初である．続いて，本人，家族の同意を求め，互いに意見が異なるときは，杓子定規な意思能力判定に拘泥せず，患者を中心に家族，医療関係者すべてにとって受け入れ可能な結論を得られるよう努力を重ねなければならない．その過程や判断の根拠は，そのつど，できる限り詳細に診療録に残す必要がある．そのような意味でも，高齢患者の診察を行う場合は，早い時期に神経心理学的なアセスメントを行っておくと判断の重要な根拠になるし，あとで，係争が起こった場合にも，意思能力の有無に関する不毛な水掛け論を未然に防ぐことができる．

3）告知

　本人の意思を尊重した診察，治療を重視しようとすれば，病名告知はすべての始まりになる．認知症に対する社会的関心が高まり，自分の状態について洞察をもち，病名告知を理解できる軽度時に受診する高齢者が増えた．1999 年，「アリセプト」がアルツハイマー病治療薬として認可されたことは，早期診断に対する医師のモチベーションを高め，同時に，このあまりにも有名になった薬物が処方されることによって患者や家族は，たとえ医師が病名を告知しなくても，診断を知ってしまうことになった．そのぶんだけ，病名告知にかかわる医師の心理的ハードルが下がったといってもよい．本人に早期に病名を告知できれば，将来能力が低下したときに希望する介護方針や，財産の処理等について自分の意思をあらかじめ明示することによって，能力を喪失したあとの生活を，自分でデザインすることができる．任意後見制度や補助制度を利用すれば，自分の意思で，援助してくれる人を選び，裁判所の機能を利用してその行動を担保することも可能になるといわれる．

　しかし，早期診断，告知による上記のようなメリットは，だれにでも得られるものではない．筆者自身の臨床履歴を振り返っても，早期に告知したことで，患者や家族が，後見制度等を利用して自ら療養過程をデザインできた，と考えられる事例を挙げることは困難である．そもそも，認知症の患者にとって，病名告知そのものが非常に衝撃的な体験である．早期診断と告知は，多くの家族にとっては大きなメリットになりうるが，患者自身にとっては，一義的には絶望的な事実の告知だという認識をもたなければならない．「早く告知してあげたのだから，将来，判断能力を失ったときに困らぬようにしておきましょう」などという働きかけは，侵襲を深めるばかりである．病名告知は誠意をもって行い，患者の絶望に寄り添い，時間をかけて患者の心の旅路に付き添うことが，臨床医の義務である．

　このほか，認知症疾患の早期診断と告知には，早期診断の不確実性，告知後のフォローアップの困難さなど，クリアすべき課題も多い．それでも，少子化，高齢核家族の増加などの結果，家族の力が脆弱になり，否が応でも高齢者の自立に対する社会的要求が高まっている．老年精神医学は，検査・診断の精度を高め，告知後の心理的社会的サービスを確立することによって，こうした社会の要請にも応えなければならない．

4）精神病床への入院

　意思能力が不十分な高齢者が精神病床に入院する場合，明らかに同意能力を欠く高齢者が，入院治療が必要であるにもかかわらずこれを拒めば，医療保護入院とするのは当然であろうが，同意能力が疑わしい患者が，入院を拒まず，任意入院の書類に署名する場合は注意を要する．1988 年の精神保健福祉法以来，厚生労働省は通知によって，「任意入院における同意とは，精神病院の管理者との入院契約のような民法上の法律行為としての同意とは必ずしも一致するものではなく，患者が自ら入院を拒むことができるにもかかわらず，積極的に拒んでいない状態を含む」という見解を示してきた[7]．したがって，被後見者であっても，場合によっては任意入院の同意者となりうる．しかしながら，こうした「同意」判定が行われれば，患者が医者や家族の意向に従えば同意能力ありとして任意入院，従わなければ能力なしとして医療保護入院等の強制的な方法がとられる場合が多いから，任意入院の割合を増やすことはできても，患者の人権擁護とも，自己決定支援にも益するところはない．たとえ，患者が入院に同意しているかにみえても，十分慎重な配慮が必要である．認知症高齢者についていえば，任意入院は，自らの意思で自らの安全と人権を守る能力のある患者，医療保護入院は自分では安全や人権を守れない患者を対象とすると考えるべきである．任意入院の同意能力を認めるからには，大きな病状の変化がない限り，退院要求があれば承認できるだけの能力を確認すべきである．

5）施設内における行動制限

　精神病床内の行動制限は，精神保健福祉法の規定に従う．一方，一般病床，福祉施設，保健福祉施設においては，本人の意思に反する入院・入所，外出制限を含む施設内での行動制限には，法的根拠がない．こうした福祉，医療機関では，多くの高齢者が，認知症の診断も不確かなままに，移動の自由，通信の自由など，憲法が保障する基本的人権を制限されている．認知症高齢者は，行動を制限しなければ生存をおびやかされるからというだけの理由で，軽々に入院，入所を決めるべきではない．法的な枠組みのないところでのこうした行動の制限については，精神保健福祉法の規定に準じる程度の慎重さが要求される．すなわち，その高齢者が認知症等の精神疾患による能力低下のために，本人にとって合理的な判断ができないことを医学的に証明すること，そうした施設への入居が，本人および周囲の人々にとって求めうる最善の策であることを明らかにすること，そして，入所後は，本人が被る行動制限が必要最小限のものであることを常にモニターし続けることである．

　なお，厚生労働省は，介護保険の対象となるあらゆる施設で，拘束を原則全面禁止している[3]．しかしながら，これは，直接的身体拘束のみを対象とし，拘束の最たるものである本人の意思に反した福祉施設，保健福祉施設への入所や，入居後の外出制限については考慮されていない．

6）終末期医療における意思の決定

　高齢者であっても，認知症等の精神機能の低下がなければ，終末期医療を取り巻く法律的構造は若年者の終末期医療と変わりがない．強いていうなら，高齢になれば，同じ疾患に対する医療的措置であっても，攻撃的な医療より保存的な医療が好まれる傾向があるだろうし，医師の側が提案する医療方針についても同様の傾向が現れるであろう．しかし，いずれにしても，本人の意思能力が保たれている限り，年齢を問わず，本人の意思を尊重すべきであるという原則は変わらない．終末期になって意思能力を失っても，その直前までの精神機能がほぼ正常に保たれていたなら，本人の意思を推測することは家族等の関係者にとっても，医療者にとってもさして困難なことではないから，この場合も，推定される本人の意思に基づいて判断すればよい．

　問題が複雑になるのは，認知症など，精神機能の低下をもたらす慢性疾患の場合である．インフォームド・コンセントの項で述べたとおり，終末期に限らず，医療同意の代行は現在，わが国の法的枠組みから漏れ落ちており，公的後見人といえども，本人に代わって医療同意をなす権限はない[2]．医師は，多くの場合，家族と相談しながら認知症終末期の医療処置に関する決定を行うことになる．その場合でも，可能なら，推測される本人の意思が最も重要であり，家族としての気持ちを理解し，これを支持しながらも，本人が今，意識清明ならどう思うかを考えるよう誘導することが必要である．家族であっても別個の人格である以上，「息子としてこういう父の姿を見るに忍びない」というだけの理由で，積極的な治療が可能であるのにこれを放棄すべきではない．

　1993 年に重度老年期認知症における延命措置停止の意思表示に関する日本尊厳死協会内部における議論が新聞報道されて話題になった．日本尊厳死協会会員の 85％がそうした場合の延命措置を拒むと回答したにもかかわらず，日本尊厳死協会は認知症高齢者の生命の軽視につながるといった世論の動向に配慮して，重度の認知症を尊厳死の対象とするという結論を見送った．そもそも，老年期認知症の「重度」とか「終末期」といった定義が曖昧で，「重度認知症における延命措置を拒む」と回答した尊厳死協会の会員のどれだけが，老年期認知症やその終末期に関する正しい認識をもっていたかはきわめて疑問である．同様に，認知症が直接的死因となる場合はまれであるから，重度認知症における延命処置の停止という場合，実際は誤嚥性肺炎をはじめとする合併症の治療をどうするかという問題である．したがって，重度認知症における延命処置を拒むといっても，たとえば肺炎になっても抗生物質を使わないということなのか，肺炎が重篤になったときに狭義の延命処置を行わないということなのか，あるいは死に瀕した時点での蘇生術をしないということなのかも判然としない．がんのような病気の終末期とは異なり，老年期認知症の終末期のあり方は多様で，適切な介護と医療管理がなされれば，そうした状況がかなり長い間継続する．したがって，いわゆるリビングウィルではなかなか自分の意思を実現しにくい．

　合併症の治療のみならず，嚥下障害が恒常的に生じるようになった段階での経管栄養の是非，脱水症状が起こったときの補液の是非など，医師は老年期認知症終末期の診療において，

繰り返し，本人の生命にかかわる医療上の決断を迫られる．患者の価値観が多様であるように，患者の周囲にいる人々の価値観もまた多様である．認知症の終末期医療における決断は，その時その場で統計的な根拠によって判断することができない問題である．単純にエビデンスに依存するのではなく，できるだけ早期から認知症の経過に寄り添い，家族や患者とのコミュニケーションを積み重ねて，本人の意思能力が失われたあとの医療上の意思決定を準備しておくことが望ましい．

　臨床医は，常に技術と知識を高め，専門家としての正しい判断に近づく努力を積むべきことはいうまでもない．加えて，専門家としての価値のよりどころを，専門家としての経験に基づく信念と，社会一般が承認する価値観との調和のなかにこそ，見いだすべきである．臨床専門医は自己の専門性を高めるために注ぐのと同じ大きさの努力を，社会一般の動きを読むためにはらわなければならない．

5．高齢者虐待と高齢者虐待防止法

1）高齢者虐待の防止，高齢者の養護者に対する支援等に関する法律

　2005年11月，高齢者虐待の防止，高齢者の養護者に対する支援等に関する法律（高齢者虐待防止法）が成立し，翌2006年4月1日から施行されている．同法は，高齢者虐待を発見した人の通報義務，立ち入り調査権，自治体の対応義務，被虐待者の保護，養護者の支援などを謳っている．

　法律が定義する高齢者虐待とは，65歳以上の人に対して，①身体に対する暴行を加えること，②必要な養護を著しく怠ること，③暴言や拒絶的態度で心理的外傷を与えること，④性的な行為を行うこと，⑤財産に対する不利益を強いることの5項目を指す．虐待をなす主体は，家族などの養護者（以下，家族等）と，養介護施設（老人福祉法や介護保険法に規定される介護のための施設）従事者（以下，施設従事者）とに二分される．

　法律は，高齢者虐待の防止，早期発見，発見後の通報，通報後の処置について規定している．これらの通報に際しては，職業上の守秘義務が免除され，自分が働く施設内で起こった虐待を通報した養介護施設職員が不利益を被ることのないよう規定を設けると同時に，通報を受けた市町村が，通報者を特定できるような情報を漏洩してはならない旨，明文規定している．

　いずれの場合も，虐待発見の通報を受けるのは市町村であるが，その後の対応は，家族等による虐待の場合と，施設従事者による虐待の場合とで異なる．家族等による虐待の場合は，市町村が対応の主体となる．市町村は，虐待の程度と危機の大きさに応じて虐待を受けている高齢者の緊急一時保護，居室の確保のための措置をとる義務があり，必要なら，当該家族等との面会を制限することもできる．とくに生命または身体に重大な危機が生じていると判断される場合，市町村長は，地域包括支援センター職員等に立ち入り調査を命じることができ，必要なら警察署長に立ち入り調査のための援助を要請することができる．虐待を受けた

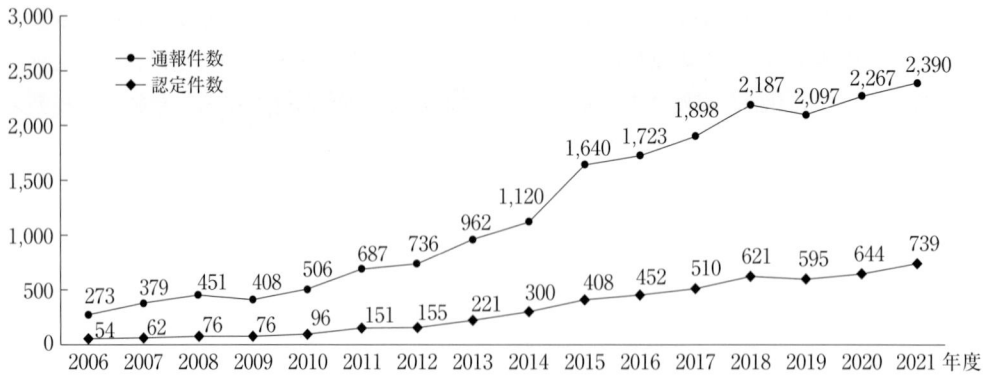

図 1　養介護施設従事者による虐待

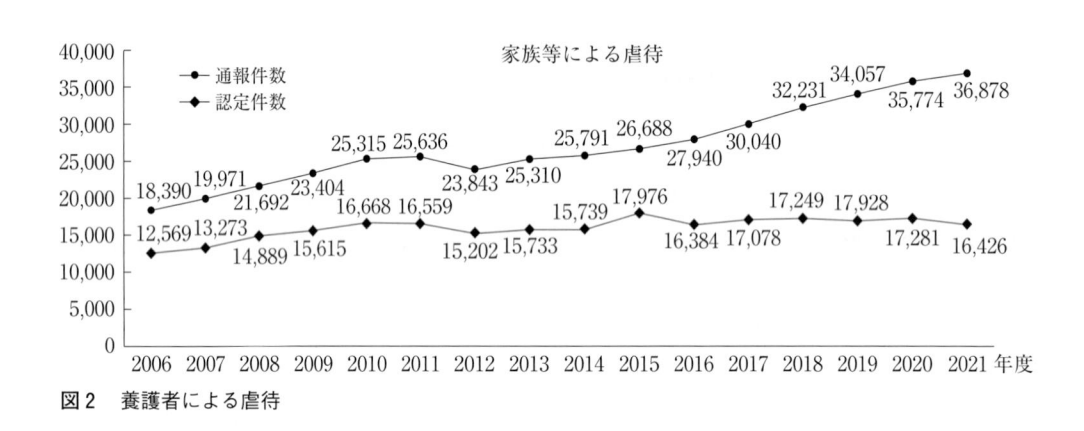

図 2　養護者による虐待

高齢者の保護と並行して，市町村には，虐待をした家族等について，その介護負担を軽減し，虐待の再発を防止するための相談，指導，助言等の措置を講じること，および，それらを実現するために専門の職員を配置する義務が規定されている．

　施設従事者による虐待の通報を受けた場合，市町村は都道府県に通報の義務がある．市町村または都道府県は，権限に応じて，老人福祉法または介護保険法による対応を行う．都道府県知事は，毎年度，施設従事者による虐待の状況と対応措置について，必要な事項を公表することとされている．

２）高齢者虐待の実情と課題

　厚生労働省の調査[4]によると，2021年度に，虐待の疑いがあるとして市町村に通報があり，調査によって虐待と認定されたのは，施設従事者によるもの739件（前年比14.8％増），家族等によるもの16,426件（同5.0％減）であった．図1，図2に，施設従事者・家族等それぞれによる虐待通報数，虐待認定数の経年変化を示した．

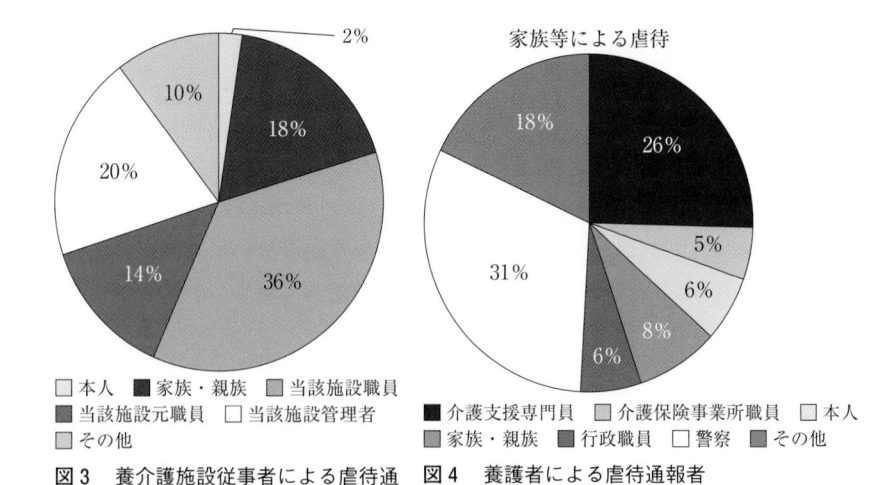

図3　養介護施設従事者による虐待通報者

図4　養護者による虐待通報者

　施設従事者による虐待の内訳は，身体的虐待が51.5%，次いで心理的虐待38.1%，介護放棄23.9%，経済的虐待4.0%，性的虐待3.5%である．家族等による虐待も，同様の順位で，身体的虐待67.3%，心理的虐待39.5%，介護放棄19.2%，経済的虐待14.3%，性的虐待0.5%であった．

　被虐待高齢者からみた，家族等虐待者との関係では，息子38.9%，夫22.8%，娘19.0%，妻7.0%で，男性の配偶者，男性の子に多い．

　図3，図4に，施設従事者・家族等それぞれによる虐待の通報者の割合を示した．施設従事者による虐待通報では，当該施設職員，当該施設管理者，家族・親族，当該施設元職員からの通報が多く，家族等による虐待通報は，警察，介護支援専門員，家族・親族による通報が多い．被虐待者本人による訴えは，施設従事者による虐待の1.7%，家族等による虐待の6.3%である．施設に入居してしまうと，被虐待者が自分で声を上げることがむずかしくなる．なお，家族等による虐待では，虐待者本人によるものが1.4%みられる．

　虐待の発生要因としては，施設従事者による虐待は過半数の事例で，「教育・知識・介護技術等に関する問題」，次いで「職員のストレスや感情コントロールの問題」「虐待を助長する組織風土や職員間の関係の悪さ，管理体制等」等が挙がっている（複数回答可）．家族等による虐待では，「介護疲れ・介護ストレス」（52.4%），「虐待者の精神状態が安定していない」（48.7%），「虐待者と被虐待者のこれまでの人間関係」（47.3%）などが多くみられた．

　図1，図2のように，施設従事者による虐待も，家族等による虐待も増加し続けている．家族等による虐待は，住居政策，介護支援，経済支援など，高齢者に対する社会福祉政策全般と深くかかわっており，社会福祉政策全体の底上げなくして，防止することは困難である．施設従事者による虐待通報者をみてみると，当該施設職員，当該施設管理者，家族・親族，当該施設元職員が多く，近年増加している家族，身寄りのない高齢者の場合，施設従事者自

らが通報しない限り発覚しにくい．施設に入居している高齢者虐待については，そもそも，虐待のおそれありとして通報されるチャンスが限られており，認知症を介護するすべての施設について，通報を待つのではなく，積極的にモニターする制度を創設しなくては，実態把握ができず，当然のことながら適切な対策を打つこともできない．家族等の養護者から虐待を受けている人は，女性 75.6％，男性 24.4％，また，およそ 70％は 80 歳以上である．このうち 52.6％は虐待者のみと同居しており，家庭という密室が虐待の舞台になっている．ここでも世帯規模の縮小化が，虐待を助長している可能性がある．単身・老老世帯が過半数を占めるわが国の現実を踏まえた対策が求められている．

文　献

1) 五十嵐禎人：成年後見人のための精神医学ハンドブック．日本加除出版，東京（2017）．
2) 小林昭彦，大門　匡（編著），岩井伸晃，福本修也，原　　司ほか（著）：新成年後見制度の解説．金融財政事情研究会，東京（2000）．
3) 厚生労働省「身体拘束ゼロ作戦推進会議」：身体拘束ゼロへの手引き；高齢者ケアにかかわるすべての人に．厚生労働省，東京（2000）．
4) 厚生労働省：令和 3 年度「高齢者虐待の防止，高齢者の養護者に対する支援等に関する法律」に基づく対応状況等に関する調査結果．（2022）．
5) 西山　詮：民事精神鑑定の実際 追補改訂版．新興医学出版社，東京（1998）．
6) 小賀野晶一：成年身上監護制度論；日本法制における権利保障と成年後見法の展望．信山社出版，東京（2000）．
7) 精神保健福祉法研究会（監）：改訂精神保健福祉法詳解．177，中央法規出版，東京（2000）．
8) 須永　醇：精神分裂病者の遺言能力；公正証書遺言のケース．私法判例リマークス，**4**：89-92（1992）．
9) 田山輝明（編著）：成年後見人の医療代諾権と法定代理権；障害者権利条約下の成年後見制度．三省堂，東京（2015）．
10) 宇田川基：縁組無効確認請求につき，準禁治産者である養親に意思能力が認められないとして却下された事件．浦和地方裁判所平成 4 年 5 月 29 日判決．判例時報，1352 号：208-209（1994）．

索　引

【さ行】

【な行】

【A-L】

【M-Z】

新訂・老年精神医学講座；総論

2024 年 12 月 25 日　第 1 版第 1 刷

定　　価	本体 4,200 円＋税
編　　集	公益社団法人 日本老年精神医学会
発 行 者	吉岡千明
発 行 所	株式会社 ワールドプランニング
	〒 162-0825　東京都新宿区神楽坂 4-1-1
	Tel：03-5206-7431（代）　Fax：03-5206-7757
	E-mail：wp-office@worldpl.co.jp
	https://worldpl.co.jp
振替口座	00150-7-535934
印 刷 所	株式会社 外為印刷

ISBN978-4-86351-285-6